MARKUS PETERS

HERZ GUT, ALLES GUT

Markus Peters

Herz gut, alles gut

Wie die neuesten kardiologischen
Erkenntnisse Ihnen helfen, Ihr eigener
Herz-Experte zu werden

VAK VERLAGS GMBH
KIRCHZARTEN BEI FREIBURG

Aus Gründen der besseren Lesbarkeit wurde im Text die männliche Form gewählt ; alle Angaben beziehen sich selbstverständlich auf Angehörige beider Geschlechter.

Bibliografische Information der Deutschen Nationalbibliothek
Die Deutsche Nationalbibliothek verzeichnet diese Publikation in der Deutschen Nationalbibliografie ; detaillierte bibliografische Daten sind im Internet unter : http ://dnb.d-nb.de abrufbar.

VAK Verlags GmbH
Eschbachstraße 5
79199 Kirchzarten
Deutschland

info@vakverlag.de
www.vakverlag.de

2. Auflage 2026

Lektorat : Irene Klasen
Umschlag : X-Design, München
Redaktion, Layout und Satz : Wolfgang Fricke, Kleinkummerfeld
Cartoons : Reinhard Alff, Dortmund
Druck & Bindung : mediaprint solutions GmbH, Paderborn
Printed in Germany
ISBN : 978-3-86731-221-9

Maria gewidmet

VORBEMERKUNG DES VERLAGS

Dieses Buch dient der Information über Möglichkeiten der Gesundheitsvorsorge und Selbsthilfe. Wer sie anwendet, tut dies in eigener Verantwortung. Autor und Verlag beabsichtigen nicht, Diagnosen zu stellen und Therapieempfehlungen zu geben. Die Informationen in diesem Buch sind nicht als Ersatz für professionelle medizinische Behandlung bei gesundheitlichen Beschwerden zu verstehen.

Inhaltsverzeichnis

Zu diesem Buch

»Herz gut, alles gut« nennt der Facharzt für Allgemeinmedizin und Naturheilverfahren Markus Peters sein neuestes Werk über das Herz und seine vielfältigen Verbindungen. »Ausgebrannt sein« kann man nicht nur im Kopf, sondern auch im Herzen, erfährt der überraschte Leser. Im Mittelpunkt der Betrachtungen von Markus Peters steht der Mensch und sein energetischer Körper, der ins Ungleichgewicht geraten ist. Welche Rolle die Mitochondrien, die Kraftwerke der Zellen, dabei spielen und wie Ihr Herz wieder Kraft schöpfen kann, davon berichtet Markus Peters in diesem Buch. Er bringt dem interessierten Leser wissenschaftlich hochaktuelle Themen auf sehr verständliche Art näher. Viele Fallbeispiele aus seiner täglichen Praxis machen das Lesen unterhaltsam und spannend.

Markus Peters ist kein wissenschaftlicher Theoretiker, sondern ein Arzt mit Herz und offenem Verstand. Neueste Technologien der klassischen Medizin kombiniert er ganz selbstverständlich mit Naturheilverfahren, Homöopathie und Ernährungstherapie. Der Autor erweist sich als profunder Kenner beider Welten und sein Anspruch ist die Heilung, nicht das Kurieren von Symptomen. Der ganze Mensch soll energetisch in Gleichklang sein und auch die Therapie mit Klangschalen kann hierbei eine segensreiche Hilfe sein.

Es gibt eine uralte medizinische Weisheit, die besagt: »Wer heilt, hat recht.« Neueste wissenschaftliche Studien belegen eindrucksvoll, was im Volksmund schon lange zusammengehört: Der Mensch ist ein Herz und eine Seele. Stress und Depressionen machen das Herz krank und Herzrhythmusstörungen können Schlaganfälle verursachen und Demenz begünstigen. Das sind nur zwei Beispiele aus diesem hochaktuellen Werk, welches die untrennbare Verbindung zweier

Organe – Herz und Hirn – thematisiert, die bis vor kurzem als Gegenspieler gehandelt wurden.

Welche Rolle dabei die Gene spielen und was das Herz mit sexueller Lust zu tun hat, auch das erfahren Sie in diesem Buch. Ich möchte es jedem herzkranken Menschen und allen Ratsuchenden mit Freude ans Herz legen. Jeder Mensch ist einzigartig und individualisierte Therapie ist derzeit in aller Munde.

»Herz gut, alles gut« ist ein praktischer Ratgeber für Ihr individuelles Herz und zeigt praxiserprobte Alternativen für Diagnose und Therapie. Aus meiner Sicht sollte es daher auch in keiner Arztpraxis fehlen. Ich selbst habe als Herzchirurg viele tausend Herzen operiert und in meinen Händen gehalten. Seit über zehn Jahren beschäftige ich mich jetzt intensiv mit Meditation – Denken – Herzensweisheit. Ich habe für mich erkannt, dass die Herzchirurgie eine unglaublich leistungsstarke, oft lebensrettende und faszinierende Disziplin in der Medizin darstellt, aber eben auch der Erweiterung in andere medizinische Fachbereiche und in die Bewusstseinsforschung bedarf. Vor diesem Hintergrund freue ich mich sehr über das Erscheinen dieses Buches, da es genauso wie das Vorgängerbuch von Markus Peters, »Gesundmacher Herz«, einen weiten Horizont spannt, in den unser Herz eingebettet ist.

Das Buch »Herz gut, alles gut« steht ganz vorne, stets griffbereit, in meinem Bücherschrank.

Priv. Doz. Dr. med. Reinhard Friedl
Facharzt für Herzchirurgie, Notfallmedizin,
Intensivmedizin, Echokardiographie, Taucherarzt
und Autor zahlreicher Fachpublikationen

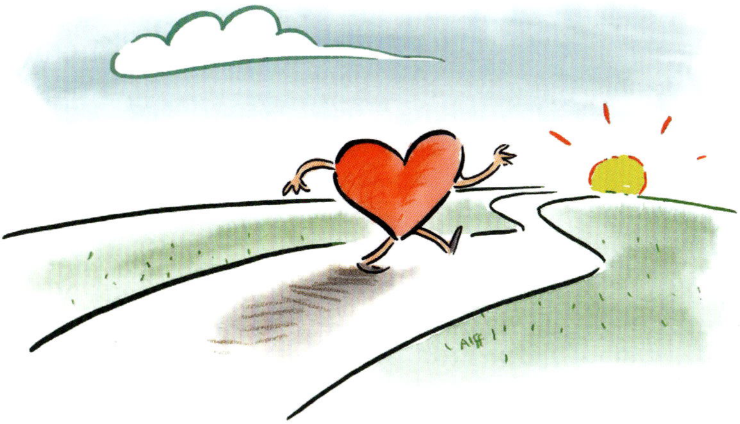

Der Beginn einer Reise

Wenn Sie es selbst noch nicht erlebt haben sollten, fragen Sie doch mal im Familien- und Freundeskreis nach, wie es war, zum ersten Mal mit der Diagnose »zu hoher Blutdruck« konfrontiert zu werden. Die Chancen, jemanden zu finden, der das bereits hinter sich hat, stehen sehr gut. Denn wenn wir von den medizinischen Leitlinien ausgehen, hat die Hälfte der deutschen Bevölkerung einen zu hohen Blutdruck und davon wiederum *weiß* die Hälfte, dass sie ihn hat. An Menschen mit entsprechender Erfahrung fehlt es also nicht.

Diese Erfahrungen werden unterschiedlich sein, aber in den allermeisten Fällen dürften sie doch so oder so ähnlich aussehen:

Unser (künftiger) Bluthochdruckpatient hat sich wegen einiger Beschwerden oder für einen Routine-Check bei seinem Hausarzt eingefunden. Und weil sich das so gehört, wird bei der Gelegenheit auch der Blutdruck gemessen. Der Hausarzt runzelt die Stirn und spricht die bedeutungsschweren

Spurensuche – Beginn einer Erkenntnisreise

Worte: »Ihr Blutdruck ist zu hoch! 150 zu 90 – das ist eindeutig zu viel.« Und dann wird er das tun, was man als Arzt in so einem Fall eben tut: Er wird ein blutdrucksenkendes Mittel verschreiben – vielleicht einen Betablocker. Und falls der Patient nachfragen sollte, wie lange er denn die Pillen nehmen müsse, bis er geheilt sei, wird er wohl zu hören bekommen: »Bis an Ihr Lebensende ...«

An diesem Szenario hat sich in den letzten zwanzig Jahren nicht sehr viel geändert. Dass etwas daran nicht stimmen kann, ist mir als noch recht jungem Arzt zum ersten Mal klar geworden, als ich Anfang der 2000er Jahre in einem Vortrag hörte, dass Betablocker als Nebenwirkung auch Depressionen auslösen oder zumindest fördern könnten. Erwähnt wurden auch Berichte von Patienten, die unter Betablockern nicht mehr – wie gewohnt – meditieren konnten.

Was mich stutzig machte, war nicht so sehr die Tatsache, dass dieses Medikament gravierende Nebenwirkungen hat, stutzig machte mich vielmehr, dass hier für mich zum ersten Mal ein Zusammenhang zwischen dem (scheinbar) rein körperlichen Phänomen eines zu hohen Blutdrucks (Hypertonie) und der langfristigen seelischen Befindlichkeit eines Patienten aufschien.

Es sollte allerdings noch ein paar Jahre dauern, bis ich diese Spur wieder aufnahm:

Damals kam ein Mann mittleren Alters in meine Praxis, der über chronische Erschöpfung klagte. Das ist heute und war auch damals nichts Besonderes. Besonders war jedoch die Tatsache, dass die routinemäßige Blutdruckmessung deutlich zu hohe Werte ergab. Das erschien mir merkwürdig, widersprüchlich, unlogisch. Wie konnte es sein, dass ein total erschöpfter, »ausgebrannter« Mann gleichzeitig so »unter Strom« stand, dass sein Blutdruck eindeutig zu hoch war?

Diese Frage ließ mich nicht mehr los und so begann eine »Erkenntnisreise«, die bis heute andauert und die längst noch nicht an ihrem Ende angekommen ist. Und Sie sind eingeladen, daran teilzunehmen!

Risiken und Nebenwirkungen dieses Buchs

Allerdings sollte ich Ihnen vorher zwei Warnungen mit auf den Weg geben:

1. Ich werde Ihnen einiges zumuten. Zwar werde ich mich sehr bemühen, unser Thema so anschaulich und lebensnah wie möglich darzustellen, aber das hat – wenn es informativ und wissenschaftlich seriös bleiben soll – seine Grenze. Denn ich möchte Sie, soweit es mir möglich ist, auf den neuesten Stand der medizinischen Diskussion bringen und dabei vor allem Zusammenhänge aufzeigen, die in der medizinischen Praxis oft zu wenig beachtet werden.

Und das wird Folgen haben – für Sie ganz persönlich, denn ...

2. Wenn Sie dieses Buch gelesen haben, werden Sie mit einfachen, oder besser: eindimensionalen Antworten wohl nicht mehr zufrieden sein. Was Sie (unter anderem) zu einem etwas unbequemeren Patienten machen könnte.

Falls Sie diese beiden »Risiken« eingehen wollen, verspreche ich Ihnen jedoch, dass Sie nicht nur einiges über das Herz, seine Erkrankungen und deren Therapien erfahren werden, sondern auch über zentrale Fragen des Lebens – und über sich selbst. Wieso über sich selbst? Nun, sich mit dem Herzen zu beschäftigen, bedeutet *immer* auch eine Beschäftigung mit sich selbst. Das Herz ist das Zentralorgan unseres Selbst. Auch diese Einsicht wird ein Ergebnis unserer Reise sein.

Vor allem aber wird es um die uralte Erkenntnis gehen, dass letztlich alles mit allem zusammenhängt. Alles steht in Beziehung zueinander, beeinflusst sich gegenseitig – auch und gerade in unserem Körper. Allerdings: Was Ursache ist und

Jeder Fall ist anders …

was Wirkung, ob die Henne zuerst da war oder das Ei, das ist dabei oft nicht mit Sicherheit festzustellen. Nehmen wir ein Beispiel:

Sie haben längere Zeit – vielleicht ein paar Monate oder gar Jahre – zu viel arbeiten müssen, Zeit für Entspannung war Mangelware. Die Konsequenz: Sie leiden unter nervösem Stress inklusive Schlaflosigkeit, Gereiztheit, Nackenverspannungen – das volle Programm. Das führt vielleicht dazu, dass Sie zu viel essen. Oder der Druck schlägt Ihnen buchstäblich auf den Magen, Sie bringen keinen Bissen herunter. Oder Sie bewegen sich zu wenig. Oder Sie versuchen, Ihren Stress durch extremen Sport zu betäuben – oder, oder …

Sie sehen also, wie schwierig oft die Frage nach den tatsächlichen Wechselwirkungen zu beantworten ist. Zudem zeigt das Beispiel, dass jeder Einzelfall anders gelagert ist:

- Ist das Übergewicht, das Sie sich vielleicht durch Frust(fr)essen und zu wenig Bewegung zugelegt haben, nun eine Folge des gefühlten Stresses?
- Oder essen Sie einfach (zu) gerne, und es gibt da gar keinen Zusammenhang?
- Sind Ihre Magenprobleme und das daraus resultierende Unter-/Übergewicht eine Folge Ihrer Überlastung?
- Oder handelt es sich um eine isoliert zu sehende und zu therapierende Erkrankung, die aber den gefühlten Stress noch anheizt?

Eine Liste, die sich erweitern ließe. Aber: Genug der Vorrede, gehen wir zusammen auf große Fahrt …

Leitlinien für den Blutdruck

Wann ist der Blutdruck zu hoch?

Gemessen werden immer zwei Werte*:

1. Der systolische Wert ist der Druck, der auf das Blut wirkt, wenn das Herz sich zusammenzieht und das Blut aus dem Herzen herausgedrückt wird.
2. Der diastolische Wert gibt an, wie stark der Blutdruck absinkt, wenn sich das Herz weitet und Blut in das Herz einströmt.

Die offiziellen ärztlichen Leitlinien gingen bislang von einer Hypertonie, also Bluthochdruck aus, wenn der systolische Wert über 140 mmHg liegt und der diastolische über 90 mmHg. Mittlerweile setzen sich aber differenziertere und noch einmal niedrigere Maßstäbe durch:

- Als »optimal« gilt demnach ein Blutdruck von 120/80 mmHg,
- als »noch normal« gilt alles unter 130/85 mmHg, und
- als zumindest »langfristig gefährlich« (und damit behandlungsbedürftig) gilt ein Blutdruck ab 140/90 mmHg.

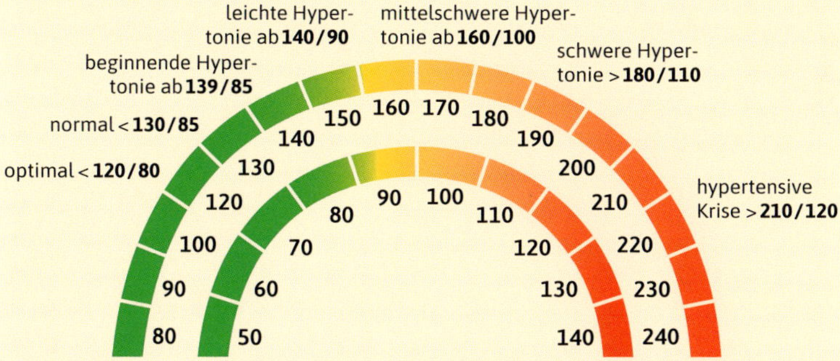

* Gemessen wird der Druck in mmHg – das bedeutet Millimeter-Quecksilbersäule (Quecksilber = Hydrargyros = Hg) und ist die übliche Maßeinheit für den Druck, den Flüssigkeiten ausüben (= 1 mmHG ist der statische Druck, der von einer 1 Millimeter hohen Quecksilbersäule ausgeübt wird).

Leitlinien und die »Hälfte-Regel«

Gehen wir von diesen Werten aus, trifft bei uns in Deutschland grob überschlagen die sogenannte »Hälfte-Regel« zu, die besagt:

- Die Hälfte der Bevölkerung hat einen zu hohen Blutdruck;
- davon die Hälfte weiß, dass sie zu hohen Blutdruck hat;
- davon ist wiederum die Hälfte in Behandlung,
- bei denen dann wiederum bei der Hälfte (das wären etwa sechs Prozent der Bevölkerung) die gewünschten Blutdruckwerte erreicht werden.

Nahezu 90 Prozent der Hypertoniker würden demnach also gar nicht oder nicht erfolgreich behandelt!

Aber lassen Sie sich von solchen Zahlen bitte nicht beunruhigen! Wir werden auch diesem Thema in einem der nächsten Kapitel in aller Ruhe und Sorgfalt nachgehen.

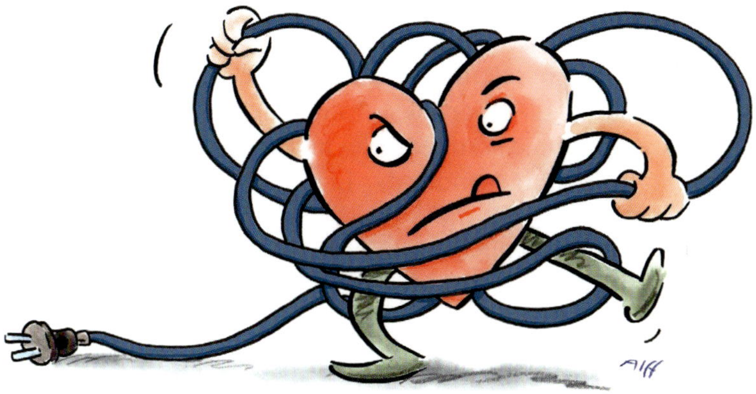

Herz in der Energiekrise

Beginnen wir unsere Reise – an deren Ende wir besser verstehen wollen, wie Herz und Kreislauf mit all unseren Organen und ihren Lebensprozessen zusammenwirken – in einer einzelnen, winzigen Zelle unseres Körpers.

So eine Zelle – der Körper eines Erwachsenen besteht aus immerhin 100 Billionen davon – hat einen durchschnittlichen Durchmesser von gerade einmal einem 40stel Millimeter, wobei sich in diesem winzigen Raum eine erstaunliche Menge spezialisierter »Werkzeuge« drängelt, die wir »Organellen«, also »Organchen«, nennen. Diese Organellen sorgen zum Beispiel dafür, dass die Zelle Nahrung aufnimmt, sie verarbeitet, verdaut und wieder ausscheidet.

Der Prozess des Lebens lässt sich auch als Rezept formulieren: Man nehme Wasser, Luft (Sauerstoff), Zucker (Kohlenhydrate), Eiweiße und Fette, dazu noch je eine Prise Vitamine und Mineralien (Elektrolyte wie zum Beispiel Salz) sowie schlussendlich noch einen kräftigen Schuss Licht. Diese Zutaten gebe man in eine Zelle, die sie dann umwandelt in Kraft – in Leben.

Die Mitochondrien – Kraftwerke der Zelle

Schön, ganz so einfach, wie das klingt, ist es natürlich nicht. Ich zumindest kann – obwohl ich mich mit diesen Fragen nun schon so lange beschäftige, viel verstanden und noch mehr Fragen dazu habe – über diese Fähigkeit des Lebendigen nur jeden Tag aufs Neue staunen! Wie macht die Natur das bloß?

Damit Sie dieses Wunder des Lebendigen ein bisschen besser verstehen können, muss ich Ihnen jetzt jemanden vorstellen, von dem Sie vielleicht noch nie etwas gehört haben – gestatten: das Mitochondrium!

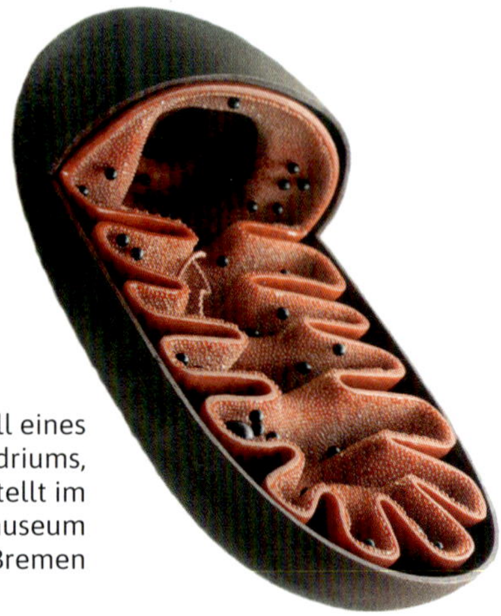

Modell eines Mitochondriums, ausgestellt im Überseemuseum Bremen

Was im Bild so eindrucksvoll kompliziert aussieht, ist in Wirklichkeit nur eins der winzigen »Organchen«, die in unseren Körperzellen verschiedenste Aufgaben zu bewältigen haben. Die Grafik auf der Seite 19 gibt einen Überblick, was alles in einer Zelle von der Größe etwa eines 40stel Millimeter »untergebracht« ist – wobei es von den meisten Organellen weit mehr gibt als dort abgebildet werden können.

Das gilt besonders auch für die lange Zeit unterschätzten Mitochondrien, die für unser Thema von besonderer Bedeutung sind – sie sind es nämlich, die im Zusammenwirken mit

Aufbau einer Körperzelle

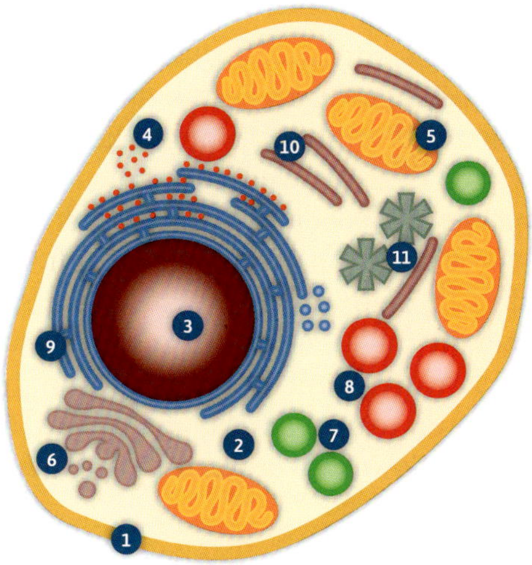

Eine Körperzelle – eng gefüllt mit »Organellen«

1	Zellmembrane	*Umhüllung des Zellinhalts*
2	Zellplasma	*Grundstoff der Zelle*
3	Zellkern und Kernkörperchen	*Erbinformationen*
4	Ribosom	*Proteinproduktion, Übersetzung der Erbinformationen in »Anweisungen« für die Zelle*
5	Mitochondrium	*Energiebereitstellung durch ein mitochondriales Netzwerk*
6	Golgi-Apparat	*Zellstoffwechsel, Sekretbildung*
7	Peroxisom	*Zellstoffwechsel, Entgiftung durch Sauerstoffverbrauch*
8	Lysosom	*Verdauungsprozesse in der Zelle*
9	Endoplasmatisches Retikulum	*Hohlräume für diverse Transport- und Umwandlungsfunktionen*
10	Mikrotubulus	*Bewegungen und Stabilisierung der Zelle, Transportaufgaben*
11	Zentriole	*Zellstützung, Transportaufgaben*

anderen Organellen aus den eben genannten Rezeptzutaten energiereiche Moleküle aufbauen. Moleküle, die dann in anderen Bereichen der Zelle als Energieträger, als »Treibstoff«, zur Verfügung stehen.

Umwelt-belastungen stören oder zerstören die Mitochondrien

Mitochondrien sind also für alles Lebendige von zentraler Bedeutung!

Dennoch haben sie in der medizinischen Wissenschaft lange ein Schattendasein gefristet. Erst in den letzten Jahren hat sich unser Blick auf diese Mini-Kraftwerke entscheidend gewandelt – und zwar deshalb, weil sie ihre so überaus wichtige Arbeit heute nicht mehr so klaglos und unspektakulär verrichten, wie sie das seit Urzeiten getan haben.

Der Grund: Die zeittypischen Umweltbelastungen, wie etwa Schwermetalle, Luftverschmutzung, insbesondere auch Feinstäube und noch so manches mehr, stören die Mitochondrien oder zerstören sie sogar. Das macht letztlich uns alle mehr oder weniger krank. Wir werden uns das gleich noch genauer anschauen.

Jede unserer Zellen enthält also zahlreiche »Kraftwerke« – je nach Funktion der Zelle mehr oder weniger viele. Organe mit einem hohen Energieverbrauch benötigen natürlich besonders viele Mitochondrien. Das Herz zum Beispiel besteht zu rund *einem Drittel* aus Mitochondrien. Anders ausgedrückt: Die Zellen des Herzens sind mit Mitochondrien geradezu vollgestopft!

Welche enorme Leistung diese Mitochondrien vollbringen, macht folgender Fakt deutlich:

Der Organismus eines gesunden und jedenfalls nicht komplett unsportlichen Menschen produziert innerhalb von 24 Stunden etwa so viele winzige, energiereiche Moleküle, wie der Mensch wiegt. Dass sich das auf unserer Waage glücklicherweise nicht bemerkbar macht, liegt daran, dass diese Moleküle sofort wieder verbraucht werden – ihre Halbwertzeit beträgt weniger als eine Sekunde.

In jedem Augenblick, in dem eine Tätigkeit vollzogen werden soll, stellen unsere Zellen also die dafür benötigte Energie zur Verfügung. Und jede Unterbrechung oder Störung dieser Energieversorgung könnte fatale Folgen haben – gerade auch im und am Herzen.

Schwache Energieversorgung

Mehr Energie angefordert, weniger Energie vorhanden

Wie aber steht es heute und allgemein um unsere »Energiebilanz«? Auf der einen Seite brauchen wir im heutigen Alltag mehr Energie und Lebenskraft als jemals zuvor. Auf der anderen Seite scheinen Schwäche, Erschöpfung und »Ausbrennen« besonders typisch für unsere Zeit zu sein.

Natürlich gibt es auch heute noch Menschen, die vor Energie und Kraft nahezu bersten und die im Normalfall auch nicht so leicht krank werden. Für immer mehr Menschen sieht das jedoch ganz anders aus: Sie sind ungewöhnlich schnell erschöpft und brauchen zugleich immer länger, um sich zu erholen.

Das muss einem zunächst gar nicht auffallen, kann jedoch mit der Zeit dazu führen, dass man sich bereits nach einem simplen Gang zum Einkaufen erst einmal ein paar Stunden aufs Sofa legen muss.

Typisch für eine Schwäche in der Energieversorgung ist auch das Gefühl, »in Watte gepackt« zu sein oder »neben sich zu stehen«. Sie kennen das vielleicht als Symptom nach ein paar Gläsern Wein oder Bier, wenn Reaktionsgeschwindigkeit und Urteilsvermögen nachlassen. Auch in diesem Fall sind es die Mitochondrien, die durch den Alkohol gleichsam ausgeknockt werden.

Die Energieschwäche mag im Einzelfall nur zu einer vorübergehenden Phase des Leistungsabfalls und der Erschöpfung führen, aber immer häufiger wird sie zu einer chronischen Erscheinung – sei es als Burn-out oder als Chronisches Müdigkeitssyndrom (Chronic Fatigue Syndrome, CFS).

Eine solche Schwäche kannte man früher natürlich auch schon, etwa im höheren Alter oder nach einer schweren Erkrankung. Heute aber sind nicht selten bereits an sich gesunde 30-Jährige davon betroffen. Was da passiert, zeigt die folgende Grafik. Um sie richtig zu verstehen, müssen wir uns klarmachen, dass es sich bei dem dort gezeigten Weg in die

Der Weg in die »sekundäre« Mitochondriopathie

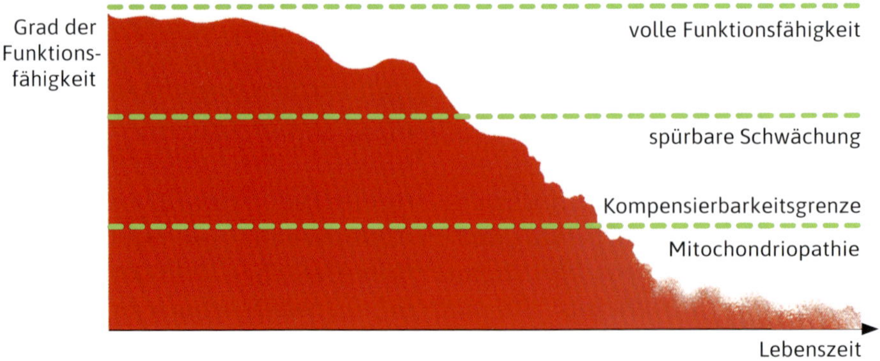

Zu ersten Schädigungen der Mitochondrien kann es bereits im Säuglingsalter kommen – etwa durch Ernährungsfehler. Als Kind und Jugendlicher zu viel in der Stube (und vor PC oder Smartphone) zu hocken, könnte die nächsten Schädigungen verursachen, die sich aber meist noch gut kompensieren lassen (Ernährung, Bewegung). Kommen dann aber noch beruflicher Stress und ein Mangel an Vitaminen und Mineralien oder ein Überschuss an Schwermetallen hinzu, kann die Grenze der Kompensierbarkeit schnell überschritten werden.

Krankheit nicht um rein psychische Belastungen handelt, die sich irgendwie summieren, sondern dass dahinter immer ganz konkrete, handfeste und körperlich nachweisbare, stetig zunehmende Schädigungen stecken, die vor allem die Mitochondrien betreffen. Die so entstehenden gesundheitlichen Probleme werden als »erworbene« oder auch »sekundäre« Mitochondriopathie[1] bezeichnet.

Die meisten dieser Schädigungen lassen sich eine ganze Weile lang noch gut kompensieren, aber wie es dann weitergeht, ist höchst individuell. Der eine wird sie möglicherweise bis ins höhere Alter ausgleichen können. Die andere aber gerät eventuell in eine nicht ohne weiteres vermeidbare Stresssituation – vielleicht ein vorübergehender Pflegefall in der

1 Es gibt neben der hier beschriebenen sekundären Mitochondriopathie auch eine »ererbte« Mitochondriopathie aufgrund beschädigter oder mutierter Gene.

engeren Familie. Ist das überstanden, mag es wieder besser gehen, verschlechtert sich dann aber womöglich erneut, etwa weil der Arbeitsplatz in Gefahr gerät oder die Ehe scheitert.

Entstehung einer Mitochondriopathie

Hinzu kommen vielleicht noch ein Mangel an Vitaminen und Mineralien oder ein Überschuss an Schwermetallen – was man dann nicht mehr so einfach wegsteckt. Irgendwann jedenfalls ist die Grenze dessen überschritten, was der Körper kompensieren kann und die Schäden an den Mitochondrien schaukeln sich gleichsam gegenseitig hoch.

So war es beispielsweise bei einer 35 Jahre alten Patientin mit Herzrhythmusstörungen. Sie war bereits bei einem Kardiologen gewesen. Der hielt die Unregelmäßigkeiten für harmlos und riet, sich weiter keine Gedanken darüber zu machen. Damit ist die junge Frau aber nicht zufrieden, sie empfindet die Herzrhythmusstörungen eben doch als beunruhigend. Die Aussetzer und Extraschläge des Herzens machen sie nervös und rauben ihr auch häufiger einmal den Schlaf.

So kommt sie zu mir. Das in einem solchen Fall übliche Langzeit-EKG zeigt, dass der Kardiologe auch aus meiner Sicht Recht hat. Dennoch bohre ich – wie ich es eigentlich immer tue – etwas tiefer und gewinne dabei folgendes Bild:

Die Patientin war ein eher schwächliches, blasses Kind gewesen, aber eine gute Schülerin. Sie litt unter häufigen Infekten, die meist mit Antibiotika behandelt wurden. Zudem entwickelte sie diverse Allergien (zum Beispiel gegen Gräser und Hausstaub). Nachdem sie von zu Hause ausgezogen war und ein Studium begonnen hatte, ging es ihr insgesamt besser. Gegen Ende des Studiums kamen aber wieder anstrengende Phasen (Examenszeit, Beziehungsstress). Parallel dazu trieb die junge Frau mal zu viel und mal zu wenig Sport. »Mal war mir danach, mal hatte ich überhaupt keine Power mehr.« Die Allergien belasteten sie weiterhin, eine Schilddrüsenunterfunktion wurde diagnostiziert und

Herzrhythmusstörungen, ein Signal für Energiemangel

erstmalig kam es auch zu Herzstolperern. Beides, so die Patientin, sei nach Ansicht des Hausarztes aber nicht behandlungsbedürftig gewesen.

Zunächst entwickelte sich ihr Leben dann überwiegend positiv: Abschluss des Studiums, Beginn der beruflichen Tätigkeit, Heirat, Geburt zweier Kinder im Abstand von 18 Monaten, befriedigende Tätigkeit in Teilzeit.

Dann ein Sportunfall, dazu ein sehr heftiger, langwieriger Infekt, Antibiotika, zu wenig Schlaf. Seitdem fühlte sich die Patientin völlig kraftlos, verfolgt von der Angst, es könne wieder zu einem schweren Infekt kommen.

Damit ist die eigentliche Ursache für die Herzrhythmusstörungen klar: Durch die vielen Antibiotika-Behandlungen in der Kindheit ist das Immunsystem beeinträchtigt. In stabilen Phasen kommt die Patientin im Alltag zwar gut zurecht, kann sogar Sport treiben, darauf folgen aber immer Schwächephasen. Kurzum: Nach Sportunfall und Infekt ist der Körper nun nicht mehr in der Lage, die schwächenden Einflüsse aufzufangen. Und da der Herzrhythmus besonders empfindlich auf Energiemangel reagiert, sind die Herzrhythmusstörungen eigentlich »nur« ein Signal für diese allgemeine Schwäche (mehr dazu ab Seite 218).

Den Mitochondrien auf der Spur

Vielleicht sollte ich an dieser Stelle kurz erklären, wie überhaupt festgestellt werden kann, ob die Mitochondrien nun fit sind oder bereits mehr oder weniger durchhängen.

Im Grunde wäre dies durch eine Blutuntersuchung einfach zu ermitteln. Allerdings: Zu einer »normalen« Blutuntersuchung gehört es nicht und es gibt auch nur wenige Labore, die es können (und noch weniger, die es gut können[2]). Auch

2 Siehe Adressen im Anhang auf Seite 286

Untersuchung der Mitochondrienfunktion

gehört das Thema Mitochondrien noch längst nicht zur medizinischen Routine. Da wird sich in den nächsten Jahren noch viel verändern und manches auch als falsch herausstellen …

Um im groben Überblick zu verstehen, wie eine Untersuchung des Zustands der Mitochondrien funktioniert (und mehr ist wirklich nicht nötig), müssen Sie sich nur vorstellen, dass die »Mini-Kraftwerke« in unseren Zellen im Prinzip so ähnlich arbeiten wie große Kraftwerke auch: Vorne kommt Brennstoff hinein und hinten Energie heraus. Dabei entstehen und vergehen bestimmte Stoffe – zum Beispiel die energiereichen, »flüchtigen« Moleküle, die Sie schon kennengelernt haben. Das Vorhandensein oder Fehlen dieser Stoffe kann nun gemessen werden, was Rückschlüsse darauf zulässt, ob und wie sehr die Mitochondrien »gestresst« sind, und um welche Art von Stress es sich handelt. Dabei spielen dann zum Beispiel freie Radikale eine Rolle, die Sie im nächsten Kapitel kennenlernen werden.

Zurück zur sekundären Mitochondriopathie (siehe noch einmal die Abbildung auf Seite 22): Im Prozess dieser zunehmenden Schwächung der Mitochondrien wird es immer ein gewisses Auf und Ab geben – die Grenze zur richtigen Erkrankung wird glücklicherweise nicht immer und von allen überschritten –, aber wenn es nicht gelingt, die Ursachen der immer häufiger auftretenden Erschöpfungszustände nachhaltig zu beseitigen, ist diese Grenze doch bald erreicht – und dann haben wir es nicht mehr nur mit einer vorübergehenden Erschöpfung zu tun. Die Energieversorgung des ganzen Körpers – und insbesondere die unseres Herzens – wäre nachhaltig gestört. Vielfältige Ursachen tragen dazu bei:

- Mangel an Vitaminen, Mineralien und Pflanzeninhaltsstoffen, die für die Zellfunktion wichtig sind
- Belastungen durch Umweltfaktoren wie Abgase, Schwermetalle, Elektrosmog und ähnliches
- Schlafmangel

Stress als Ursache für Mitochondriopathie?

- Bewegungsmangel
- Halswirbelsäulen-Trauma (beispielsweise durch einen Sturz oder Auffahrunfall)
- chronische Infektionen
- seelische oder körperliche Traumata

Dass Mangelzustände (zum Beispiel an Vitaminen) Schädigungen an den Mitochondrien verursachen, mag sofort einleuchten. Sie allein sind aber nicht hauptverantwortlich für den Vormarsch der Mitochondriopathie. Besonders oft und besonders gravierend treiben die geistig-seelischen Belastungen den Prozess des allmählichen Ausbrennens voran – und Hauptverdächtiger in diesem Fall ist der Stress.

Das werden wir uns auf der nächsten Etappe unserer Erkenntnisreise genauer anschauen.

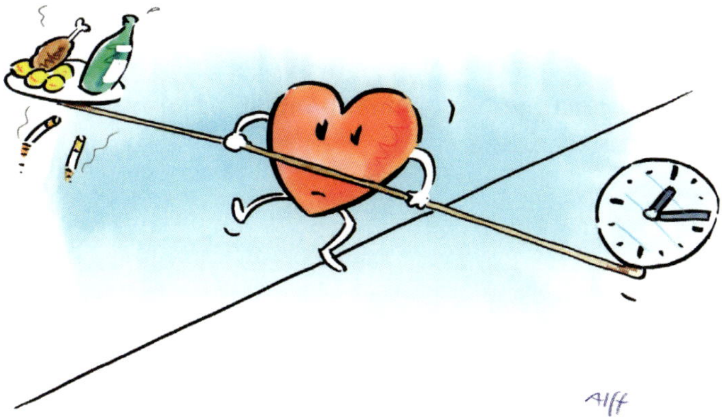

Stress, Energie und freie Radikale

Sollten Sie schon ein bisschen älter sein, dann erinnern Sie sich möglicherweise daran, dass in den 1950er und 1960er Jahren plötzlich die sogenannte Managerkrankheit von sich reden machte (selbstverständlich aus den USA kommend).

Wer viel Verantwortung trug, ständig unter zeitlichem Druck stand, lange arbeitete und nie Urlaub machte, hatte gefälligst zu hohen Blutdruck und irgendwann dann einen Herzinfarkt zu bekommen. Das war fast schon so etwas wie ein Statussymbol.

Deshalb war die »Enttäuschung« in diesen Kreisen groß, als nach einigen Jahren festgestellt wurde, dass auch Menschen, die besonders *wenig* verdienten und *eintönige*, frustrierende Tätigkeiten ausübten, den gleichen gesundheitlichen Risiken ausgesetzt waren und sind.

Wie kann man das verstehen? Fast gegensätzliche Lebensverläufe und doch nahezu identische Krankheitsrisiken? Die Antwort liegt darin, dass diese scheinbar so weit auseinanderliegenden Lebensumstände sich in einem Punkt treffen:

Ob der Manager nie zur Ruhe kommt, ob der Hartz-IV-Empfänger aus ganz anderen Gründen ebenfalls keine Ruhe findet,

Sympathikus und Parasympathikus im Gleichgewicht

oder ob jemand nie eine wirkliche Herausforderung zu meistern hat – für das Herz ist all das gleichermaßen schädlich.

Dass Stress, gleich welcher Art, und Herz-Kreislauferkrankungen miteinander zusammenhängen, ist also alles andere als eine Überraschung.

Sympathikus und Parasympathikus

Aber schauen wir etwas genauer hin: Unsere Lebensprozesse werden – Sie haben bestimmt schon davon gehört – unter anderem über das vegetative Nervensystem gesteuert, das dafür zwei »Gegenspieler« nutzt: den Sympathikus und den Parasympathikus.

Generell kann man sagen, dass der Sympathikus die Aufgabe hat, den menschlichen Körper leistungsbereit, abwehrbereit, kampfbereit, fluchtbereit zu machen – »fight or flight«. Der Parasympathikus will hingegen für Ruhe, Entspannung und Regeneration sorgen. Die Harmonie zwischen diesen beiden Gegenspielern hat selbstverständlich auch Auswirkungen auf die Mitochondrien. Nur wenn sich Sympathikus und Parasympathikus überwiegend im Gleichgewicht befinden, sind auch die Mitochondrien in der Lage, die Energieversorgung des Körpers angemessen sicherzustellen.

Wenn aber der Sympathikus durch übermäßigen und dazu vielleicht noch dauerhaften Stress ständig zu Höchstleistungen gezwungen ist und der Parasympathikus kaum noch zum Zuge kommt, dann ist das auch für die Mitochondrien eine enorme Belastung. Die Kraftwerke laufen auf Hochtouren, können die angeforderte Energie dennoch nicht zur Verfügung stellen und letztlich »überhitzen« sie und nehmen Schaden.

Freie Radikale greifen an

Diese Überlastung der Mitochondrien schwächt nicht nur die Energieversorgung der Körperzellen, sondern führt auch dazu,

Freie Radikale können schaden – aber auch nützen

dass sich sogenannte reaktive Sauerstoffverbindungen bilden – im Volksmund oft vereinfacht »freie Radikale« genannt. Durch komplizierte chemische Prozesse werden Sauerstoffatome so verändert, dass sie rasch, aggressiv und reaktionsfreudig in unserem Körper agieren. Dabei entstehen diverse weitere chemische Verbindungen, die die biochemischen Prozesse in den Zellen – auch in den Mitochondrien! – empfindlich stören können oder gar einen teilweisen Funktionszusammenbruch zur Folge haben.

Das heißt nun nicht etwa, dass die freien Radikalen – vor allem Sauerstoff-Radikale – immer schlecht wären. Im Gegenteil: Der Körper braucht sie sogar ganz dringend – etwa zur Bekämpfung von Viren und Bakterien. Aber wenn in unserem Körper erst einmal eine Kettenreaktion begonnen hat, durch die freie Radikale in übermäßiger Menge erzeugt werden, dann wenden sich diese an sich nützlichen »Kampfmoleküle« gegen den Körper selbst. Ein Prozess, den es erst einmal zu stoppen gilt, wenn wir den fortschreitenden Verfall der Mitochondrien aufhalten wollen.

Neben diesen reaktiven Sauerstoffverbindungen gibt es solche aggressiven Verbindungen auch mit *Stickstoff*, einer Substanz, aus der unsere Atmosphäre zu immerhin 80 Prozent besteht. Der Unterschied zu den Sauerstoff-Radikalen ist der, dass es sich bei diesen reaktiven Stickstoffverbindungen um äußerst aggressive Verbindungen von Stickstoff plus Sauerstoff handelt, die den sogenannten nitrosativen Stress verursachen – aber davon werden Sie später (ab Seite 110) noch einiges mehr lesen. Zunächst soll es hier darum gehen, wie dieser Prozess des fortschreitenden Verfalls der Mitochondrien aufzuhalten ist.

Oxidation und Anti-Oxidation

Dafür können wir eine Möglichkeit nutzen, über die unser Körper von Natur aus verfügt: Die zerstörerische Wirkung der

Wesentliche Nährstoffe fehlen immer häufiger

reaktiven Sauerstoffverbindungen kann gestoppt oder vielmehr geregelt werden durch sogenannte Antioxidantien, wie zum Beispiel Vitamin C oder Selen. Sie dienen dazu, die Aggressivität der freien Radikalen in unserem Körper im Zaum zu halten, ohne deren positive Wirkungen zu schwächen.

Sie unterstützen unseren Körper also dabei, das zu erreichen, wonach er eigentlich immer strebt: einen Gleichgewichtszustand. Wenn unser Körper beispielsweise im Fall einer akuten Infektion besonders viele reaktive Sauerstoffverbindungen in den Kampf geschickt hat, dann müssen auch Antioxidantien zum Einsatz kommen, um die Produktion dieser aggressiven Verbindungen nach getaner Arbeit wieder auf das Normalmaß zurückzuführen.

Und damit sind wir bei einem entscheidenden Punkt angekommen, denn dieses Gleichgewicht zu erreichen und zu sichern, wird für uns heute immer schwieriger. Der Grund: Der Nährstoffgehalt in den heute üblicherweise konsumierten Nahrungsmitteln – und damit auch der Gehalt an Antioxidantien – wird schon seit langem immer geringer.

Das mag zunächst merkwürdig klingen, aber die Böden, auf denen Gemüse, Obst oder Getreide angebaut wird, sind – weltweit – ausgelaugt. Ein immer massiverer Einsatz von Kunstdünger sorgt zwar dafür, dass die Pflanzen trotzdem noch wachsen, das hilft jedoch nicht bei der Entstehung wesentlicher Nährstoffe, die oft nur »in Spuren« vorhanden sind oder vielmehr vorhanden sein sollten.

Spurenelemente auf dem Rückzug

Freie Radikale sind aber nicht die einzigen »Feinde«, mit denen es unsere Mitochondrien zu tun haben. Sie erinnern sich: Leben braucht Wasser, Luft, Zucker, Eiweiße, Fette, Vitamine, Mineralien und Sonnenlicht.

Jetzt, so lernen wir, kommt noch etwas sehr Wichtiges hinzu: Elemente, die im Körper nur in winzigen Mengen vorkom-

Enzyme und Spurenelemente

men – so zum Beispiel Mangan oder Zink – und die deshalb als »Spurenelemente« bezeichnet werden.

Wofür nun werden diese Spurenelemente gebraucht? Vielleicht haben Sie schon einmal von Enzymen gehört? Enzyme sind besonders große und komplexe Moleküle, die bestimmte chemische Reaktionen auslösen oder beschleunigen können. Sie erledigen also in unserem Körper als eine Art Werkzeug wichtige Arbeiten, die uns – wenn alles gut geht – gesund und fit erhalten. Wir brauchen zum Beispiel eine ganze Reihe solcher Werkzeuge, um Zucker (Glukose) verdauen zu können. Das Gleiche gilt für die Verdauung von Fett oder Eiweiß – stets werden Werkzeuge gebraucht, die immer wieder und zum richtigen Zeitpunkt einen bestimmten chemischen Prozess auslösen.

So ein Werkzeug funktioniert allerdings nicht von allein. Es muss bedient und in Gang gesetzt werden. Und dafür werden, Sie ahnen es schon, die Spurenelemente gebraucht – Mangan, Zink, Selen und so weiter. Diese Spurenelemente sind so etwas wie Schalter, die ein Enzym dazu bewegen, seine Arbeit zu tun. Damit das funktioniert, hat jedes Enzym eine Stelle, an der ein bestimmtes Spurenelement – zum Beispiel Selen – andocken kann. Wenn das geschieht, steht der Schalter auf »An« und das Enzym beginnt zu arbeiten.

So weit, so klar. Aber warum müssen wir das wissen? Nun: Das Schwermetall Quecksilber zum Beispiel ist dem Spurenelement Selen so ähnlich, dass es ebenfalls an das dafür empfängliche Enzym andocken kann. Es bewegt das Enzym aber nicht zum Tätigwerden, sondern belegt nur die Andockstelle – und macht das Enzym damit arbeitsunfähig (siehe Abbildung auf Seite 32).

Und weil Selen ein »Schalter« für sehr viele Enzyme ist, resultieren daraus zahlreiche Probleme unterschiedlichster Art. Was so nicht nur mit Selen und Quecksilber funktioniert, sondern mit vielen Spurenelementen und den ihnen entsprechenden Schwermetallen.

»Falsche« Spurenelemente legen die Enzyme lahm

Wirkungsweise der Enzyme

Das Enzym (blau) in der Mitte soll das »Substrat« (orange) zu einer Reaktion veranlassen, noch »passt« es aber nicht …

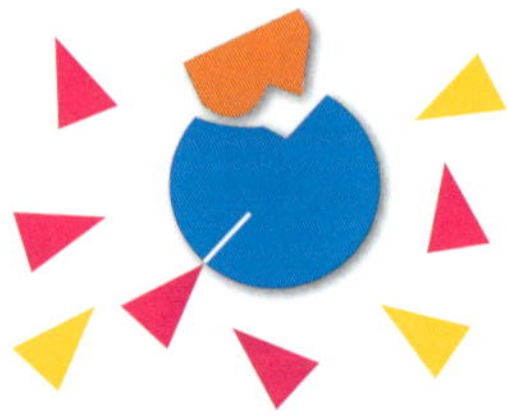

Erst wenn das richtige Spurenelement »angedockt« hat, kann sich das Enzym für die Aufnahme des Substrats »öffnen«. Zwei Spurenelemente konkurrieren miteinander: Selen (violett) und Quecksilber (gelb).

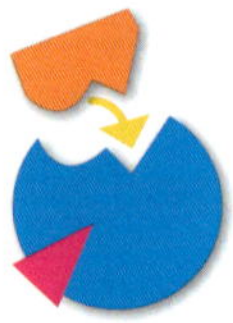

Das Selen hat an das Enzym »angedockt«, die Molekülstruktur verändert sich passend zum Substrat.

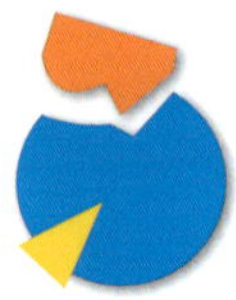

Die Andockstelle für das Selen wird durch Quecksilber belegt. Das Substrat kann nicht andocken, die Aktion nicht stattfinden.

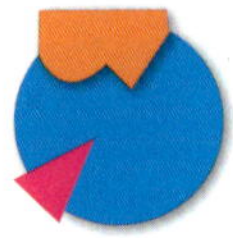

Das Substrat hat seinen Platz gefunden …

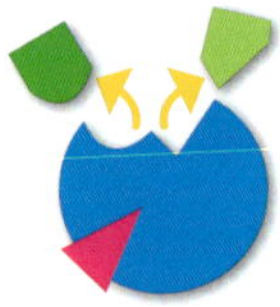

Damit ist der »Schalter« umgelegt, die Aktion (hier: Aufteilung des Substrats) findet statt.

Ein Enzym ist ein Stoff, der bei einem bestimmten anderen Stoff (»Substrat« genannt) eine chemische Reaktion auslöst. Damit er diese Wirkung entfalten kann, wird ein Spurenelement (zum Beispiel Selen) benötigt, das am Enzym andockt, um die gewünschte Reaktion beim Substrat auszulösen. Tritt aber zum Beispiel Quecksilber an die Stelle des Selens, dann ist die Andockstelle belegt und das Enzym kann nicht aktiv werden.

Es braucht deshalb nicht viel Phantasie, sich vorzustellen, dass solche Prozesse in besonderer Weise auch die Mitochondrien schwächen. Apropos Schwäche: Wenn die Mitochondrien als *die* (Lebens-)Energieerzeuger unseres Körpers immer mehr schwächeln, dann muss das *Ursachen* haben. Die wohl wichtigste Ursache ist nun leider eine, die sich stets bescheiden im Hintergrund hält und deshalb gar nicht so einfach aufzuspüren ist. Wir müssen da also – auf der nächsten Etappe – etwas genauer hinschauen.

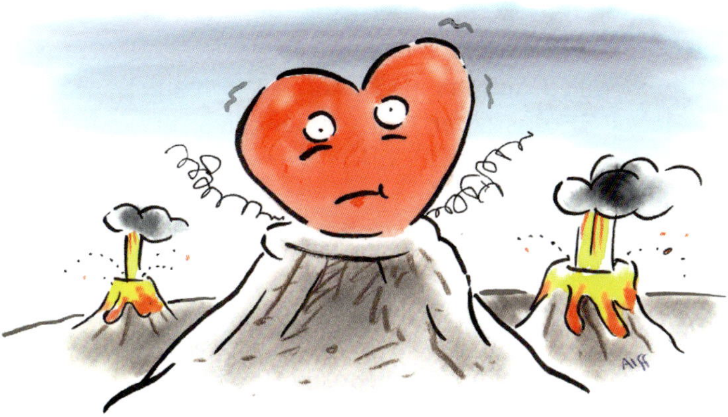

Die »Untergrund«-Entzündung

»Viel Feind, viel Ehr'!« Dieser Satz hat vermutlich noch nie so wirklich gestimmt. Ganz gewiss stimmt er aber nicht, wenn es um unsere Mitochondrien geht, um die Mini-Kraftwerke, die in jeder unserer Körperzellen unermüdlich versuchen, die Energie zu erzeugen, die wir zum (Über-)Leben brauchen.

Denn nun kommt zu der bereits genannten stattlichen Zahl von »Feinden« noch ein weiterer, besonders mächtiger Feind hinzu. Wobei das Wort »mächtig« nicht so recht zu dem Namen passen will, unter dem dieser Feind bekannt geworden ist: die »stille« Entzündung.

Die *akute* Entzündung, die mit Fieber, Schwellung, Rötung und so weiter einhergeht, kennen Sie bestimmt aus oft schmerzhafter Erfahrung. Man kann sie sehen, spüren und fühlen – und man kann sie meist schnell und wirksam behandeln. Hier spreche ich von einem ganz anderen Phänomen.

Entzündung – allgemein, chronisch und still

Wir modernen Menschen leiden alle mehr oder weniger ausgeprägt an etwas, das seit einigen Jahrzehnten als »chronisch

Chronische Entzündung – viele Ursachen

stille Entzündung« bekannt ist. Wie der anschauliche Name bereits sagt, handelt es sich um eine verdeckt schwelende Entzündung, die sich bei uns als Dauergast eingenistet hat. Das Fatale dabei ist, dass hier mal wieder alles miteinander zusammenhängt und -wirkt:

- Die allgemeine Schwäche der Mitochondrien geht einher mit einer Schwächung des Immunsystems und unterstützt deshalb die Entstehung einer chronisch stillen Entzündung.
- Umgekehrt schwächt die chronisch stille Entzündung wiederum die Mitochondrien – und das ausgerechnet dann, wenn der Körper eigentlich besonders viel Energie bräuchte, um die verdeckte Entzündung zu bekämpfen.

Apropos verdeckt – es stimmt zwar, dass die chronisch stille Entzündung keines der gut bekannten Entzündungssymptome aufweist, aber zumindest hin und wieder zeigt sie sich eben doch: Häufiges Zahnfleischbluten kann ein Hinweis sein sowie ständige Probleme mit den Nasennebenhöhlen, permanentes Hüsteln oder eine unregelmäßige Verdauung. Auch Asthma ist oft der erkennbare Teil einer chronischen Entzündung im gesamten Körper.

Ebenso wissen wir, dass jedwedes Metall im Körper – von der Zahnfüllung bis zur künstlichen Hüfte – eine stille chronische Entzündung fördert.

Nun wird man sich etwa angesichts einer drohenden Bewegungsunfähigkeit wohl trotzdem für ein künstliches Gelenk entscheiden – zumal die stille Entzündung ja noch eine Menge anderer Ursachen haben kann –, dennoch sollte uns diese Tatsache immer bewusst sein. Kommt es beispielsweise ein halbes Jahr nach einem umfangreichen zahnärztlichen Eingriff mit dem Einsatz von Metallen zu Herzrhythmusstörungen, wird wahrscheinlich niemand (inklusive behandelndem Arzt) auf die Idee kommen, da noch einen Zusammenhang zu sehen.

Immer von Übel: Metall im Körper

Aber es gibt diesen Zusammenhang. Und das kann durchaus Bedeutung haben, vor allem für die zu entwickelnde Therapie. Vergessen Sie also nicht, Ihren Arzt im Fall des Falles darauf hinzuweisen, wenn Sie in der jüngeren Vergangenheit Metall implantiert bekommen haben.

Mit allem, was wir bisher auf unserer Erkenntnisreise gesehen und erfahren haben, sind nun die Grundlagen gelegt, um den eigentlichen Ursachen der unterschiedlichen Herz- und Kreislauferkrankungen auf die Spur zu kommen. Beginnen wir mit der Hypertonie, dem Bluthochdruck ...

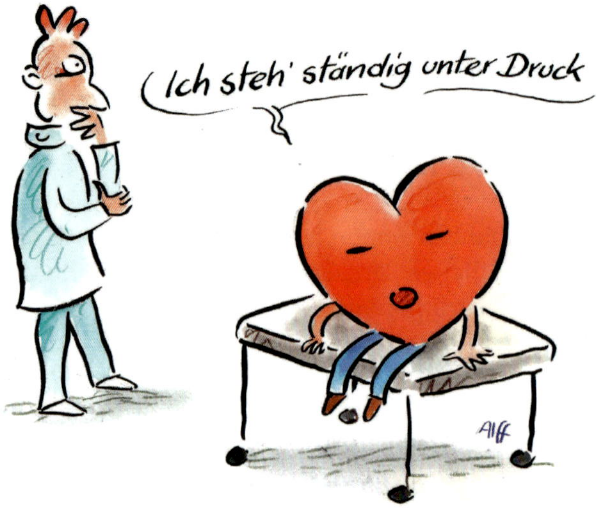

Wann ist Ihr Blutdruck tatsächlich »zu hoch«?

Als ich noch ein junger Medizinstudent war, hatte ich überhaupt keinen Zweifel: Ein Blutdruck ist zu hoch, wenn er 160/100 mmHG überschreitet. Eigentlich hätte es mich aber schon misstrauisch machen können, dass noch wenige Jahre zuvor – bis in die 1980er Jahre hinein – ebenso klar und unumstößlich die Regel galt: »Normaler Blutdruck = 100 plus Lebensalter!«

Vielleicht erinnern Sie sich noch selbst daran – oder fragen Sie Ihren Großvater: Einem 60-Jährigen mit Blutdruckwerten um die 150/95 mmHg wäre damals eine sehr gute Gesundheit bestätigt worden. Nur wenige Jahre später hätte ich vielleicht schon beunruhigt den Kopf geschüttelt und heute gälte dieser Patient als gefährdet …

Die folgende Tabelle zeigt die aktuell geltenden Definitionen für Bluthochdruck, die allerdings das Lebensalter nicht berücksichtigen (dazu später etwas mehr):

Grenzwerte für den Blutdruck

Die »offiziellen« Grenzwerte steigen stetig

	systolischer Druck	diastolischer Druck
optimal	unter 120	unter 80
normal	unter 130	unter 85
noch normal	130 bis 139	85 bis 89
leichter Bluthochdruck	140 bis 159	90 bis 99
mäßiger Bluthochdruck	160 bis 179	100 bis 109
schwerer Bluthochdruck	über 180	über 110

Leitlinien und Grenzwerte – eine spannende Entwicklung

Erst jüngst, im November 2017, sind neue US-amerikanische Leitlinien veröffentlicht worden, die bereits Werte über 130/80 als *Bluthochdruck* definieren. Und es ist wohl nur eine Frage der Zeit, bis das auch bei uns als neuer Standard übernommen werden wird.

Hinter all diesen sich stetig ändernden Grenzwerten und Definitionen steckt ein spannendes Phänomen: Wir Menschen neigen dazu, eine gerade frisch und mühsam errungene Erkenntnis wie eine »letzte Wahrheit« zu behandeln – da machen Naturwissenschaftler und Mediziner keine Ausnahme. Natürlich wissen wir, dass diese schnellen Änderungen zumindest fragwürdig sind. Der Wissensfortschritt kennt aus menschlicher Sicht keinen Endpunkt. »Die wissenschaftliche Erkenntnis von heute ist der Irrtum von morgen!« So sagt man ja. Und das weiß, wie gesagt, auch jeder – eigentlich.

Dennoch wird jede neue Erkenntnis gerne so an die Öffentlichkeit gebracht, als sei es gelungen, eine wichtige Menschheitsfrage endgültig und abschließend zu beantworten. Heute

Es ist nicht einfach, den »wahren« Blutdruck zu ermitteln

geschieht dies sogar noch sehr viel häufiger, als in früheren Zeiten. Das hat einerseits etwas mit den stets nachrichtenhungrigen Medien zu tun, andererseits aber auch damit, dass Forschungsmittel vor allem dann fließen, wenn man als Wissenschaftler möglichst spektakuläre Ergebnisse vorweisen kann.

Als weiterer Unsicherheitsfaktor kommt noch ein anderer, ganz natürlicher Umstand hinzu: Nehmen wir einmal an, Sie messen – die zurzeit gerade geltenden Grenzwerte im Hinterkopf – zum ersten Mal mit einem gerade neu gekauften Messgerät Ihren Blutdruck. Das Ergebnis lässt Sie erbleichen: 165 zu 110. Oh je. Sollten Sie vielleicht schon mal beginnen, sich von Familie und Freunden zu verabschieden?

Ich übertreibe. Natürlich werden Sie auf eine so dumme Idee nicht kommen. Was ich damit sagen will, ist, dass es »den« Blutdruck eigentlich nicht gibt, denn unser Blutdruck bewegt sich selbstverständlich nicht immer auf dem gleichen Level. Er variiert je nach Tätigkeit oder auch Stimmung oft sogar ganz erheblich – und das muss auch so sein.

Es ist also gar nicht so einfach, den Wert zu identifizieren, der mir einigermaßen verbindlich Aufschluss darüber gibt, ob sich mein Blutdruck im Großen und Ganzen ober- oder unterhalb irgendwelcher Grenzwerte befindet (einige konkrete Tipps dazu finden Sie in dem diesem Buch beigefügten »Herzbegleiter«).

Der verantwortungsvolle Arzt wird deshalb frisch gemessene Blutdruckwerte keinesfalls zur Grundlage seiner Diagnose machen. Immerhin kennen wir ja auch den sogenannten »Weißkittelhochdruck«: Der Patient hat nur deshalb einen laut Leitlinie zu hohen Blutdruck, weil ihn die Praxis- und Untersuchungssituation einfach aufregt.

Man wird also in dem Ergebnis einer ersten Blutdruckmessung immer nur einen Hinweis darauf sehen können, ob es sinnvoll ist, genauer hinzuschauen – zum Beispiel durch eine 24-Stunden-Blutdruckmessung. Aber selbst dann kann es vorkommen, dass diese Untersuchung in eine Lebensphase fällt, in der Sie – vorübergehend – so sehr unter Druck stehen, dass das auch Auswirkungen auf Ihren Blutdruck hat.

Die Leitlinien sind nicht immer praxisgerecht

Kurzum: Die Sache mit den Blutdruckwerten ist keinesfalls so klar und eindeutig, wie es oft – auch in Büchern und Artikeln – dargestellt wird.

Trotzdem muss die Kuh ja vom Eis. Und unlösbar ist das Problem, annähernd sichere Werte zu gewinnen, natürlich nicht. Konkrete Tipps für Sie zu Hause finden Sie, wie gesagt, in dem diesem Buch beiliegenden »Herzbegleiter«. Und welche Diagnose Sie von Ihrem Arzt erwarten dürfen, das behandle ich ab Seite 78.

Das Problem des »leitliniengerechten« Blutdrucks

Gehen wir also davon aus, dass wir – wie auch immer – verlässliche Blutdruckwerte ermittelt haben. Zur Erinnerung: Liegt der Blutdruck unter 130/85 mmHg, dann gilt das als normal. In den allermeisten Fällen ist das auch eine für die erste Orientierung durchaus brauchbare Grenze.

Wenn mir dann aber tatsächlich ein Patient gegenübersitzt, frage ich mich trotzdem jedes Mal, ob es in *diesem* konkreten Fall wirklich sinnvoll ist, diese Grenze *absolut* zu setzen. Vielleicht ist mein Patient schon ein wenig älter und braucht sogar einen etwas höheren Blutdruck, um das Blut mit seinen Inhaltsstoffen – mit seinen »Lebensmitteln« – bis in die entferntesten Regionen seines Körpers zu transportieren. Dafür gibt es sogar einen eigenen Fachausdruck – wir Ärzte sprechen in solchen Fällen von einem Erfordernis-Hochdruck.

Der leitliniengerechte Blutdruck würde in diesen Fällen vielleicht schlichtweg nicht genügen, um vor allem auch das Gehirn ausreichend zu durchbluten – mit ziemlich unangenehmen Folgen. Vor allem umsichtige Augenärzte schätzen einen zu tiefen Blutdruck gar nicht, da das Auge dann nicht mehr hinreichend versorgt wird.

Blutdruck-leitlinie hinterfragen

Aber auch sonst gibt es gute Gründe, den leitliniengerechten Blutdruck nicht unhinterfragt in jedem Einzelfall absolut zu setzen, denn die Ergebnisse wissenschaftlicher Studien zur »richtigen« Höhe des Blutdrucks sind alles andere als eindeutig – was uns nach dem zu Beginn dieses Kapitels Gesagten eigentlich nicht wundern sollte. Dazu zwei Beispiele:

1. Einer Studie zufolge hat eine leitliniengerechte Bluthochdrucktherapie bei Patienten mit leichter Hypertonie (systolisch bis 159, diastolisch bis 99 mmHg) keinen nachweisbaren Effekt in Bezug auf eine Verhinderung von Herzinfarkten oder Schlaganfällen.[3]
2. Eine andere Studie erkennt hingegen deutliche Indizien dafür, dass eine Senkung des systolischen Blutdrucks auf sogar nur 120 mmHg der Entstehung von Herzschwäche und Herzinfarkt wirksam vorbeugen kann[4] (wobei anzumerken ist, dass diese Studie in Fachkreisen auch sehr kritisch gesehen wird[5]).

Was stimmt nun? Mich bestätigen solche widersprüchlichen Aussagen darin, *jeden* meiner Patienten als einen Einzel- und Sonderfall anzuschauen. »Wat den Eenen sin Uhl, is den Annern sin Nachtigall«, wie wir in Norddeutschland sagen.

So erinnere ich mich noch genau an eine 85-jährige Frau, die eines Tages mit einem nach Leitlinie deutlich zu hohen Blutdruck um 160/100 zu mir in die Praxis kommt. Schrittweise tasten wir uns an die »richtigen« Blutdruckwerte heran. Eine Senkung auf Werte von etwa 145/95 verträgt die Patientin ohne Probleme – es geht ihr ausgesprochen gut damit. Eine weitere Senkung der Blutdruckwerte um noch einmal

3 Diane Diao u.a.; Review 2012

4 A randomized trial of intensive versus standard blood-pressure Control; The New England Journal of Medicine, 11/2015

5 SPRINT-Studie im Kreuzfeuer: Experte zweifelt Methodik an – und erteilt Senkung der Blutdruckziele eine klare Absage; Medscape, 30. Aug 2016

5 bis 10 mmHg führt dann aber dazu, dass sich die alte Dame ständig müde und, wie sie es formulierte, »duselig im Kopf« fühlt. Außerdem ist sie unsicher auf den Beinen und damit sturzgefährdet. Die für sie richtigen Blutdruckwerte sind gefunden ...

Dennoch: Abweichen von den Leitlinien ist ein Risiko

Eines darf ich in diesem Zusammenhang allerdings nicht verschweigen: Wenn der behandelnde Arzt die Gefahrengrenze für den Bluthochdruck falsch, also zu hoch ansetzt, dann können die Konsequenzen dramatisch, unter Umständen sogar tödlich sein. So gesehen ist es also kein Wunder, wenn der behandelnde Kardiologe oder Hausarzt lieber auf Nummer sicher geht, und sich bei seiner Therapie streng an den offiziellen Leitlinien orientiert.

Dennoch sollten auch Leitlinien den Arzt im Einzelfall nicht daran hindern, einen *individuellen* Weg in Diagnose und Therapie zu suchen. Denn letztlich geht es doch darum, möglichst breit angelegt und möglichst vollständig eventuell vorhandene Risikofaktoren zu identifizieren und in ihrem Zusammenspiel zu bewerten – kardiologisch, allgemein-körperlich, aber eben auch bezogen auf die soziale Situation in der Familie und am Arbeitsplatz; denn Familie und Arbeitsplatz sind unbestritten die größten Stressproduzenten.

Der Patient als Experte in eigener Sache

Aber nicht nur der behandelnde Arzt ist in der Verantwortung, sondern auch Sie selbst. Sie sind schließlich – zwangsläufig – Experte in eigener Sache. Niemand ist über Ihre individuellen Befindlichkeiten und Ihre Lebenssituation besser informiert als Sie selbst.

Zunächst muss ich aber noch einen Zusammenhang aufzeigen, den ich bislang noch nicht erwähnt habe: Fragen Sie doch einmal Ihren Nachbarn oder ein Familienmitglied, wie hoch

Systolischer und diastolischer Bluthochdruck

denn dessen Blutdruck sei. Vielleicht weiß er es gar nicht, aber wenn er es weiß, dann wird er wahrscheinlich so etwas sagen wie: »Alles okay, so um die 130.« Oder: »Ein bisschen zu hoch, so um die 150.« Viele Menschen neigen nämlich dazu, sich vor allem (oder nur) für den oberen Blutdruckwert (den systolischen) zu interessieren und den unteren (den diastolischen) nicht so ernst zu nehmen. Ein Fehler – denn:

- Der systolische Druck reagiert vor allem auf kurzfristige Anstrengungen, wie zum Beispiel (ungewohntes) Treppensteigen; aus dem Herzen strömt dann verstärkt Blut in den Kreislauf, um so die aktuell benötigte Energie bereitzustellen.
- Der diastolische Druck hingegen erhöht sich eher als Reaktion auf eine längerfristige Anspannung, zum Beispiel durch Dauerstress; das Herz kann sich in diesem Fall also nicht mehr in ausreichendem Maß entspannen.

Dementsprechend kennen wir zwei unterschiedliche Formen des Bluthochdrucks (siehe Abbildung Seite 43):

- beim systolischen Bluthochdruck steigt nur oder vor allem der obere Wert über die »Norm«-Grenze (die Schere zwischen den beiden Druckwerten öffnet sich also weiter),
- beim diastolischen Bluthochdruck ist das beim unteren Wert der Fall (der Abstand zwischen oberem und unterem Wert wird also kleiner).

Meist sind es ältere Menschen, bei denen systolischer Bluthochdruck auftritt: Der untere Wert entspricht der »Norm«, nur der obere Wert ist mehr oder weniger deutlich zu hoch. Ich gehe gleich noch näher darauf ein.

Die Hauptursache kann ich aber jetzt schon benennen: Unsere Blutgefäße verlieren mit dem Alter in aller Regel an Elastizität. Treibt das Herz dann unter Belastung mehr Blut durch

Systolischer Bluthochdruck

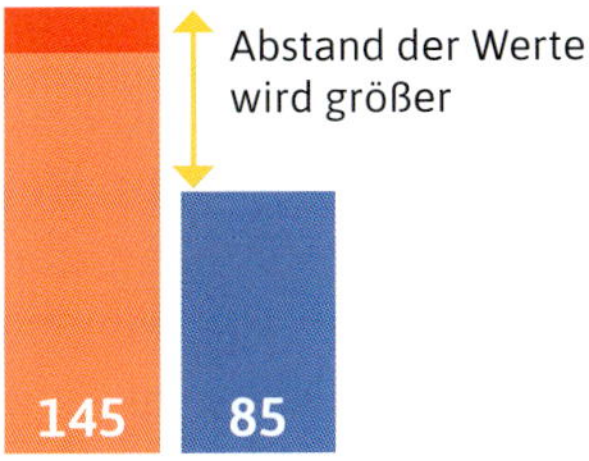

Der systolische Blutdruck steigt von 130 auf 145 mmHG.

Diastolischer Bluthochdruck

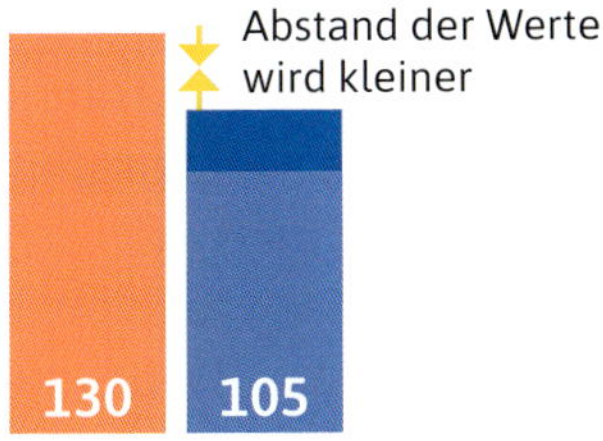

Der diastolische Blutdruck steigt 85 auf 105 mmHG.

Regelmäßige Blutdruckkontrolle ist immer gut

die Gefäße, steigt der Blutdruck stärker an, als bei elastischen Gefäßen, die die Blutdruckspitzen noch abfedern können.

Im mittleren Alter hingegen, das ja häufig durch dauerhaft hohen Stress gekennzeichnet ist, kommt es öfter dazu, dass sich zwar der obere Wert im Rahmen hält, der untere jedoch zu hoch ist.

Aber wie auch immer: Es ist für jeden Menschen – ganz unabhängig vom Alter – vernünftig, seinen Blutdruck im Auge zu behalten. Denken Sie daran, dass immerhin ein Viertel der deutschen Bevölkerung zu hohen Blutdruck hat, ohne es zu wissen (Seite 15). Und wenn Sie zu denjenigen gehören, die um ihre Hypertonie wissen, dann ist es erst recht vernünftig, ein eigenes Messgerät zu besitzen und es auch zu benutzen. Wie Sie das richtig machen, finden Sie, wie gesagt, in dem beiliegenden »Herzbegleiter«, in den Sie auch die Ergebnisse der Messungen eintragen können. Ihr Arzt wird Ihnen bei Ihrem nächsten Besuch dankbar sein.

Dann wird's auf jeden Fall ernst

Denken Sie daran: Allerspätestens ab 160/100 mmHg wäre Ihr Blutdruck wirklich zu hoch und damit nicht nur langfristig gefährlich. Er müsste gezielt abgesenkt werden, was allerdings

Alarmsignal: die »hypertensive Krise«

langsam und stetig geschehen sollte. Nur in seltenen Fällen ist es nötig, den Blutdruck innerhalb von Stunden oder Tagen herunterzudrücken.

Das kann zum Beispiel bei einer »hypertensiven Krise«, auch »hypertensive Entgleisung« genannt, der Fall sein. Bei dieser Krise handelt es sich um eine rasche Steigerung des Blutdrucks auf Werte von oft über 230/120 mmHg[6], manchmal verbunden mit Kopfschmerzen, Schwindel, Sehstörungen, Atemnot und Schmerzen in der Brust. Kommt es dazu, ist das ein Fall für den Notarzt! Der wird dann durch entsprechende Medikamente den Blutdruck zügig auf normale Werte absenken. Nach Abklingen der Krise ist eine umfassende und längerfristig angelegte ärztliche Behandlung unbedingt notwendig.

So, nun nähern wir uns dem Ende dieses ersten Kapitels zum Thema Hypertonie. Zeit für die Frage, wie weit wir denn bisher gekommen sind auf unserer Erkenntnisreise:

1. Wir wissen, dass ein zu hoher Blutdruck eine Reaktion unseres Körpers auf Leistungsanforderungen ist, die er nicht ohne Weiteres erfüllen kann – sei es, weil die Anforderungen zu hoch sind, sei es, weil unser Energiesystem (die Mitochondrien) schon zu sehr geschwächt ist. Meistens wird es sich um eine Kombination dieser beiden Faktoren handeln.
2. Wir wissen, dass die offiziellen Grenzwerte für den Blutdruck zwar erste Hinweise darauf geben können, ab wann etwas unternommen werden muss, dass wir sie aber nicht schematisch behandeln sollten, sondern immer mit einem umfassenden Blick auf die individuellen Voraussetzungen und Bedingungen.

6 Eine hypertensive Krise wird besonders häufig ausgelöst, wenn blutdrucksenkende Medikamente nicht wie verordnet eingenommen werden. Weitere Ursachen können emotionale Erregungszustände, Angststörungen oder Panikattacken sein. Organische Ursachen sind eher selten.

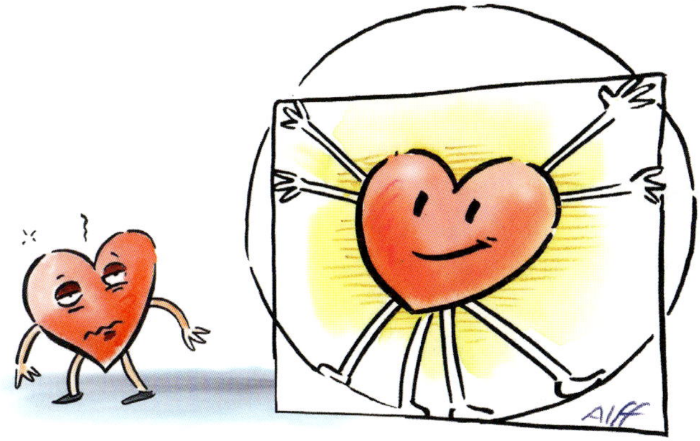

Lernen Sie Ihr Herz besser kennen!

Haben Sie beim Lesen der ersten Kapitel vielleicht schon einen Satz vermisst wie: »Das Herz ist eine Pumpe! Ein hochleistungsfähiger Muskel, der ...«? Nun, solche Aussagen gehen mir tatsächlich nur schwer über die Lippen. Nicht, weil ich das Herz gering achten würde, im Gegenteil. Es ist sogar staunenswert leistungsfähig – auch als Pumpe. Aber es ist eben so viel mehr als nur das!

Ich muss »die Sache mit dem Herzen« also doch ein bisschen ausführlicher erklären.[7] Aber wo beginnen? Schauen wir uns erst einmal die Rolle, die das Herz im Gesamtzusammenhang des Mensch-Seins spielt, etwas genauer an.

Ich erkläre das immer gerne an einem Dreigliederungs-Modell, auch wenn es – wie jedes Modell – natürlich eine starke Vereinfachung der stets komplexeren Wirklichkeit ist. Diesem Modell zufolge gibt es ...

- den »oberen Menschen« – den Kopf, der der Sitz unserer wichtigsten Sinne (Sehen, Hören, Riechen, Schmecken) ist,

7 Ausführlich habe ich all das Staunenswerte am Herzen beschrieben in dem Buch Gesundmacher Herz – wie es uns steuert, verbindet und heilt; VAK Verlag 2013

Das Herz zwischen »Feuer« und »Wasser«

und der das zentrale Nervensystem, das Gehirn, beherbergt.

- den »mittleren Menschen« – den Brustbereich, in dem unsere wichtigsten Impulsgeber (Herz und Lunge) ihren Platz haben.
- den »unteren Menschen« – Bauch und Beine, die für Verdauung und Bewegung zuständig sind.

Spannend ist dabei, dass das Herz in diesem Modell zwischen zwei körperlichen Bereichen angesiedelt ist, die so gegensätzlich sind wie Feuer und Wasser:

1. Im »oberen« Menschen mit dem Gehirn und den wichtigsten Sinnesorganen erkenne und erlebe ich »die Welt«. Ich stehe ihr gleichsam gegenüber und vermag sie – aus dieser Distanz – zu analysieren. Mit meinen Verdauungsorganen hingegen, also mit dem »unteren« Menschen, tue ich das genaue Gegenteil: Ich verbinde mich auf das Innigste mit der Welt, ich nehme sie sozusagen in mich auf.
2. Ebenso gegensätzlich: Das Gehirn ist das Organ, das keinesfalls zu einem Austragungsort von Entzündungsprozessen – wie zum Beispiel beim Kampf zwischen Krankheitserregern und Immunsystem – werden darf, während im Verdauungssystem genau diese Auseinandersetzung (jedenfalls zum größten Teil) stattfindet und dort auch hingehört. Der Darm hat sich nun mal mit dem, was von außen hereinkommt, auseinanderzusetzen und ist deshalb in ständiger Entzündungsbereitschaft. Entzündliche Prozesse sind in den Lymphknoten des Darms also im Grunde der Normalfall. Im Gehirn hingegen würden sie uns mit der Diagnose Meningitis (Hirnhautentzündung) ohne Umweg auf die Intensivstation bringen.
3. Eine dritte Polarität: Der Kopf als der körperliche Ort des Denkens und Betrachtens steht für das Prinzip der Ruhe. Der untere Mensch hingegen steht mit seinen Stoffwech-

selfunktionen und vor allem auch mit seinen Beinen für das Prinzip der Bewegung.

Aufgabe des Herzens: Gleichgewicht und Harmonie

Dreigliederung des Menschen

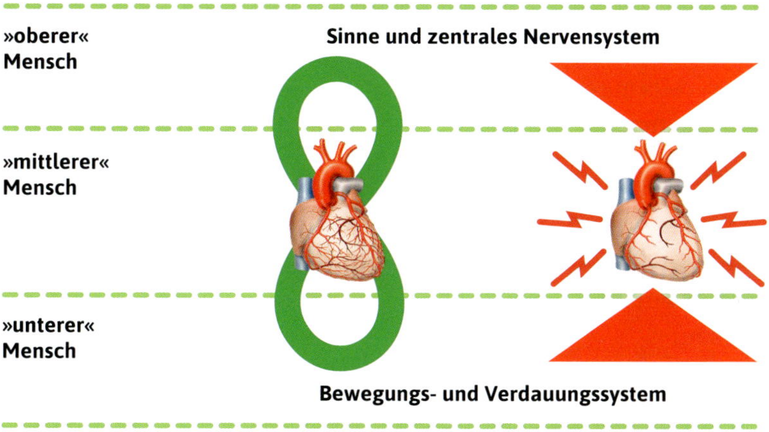

Wenn alle drei »Ebenen« des Menschen in Harmonie zusammenarbeiten, ist das vor allem auch für das Herz positiv. Wenn aber ein oder beide »Pole« (oberer/unterer Mensch) aufgrund einer Erkrankung und/oder einer geistig-seelischen Störung das Herz in Bedrängnis bringen, so wird dieses über kurz oder lang krank und muss entlastet werden.

Herz und Lunge liegen also zwischen zwei absolut gegensätzlichen Polen. Wobei wir aus diesem Modell bezogen auf das Herz auf jeden Fall schon mal zwei wichtige Erkenntnisse ableiten können:

1. Das Herz hat die im wahrsten Sinne des Wortes zentrale Aufgabe, unseren Gesamtorganismus mit seiner natürlichen Gegensätzlichkeit im Gleichgewicht, in Harmonie zu halten. Umgekehrt ist jede Störung dieses Gleichgewichts vor allem für das Herz ein großes Problem.
2. Es spricht einiges für die Annahme, dass die Ursachen für Herzerkrankungen oft nicht einmal im Herzen selbst zu

Der »variable« Rhythmus des Herzens

suchen sind[8], sondern in einer gestörten Balance zwischen »oberem« und »unterem« Menschen.

Um es auf den Punkt zu bringen: In krankmachende Bedrängnis gerät das Herz von »oben« her in aller Regel durch Stress, von »unten« her eher durch Probleme im Verdauungstrakt, etwa durch einen überblähten Bauch, der dem Herzen den zum reibungslosen Funktionieren benötigten Raum nimmt – ein Thema, das später noch eine Rolle spielen wird.

Der variable Rhythmus des Herzens

Jetzt schauen wir uns erst einmal an, was wir feststellen können, wenn wir im EKG den Rhythmus des Herzens genau erfassen:

Phasen des Herzschlags

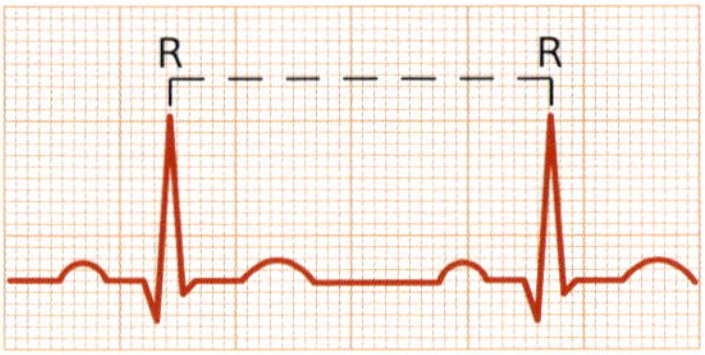

Die Dauer eines Herzschlags kann an dem zeitlichen Abstand zwischen den »R-Zacken« exakt gemessen werden.

Dieses Muster haben Sie bestimmt schon oft gesehen, es zeigt die unterschiedlichen Phasen des Herzschlags, wie sie im EKG dargestellt werden. Hier interessiert uns allerdings nur die Zeitspanne zwischen einem und dem nächsten Herzschlag. Wenn Sie bei sich selbst den Puls fühlen, dann werden Sie im Normalfall den Eindruck haben, der Herzschlag sei vollkommen regelmäßig (falls nicht, empfehle ich dringend einen Be-

8 Zu den wenigen Ausnahmen gehören z.B. Erkrankungen der Herzklappen.

such beim Arzt). Tatsächlich aber ist der Puls durchaus nicht so exakt regelmäßig, wie es den Anschein hat. Der zeitliche Abstand von einen R-Punkt zum nächsten variiert, wenn auch nur ein wenig:

Die Herzfrequenz-Variabilität

Beispiel für die Herzfrequenz-Variabilität

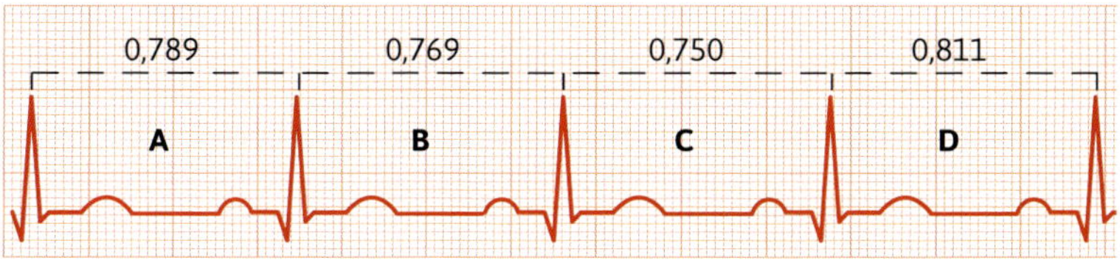

Der zeitliche Abstand zwischen den »R-Zacken« (gemessen in Sekunden) ist immer geringfügig unterschiedlich, er ist also »variabel«. Deshalb wird dieses Phänomen »Herzfrequenz-Variabilität« genannt (englisch: »Heart Rate Variability«, HRV). Die so erfassten Datenreihen können in Form einer Sinuskurve dargestellt werden.

Wir sehen: Die Frequenz der Herzschläge ist nicht gleichmäßig, sondern sie *variiert*. Und genau so nennt man dieses Phänomen auch: Herzfrequenz-Variabilität.

Wenn wir nun diese geringen Abweichungen in eine Sinuskurve umrechnen, dann entsteht ein Muster – zum Beispiel dieses:

Herzfrequenz-Variabilität (harmonisch)

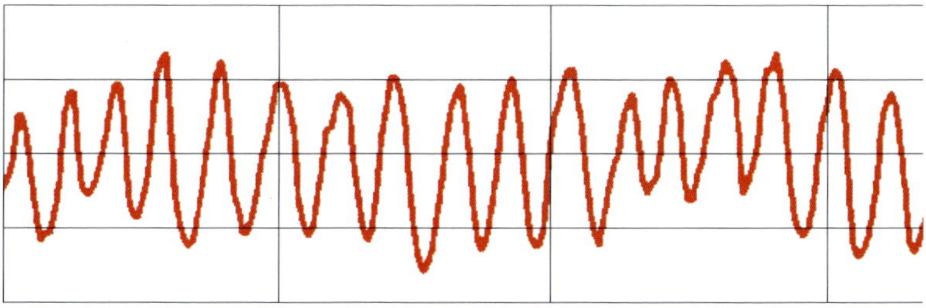

Verläuft die Kurve der Herzfrequenz-Variabilität in gleichmäßigen, harmonischen Schwüngen, befindet sich das vegetative Nervensystem im Gleichgewicht.

Herz und vegetatives Nervensystem

Würde ich in diesem Augenblick bei Ihnen ein EKG machen und daraus eine Grafik errechnen, dann könnte ich Ihnen zeigen, dass diese Grafik ziemlich genau widerspiegelt, wie Sie sich gerade fühlen – vielleicht in sich ruhend, ausgeglichen oder doch eher nervös, angespannt oder gar wütend …

Wenn Sie sich wohlfühlen, wird die Kurve Ihrer Herzfrequenz-Variabilität eine regelmäßig-harmonische sein wie in der Grafik eben. Sind Sie hingegen schlecht gelaunt oder gestresst, dürfte das Bild ungefähr so aussehen:

Herzfrequenz-Variabilität (chaotisch)

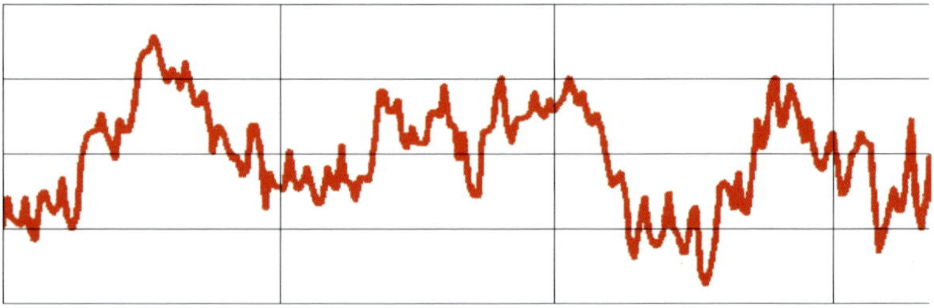

Ein »unrhythmischer«, unharmonischer Zustand des vegetativen Nervensystems zeigt sich in einem chaotischen Bild der Herzfrequenz-Variabilität.

Die hier sichtbar gemachte Umsetzung von emotional-seelischer Befindlichkeit ins Körperliche des Herzschlags bewirken – Sie haben es erraten – zwei alte Bekannte: Sympathikus und Parasympathikus.

Wir könnten nun etwas überspitzt sagen, dass der Sympathikus für einen möglichst exakt-gleichmäßigen Takt des Herzschlags sorgen will, um so seine »Truppen« kampfbereit im Gleichschritt aufmarschieren zu lassen. Wäre er damit erfolgreich, dann wäre der Puls absolut gleichmäßig, die Kurve der Herzfrequenz-Variabilität wäre also eine gerade Linie.

Das aber kann es bei einem lebendigen Organismus so nicht geben. Dafür sorgt der ausgleichende, harmonisierende, beruhigende Parasympathikus.

Eine *annähernd* aufgehobene, nahezu starre Herzfrequenz-Variabilität, die ich in meiner Praxis hin und wieder messe, kommt allerdings schon mal vor, ist aus den genannten Gründen aber ein Alarmzeichen ersten Ranges!

Erkenntnisse aus der Herzfrequenz-Variablität gewinnen

Herzfrequenz mit extrem geringer Variabilität

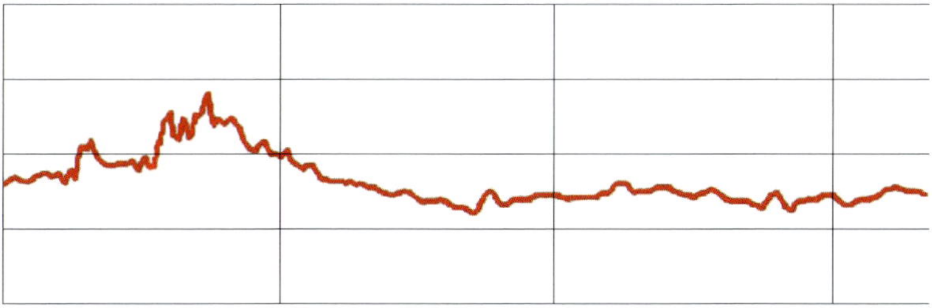

Auch das kommt vor, wenn auch sehr selten: Die Dauer der einzelnen Herzschläge weicht nur sehr geringfügig voneinander ab – ein medizinisches Alarmzeichen ersten Ranges.

Wir können an der Herzfrequenz-Variabilität also – etwas vereinfacht – drei unterschiedliche Zustände unseres vegetativen Nervensystems (Sympathikus/Parasympathikus) ablesen:

- die beinahe totale Übermacht des Sympathikus
- ein ausgeglichen-schwingendes Zusammenspiel von Sympathikus und Parasympathikus und schließlich
- ein chaotisch-unharmonisches Verhältnis zwischen den beiden

Um meinen Patienten diese Zusammenhänge sozusagen hautnah deutlich werden zu lassen, mache ich mit ihnen manchmal ein Experiment: Ich messe dann mit einem Clip am Ohr den Puls.

Die so erfassten Daten werden direkt an einen PC übertragen und von einer Software in eine Grafik umgewandelt. Fordere ich den Patienten nun beispielsweise auf, sich »künstlich aufzuregen«, so kann man sofort sehen, wie sich die Kurve der

Die Herzfrequenz lässt sich »steuern«

Herzfrequenz-Variabilität ins Chaotische entwickelt. Machen wir dann eine Beruhigungsübung wird aus dieser chaotischen Kurve umgehend eine harmonisch-schwingende:

»Gesteuerte« Herzfrequenz-Variabilität

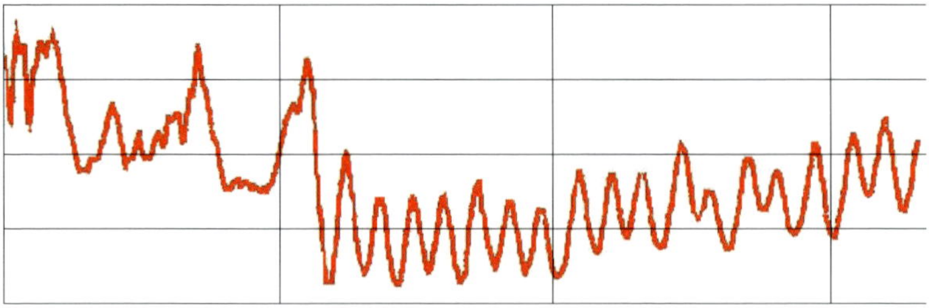

So sieht es aus, wenn – zum Beispiel bei einer Übung – der Patient bewusst von Wut und Ärger zu Entspannung und Mitgefühl »umschaltet«. Links ist die Kurve noch chaotisch, geht dann aber fast schlagartig in einen deutlich harmonischeren Verlauf über.

Das dient natürlich vor allem der Demonstration und liefert lediglich eine Momentaufnahme vom aktuellen Zustand des vegetativen Nervensystems. Diagnostisch ist es deshalb von eher geringem Wert.

Therapeutisch allerdings sieht das ganz anders aus (Stichwort: »Bio-Feedback«) – aber damit beschäftigen wir uns etwas später noch einmal.

Das Chrono-Cardiogramm

Diagnostisch spannender wird das Phänomen der Herzfrequenz-Variabilität dann, wenn wir aufzeichnen, wie Sympathikus und Parasympathikus über einen längeren Zeitraum zusammen- oder auch gegeneinander wirken.

Dafür wird zum Beispiel die Methode des Chrono-Cardiogramms eingesetzt. Der Name bedeutet etwa: Darstellung des Herzens im Zeitablauf. Sie wurde Anfang der 1990er Jahre von Prof. Dr. Maximilian Moser entwickelt.

So sieht ein typisches 24-Stunden-Chrono-Cardiogramm aus:

Chrono-Cardiogramm – das »erweiterte« EKG

Chrono-Cardiogramm eines gesunden jungen Mannes

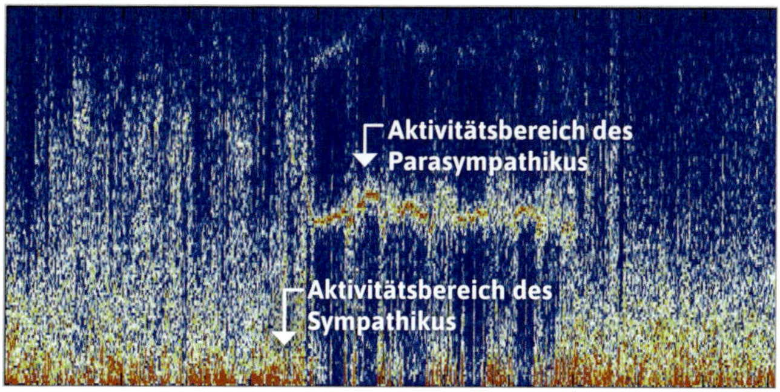

Auch ohne in die Details zu gehen, lässt sich gut erkennen, wie detailliert im Chrono-Cardiogramm die Sympathikus-/Parasympathikus-Aktivitäten über den Zeitraum von 24 Stunden dargestellt werden. Klar zu erkennen ist der Unterschied zwischen Wachzeiten und den unterschiedlichen Schlafphasen.

Das ist sozusagen das Idealbild eines Chrono-Cardiogramms – kein Wunder, denn es stammt von einem kerngesunden elfjährigen Jungen. Um das Chrono-Cardiogramm richtig »lesen« zu können, müssen wir uns allerdings die Details ein bisschen genauer anschauen:

Wir sehen, dass die Untersuchung einen kompletten Tagesablauf umfasst. Ebenfalls auf den ersten Blick zu erkennen ist, dass es einen deutlichen Unterschied zwischen Tag und Nacht gibt. Ansonsten besteht die Grafik aus vielen einzelnen Punkten in einem Spektrum von Rot über Gelb/Weiß bis hin zu Dunkelblau.

Jeder dieser Punkte hat in Farbe und Position eine ganz konkrete Bedeutung. Würde man versuchen, diese Bedeutung in Zahlen auszudrücken, käme dabei eine riesige und schlicht nicht mehr zu überblickende Tabelle heraus. Entscheidend für den Nutzen dieser Methode ist also nicht nur die äußerst präzise Erfassung aller zugrundeliegende Messdaten, sondern

Das Chrono-Cardiogramm verstehen

auch ihre Umsetzung in eine anschauliche Grafik – anschaulich dann jedenfalls, wenn man die im Grunde einfachen Prinzipien ihres Aufbaus erst einmal verstanden hat.

Als erstes müssen wir verstehen, dass es sich bei dieser Grafik um eine Art Landkarte handelt, die nicht nur eine räumliche Ausdehnung zeigt, sondern auch – so wie die Karten in einem Atlas – Höhenunterschiede oder vielmehr Intensitäten. Nicht einfach zu erklären, zugegeben, aber versuchen wir's dennoch:

Einerseits zeigt das Chrono-Cardiogramm von links nach rechts den untersuchten Zeitablauf (in der Regel 24 Stunden). Von unten nach oben wird in unterschiedlichen Farben – von Weiß über Gelb bis Orange und Rot – gezeigt, wie groß und wie intensiv die Schwingungen der erfassten Herzfrequenz-Variabilität sind. Dabei wird aus den Herzfrequenzdaten die Aktivität des Parasympathikus herausgerechnet und als Band etwa auf der Höhe von 0,2 bis 0,3 Hertz angezeigt. Die Aktivität des Sympathikus hingegen zeigt sich im unteren Bereich nahe 0,0 Hertz. Je intensiver die Aktivität von Sympathikus oder Parasympathikus ist, desto intensiver ist das Rot der jeweiligen Darstellung.

Sie haben es trotzdem nicht so ganz durchschaut? Das macht nichts, denn das Bild, das das Chrono-Cardiogramm liefert, lässt sich durchaus intuitiv erfassen – so wie wir eine Landkarte mit Höhendarstellungen auf Anhieb verstehen, ohne die mathematischen Prinzipien kennen zu müssen, die dahinter stecken –, das ist der unschätzbare Vorteil dieser Methode (auch für den Arzt).

Schauen wir uns noch einmal das »Ideal-Chrono-Cardiogramm« im Detail an, bei dem ja alles im grünen Bereich war. Darunter zeige ich dann als Gegenbeispiel ein Chrono-Cardiogramm, dem Sie auch ohne jede Vorkenntnis sofort ansehen werden, dass es einen kranken Zustand zeigt – allein schon deshalb, weil sich Tag und Nacht so gut wie gar nicht voneinander unterscheiden.

Erweiterte Erkenntnisse aus dem Chrono-Cardiogramm

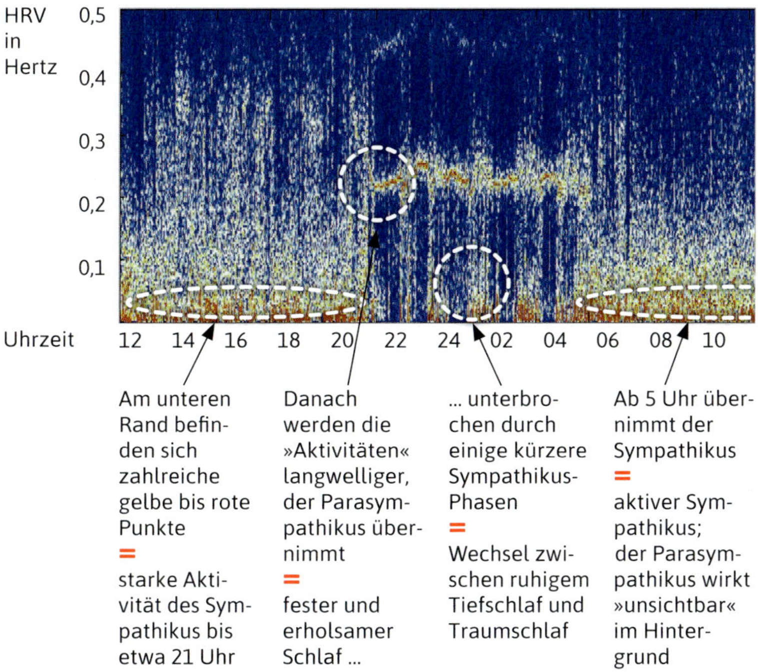

Als »Gegenstück« hier das typische Chrono-Cardiogramm eines Burnout-Patienten:

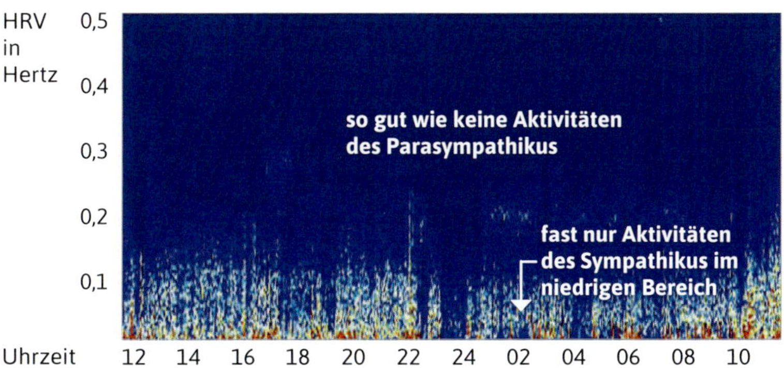

Die Aktivitäten des vegetativen Nervensystems sind insgesamt schwach. Lediglich der Sympathikus zeigt einige kräftigere Impulse, aber im untersten Hertz-Bereich. Ein Unterschied zwischen Tag und Nacht ist nicht zu erkennen.

Emotionen, Nervensystem und Herz

Am Chrono-Cardiogramm des Burn-out-Patienten können Sie gut erkennen, dass nicht allein der Parasympathikus, sondern auch der Sympathikus nur schwache Aktivität zeigen, vor allem ist kaum ein Unterschied zwischen Tag und Nacht zu sehen. Da pfeift jemand wahrlich aus dem letzten Loch.

Zwei Beispiele also, die zeigen, wie man mit diesem Instrument weit über die Diagnosemöglichkeiten eines simplen EKG hinausgehen kann.

Eines lerne ich dabei immer wieder: Es *gibt* einen engen Zusammenhang zwischen Emotionen, vegetativem Nervensystem und dem Herzen, oder – wie wir mit Fug und Recht auch sagen könnten – zwischen Körper und Seele.

Diesem Grundgedanken will ich im folgenden Kapitel noch ein wenig näher nachgehen, wenn es um den Zusammenhang von Stress und Blutdruck geht. Halten Sie sich fest, unsere Reise geht weiter und zwar mit dem Thema Stress und Erschöpfung …

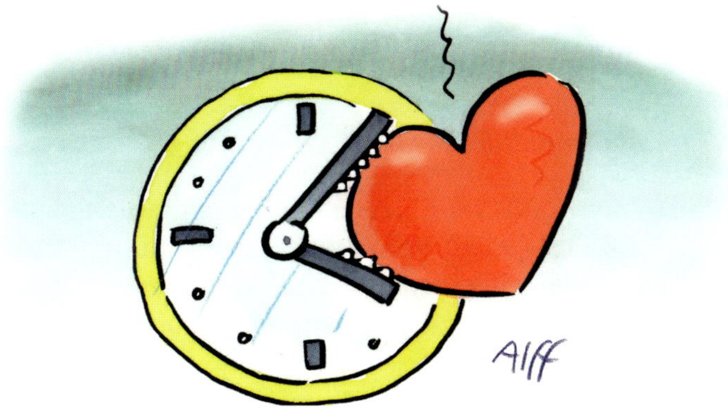

Machen Sie Ihrem Herzen bloß keinen Stress!

Heute gehört es ja fast schon zum guten Ton, gestresst zu sein. Antwortet man auf die Frage »Hast du Zeit für dies oder das?« umstandslos mit einem fröhlichen »Ja«, dann ist die Reaktion darauf (ausgesprochen oder unausgesprochen) meist ein: »Na ja, wenn man sonst nichts zu tun hat …« Als sei es etwas höchst Erstaunliches, fast schon Unanständiges, auch mal Zeit zu haben …

Schaut man nach, was »stress« im Englischen bedeutet, findet man zuallererst den Begriff »Druck«. Auch im Deutschen sagen wir ja oft: »Ich stehe unter Druck.« Manchmal schwingt da noch etwas anderes mit, etwa wenn ich »bedrückt« bin – auch das kann Stress sein. Vielleicht überlegen Sie mal kurz, was in Ihrem Alltag »Stress macht«, was für Sie *stressig* ist, was Sie *bedrückt*.

Die Antworten dürften vielfältig sein und doch immer das Gleiche meinen: Ich habe Stress bei der Arbeit, Stress mit den Kindern, Stress in der Beziehung. Irgendwie wird mir das alles zu viel. Ich schaffe nicht all das, was ich schaffen will oder muss. Ich fühle mich dauernd »unter Druck«, weil ich mein

Stress und Blutdruck

Leben (scheinbar) nicht im Griff habe. Ich muss mich über alles Mögliche ärgern ...

Stress treibt den Blutdruck hoch

Wie auch immer das im Einzelfall aussehen mag: Jede Form von Stress führt – nicht immer, aber sehr häufig – zu Bluthochdruck. Umgekehrt ist die Ursache für einen dauerhaft zu hohen Blutdruck zumindest im mittleren Lebensalter fast immer Stress.

Wobei es sich übrigens nicht immer um psychischen Stress handeln muss. Auch wenn ich beispielsweise etwas gegessen habe, was mir nicht bekommt, bedeutet das Stress – körperlichen Stress. Auch dazu ein Beispiel aus meiner Praxis:

Zu welch unerwarteten Ergebnissen man gelangen kann, wenn man abseits der gewohnten Denkmuster nach Ursachen für einen zu hohen Blutdruck sucht, zeigt das Beispiel eines etwa 70 Jahre alten Patienten. Er kam zu mir, weil er bei sich seit einigen Tagen einen deutlich erhöhten Blutdruck beobachtet hatte – und zwar immer einige Stunden nach dem Frühstück. Am Nachmittag normalisierte sich der Blutdruck dann wieder.

Ich rate ihm, einige Tage lang das Frühstück ausfallen zu lassen und durch einen zusätzlichen herzhaften Mittagsimbiss zu ersetzen. Und siehe da, der Blutdruck ist wieder normal. Auf Nachfrage stellt sich heraus, dass der Patient vor einiger Zeit die Brotsorte gewechselt hatte und diese offensichtlich nicht verträgt. Der Wechsel zur ursprünglichen Brotsorte war dann die Lösung des Problems. Schade, dass die Ursachenerforschung nicht immer so einfach ist.

Stress ist also – selbst wenn wir den *guten* Stress, den es ja auch gibt, hier mal außen vor lassen – nicht gleich Stress. Wir können gestresst sein, weil uns der pubertierende Sprössling regelmäßig zur Weißglut bringt, oder auch weil unser Darm verrückt spielt. Rein körperlich betrachtet passiert dabei immer dasselbe: Unser vegetatives Nervensystem gerät aus dem Gleichgewicht.

Zu hoher Blutdruck und trotzdem erschöpft?

Das heißt: Der aufputschende Sympathikus übernimmt die Herrschaft und der beruhigende Parasympathikus wird unterdrückt. Wird das zum Dauerzustand, dann haben wir ein Problem, denn immer nur Hochspannung und keine oder zu wenig Entspannung, das kann nicht gut gehen.

Weit weniger logisch erscheint das bereits kurz erwähnte Phänomen, mit dem ich es in meiner Praxis immer häufiger zu tun habe. Ein deutlich zu hoher Blutdruck verbunden mit chronischer Erschöpfung. Wie passt das zusammen?

Diese Frage war, Sie erinnern sich vielleicht, ein auslösender Faktor dafür, dass ich mich vor etlichen Jahren aufgemacht habe, die Zusammenhänge zwischen Herz und Körper genauer zu verstehen. Und bei diesem Verstehen hat mir unter anderem folgendes Erlebnis geholfen:

Vor Jahren war ich mit etwa 160 Stundenkilometern auf der Autobahn unterwegs, als auf einmal – die Autobahn war glücklicherweise fast leer – der Turbolader des Wagens seinen Geist aufgab und die Geschwindigkeit schlagartig auf 90 km/h abfiel. Meine Reaktion war »klassisch« – das Gaspedal noch weiter durchtreten, den Motor zu mehr Leistung zwingen. Gebracht hat das nichts, mir blieb nur übrig, das Gas wieder wegzunehmen und zur nächsten Werkstatt zu schleichen. Hätte ich versucht, gegen alle Vernunft immer weiter mehr Leistung vom Motor zu verlangen, hätte ich ihn – wie mir der freundliche Mechaniker dann erklärte – letztlich zerstört.

Genau dasselbe passiert mit unserem Körper, wenn Burn-out und Bluthochdruck zusammen auftreten. Körper und Geist können nicht mehr, aber statt Ruhe zu geben, tritt die Seele

»Gegenregulation«, nicht immer eine gute Idee der Natur

aufs Gaspedal, der Sympathikus versucht, um jeden Preis die verlangte Leistung aus dem Körper herauszuholen. Adrenalin wird ausgeschüttet, der Blutdruck steigt.

Ein Phänomen, das wir »Gegenregulation« nennen und von dem auch in den folgenden Kapiteln immer mal wieder die Rede sein wird.

Wobei die Fähigkeit unseres Körpers, auf Belastungen »gegenregulatorisch« zu reagieren, im Grunde höchst vernünftig und bisweilen sogar überlebensnotwendig ist. Wenn zum Beispiel gerade ein hungriger Tiger um die Ecke kommt, dann ist es ja keine schlechte Idee der Natur, unseren Körper blitzartig in einen Zustand höchster Spannung versetzen zu können – ihn also kampf- oder fluchtbereit zu machen.

In unserem modernen Alltag sieht es jedoch meist ein bisschen anders aus. Auf Stress am Arbeitsplatz kann ich in der Regel weder mit Kampf (ich geb' dem Vorgesetzten eins auf die Nase) noch mit Flucht (ich renne einfach raus und nach Hause) reagieren. Der Druck staut sich also auf, wird immer größer und größer – und irgendwann zum Dauerzustand.

Und dann ist Gegenregulation eben keine gute Idee mehr. Im Gegenteil: Sie führt dann nicht etwa zur Wiederherstellung der Leistungsfähigkeit, sondern hinein in eine Abwärtsspirale bis zur totalen Erschöpfung. Eine Erschöpfung, die in manchen Fällen sogar mit dem Tod endet.

Aber nun bin ich schon einen Schritt zu weit gegangen. Zunächst müssen wir uns genauer anschauen, mit welchen Arten von Stress wir es in unserem modernen Alltag vor allem zu tun haben können. Die Liste der Verdächtigen ist lang:

Sozialer Druck, …

… wie zum Beispiel familiäre Sorgen, Leistungsdruck am Arbeitsplatz, zu viele Aufgaben, die gleichzeitig erledigt werden wollen, überfordernde Verpflichtungen – das alles kann einem schnell zu viel werden, viel zu viel.

Inseln der Ruhe im hektischen Alltag

Wem die Wellen des Lebens gerade über dem Kopf zusammenschlagen, der wird das Folgende vielleicht als Hohn empfinden, aber es ist nun einmal so, dass man – wenn man an die Ursachen des Stresses heran will – Ruhe in sein Leben bringen muss. Und das ist gar nicht so kompliziert oder gar unmöglich, wie es erscheinen mag.

Wirkungsvoll und realisierbar zugleich ist es, viele kleine *Inseln der Ruhe* in den hektischen Tageslauf zu integrieren.

Immer wieder einige wenige, bewusst tiefe, ruhige Atemzüge können bereits helfen. Blättern Sie ruhig jetzt schon mal etwas weiter, wo ab Seite 92 die von mir stets empfohlene »Weite- Übung« beschrieben ist. Beim Durchlesen mag sie zeitaufwändig erscheinen. Tatsächlich aber lässt sich diese Übung mit nur etwas Training sogar auf wenige Sekunden komprimieren. Probieren Sie es mal aus.

Ort und Zeit für eine so kurze Entspannung werden Sie immer finden – eher ist es ein Problem, auch wirklich daran zu denken. Es empfiehlt sich daher, eine Insel der Ruhe an einen bestimmten Ort, eine bestimmte Zeit zu koppeln. Solche festen Zeitpunkte können beispielsweise zu Beginn und Ende von Arbeitspausen sein, oder nach jedem Telefongespräch, oder – was jetzt ein bisschen komisch klingen mag – auf dem ja nicht ohne Grund so genannten »stillen Örtchen«.

Einmal ruhig und konzentriert ein- und ausatmen, die Augen schließen, den Ruhe-Ort seiner Träume (vielleicht einen Strand oder einen Berggipfel) vor das innere Auge holen, und das drei, vier, fünf Mal am Tag – mehr braucht es nicht.

Klügere und besser informierte Arbeitgeber schaffen übrigens bereits Möglichkeiten für kurze Entspannungspausen wie das »Power-Napping« oder tolerieren sie zumindest. Und auch die aktuell breit geführte Diskussion um die Work-Life-Balance setzt ja an der Stress-Problematik an:

Arbeit und Leben sollen in ein ausgewogeneres Verhältnis zueinander gebracht werden. Dabei lässt es natürlich tief blicken, dass hier Arbeit und Leben offensichtlich als Gegensätze

Sorgen machen krank

verstanden werden, was sicher nicht jeder für sich so sehen würde. Aber unbestreitbar ist, dass die Arbeitswelt, auch wenn oder *gerade* wenn man mit Leidenschaft seiner Arbeit nachgeht, überwiegend den aktivierenden Sympathikus fordert. Das ist beim Familienleben – vor allem in jüngeren Jahren – manchmal nicht anders.

Alles in allem ist der Versuch, hier mehr Ausgewogenheit zwischen Spannung und Entspannung herzustellen, also ganz sicher ein Schritt in die richtige Richtung.

Sorgen ...

... machen Menschen krank. Das ist eine Binsenweisheit und trifft auf Sorgen um die eigene Gesundheit, um die persönliche Sicherheit, die individuelle Lebensperspektive (Arbeitsplatzverlust, sozialer Abstieg, Altersversorgung) ebenso zu wie auf Sorgen um »die ganze Welt«, etwa um Terror, Krieg, Hunger, Flucht ...

Spannend ist dabei, dass die Gründe, sich Sorgen zu machen, zumindest in Teilen zwar für jeden Menschen gelten, dass die – ich nenne es mal so – *Bereitschaft*, sich Sorgen zu machen, jedoch sehr individuell ausgeprägt ist. Während sich der eine immer um alles und jeden sorgt, geht die andere – die objektiv vielleicht viel mehr Grund hätte, sich zu sorgen – eher frohgemut durchs Leben.

Diese individuelle »Gestimmtheit« lässt sich leider nicht so ohne Weiteres verändern. Aber ganz ähnlich wie beim Thema Stress lohnt es sich auch hier, mit kleinen Hilfsmitteln ein wenig zu experimentieren. Das heißt: Wir müssen uns in einer besorgniserregenden, bedrohlich und unsicher erscheinenden Welt kleine »Orte der Sicherheit« schaffen.

Das kann vielleicht ein kleiner Kieselstein sein, der mich, wenn ich ihn in die Hand nehme, an einen Ort erinnert, an dem ich mich immer wohl und sicher und behütet gefühlt habe – ein Ort, an den ich mich gleichsam retten kann, wenn um mich herum gerade mal wieder alles zusammenzubrechen scheint. Es gehört gar nicht viel Übung dazu, durch einen solchen Erinnerungsgegenstand diesen sicheren Ort in sich aufleben zu lassen.

»Sichere Orte« schaffen

Dieser Trick mit dem Kieselstein mag dem einen oder der anderen ein wenig albern erscheinen, aber es ist nun einmal so, dass die schönste Technik (wie zum Beispiel die des sicheren inneren Ortes) nur wirklich funktioniert, wenn sie mir auch dann einfällt, wenn das Leben mit Windstärke 12 auf mich losstürmt. Und da hilft ein Gegenstand, der auf dem Schreibtisch vor mir liegt oder den ich in der Hosentasche trage, mit Sicherheit mehr als die flüchtige Erinnerung an etwas, das ich irgendwann einmal gehört oder gelesen habe.

Nützlich im Umgang mit überbordenden Sorgen kann es auch sein, ein Tagebuch zu führen, in das ich regelmäßig auf die eine Seite die positiven Erlebnisse eines Tages schreibe und auf die andere die negativen, die Sorgen machenden Erlebnisse oder auch Gedanken.

Dabei ist aber eine Regel unbedingt einzuhalten: Jedem Sorgenpunkt muss mindestens ein positiver Punkt gegenüberstehen, und ich darf immer erst dann wieder etwas Negatives aufschreiben, wenn die Bilanz zwischen positiv/negativ ausgeglichen ist.

Das hilft nicht nur, die Sorgenverursacher zu identifizieren, sondern auch die positiven Aspekte, die das Leben ja auch bereithält. Wenn ich *gar nichts* Positives mehr zu erkennen vermag, dann liegt das oft daran, dass ich in dieser Hinsicht *blind* geworden bin und wieder neu lernen muss, zu sehen.

Krank machend sind übrigens besonders oft die kleinen, alltäglichen, allgegenwärtigen Sorgen, die einzeln für sich genommen harmlos erscheinen mögen, durch ihre Hartnäckigkeit einen Menschen aber regelrecht zermürben und schließlich sogar zugrunde richten können.

In aller Regel handelt es sich dabei um etwas, das ich nicht beeinflussen kann oder meine, nicht beeinflussen zu können,

Chronische Schmerzen zermürben

dem ich scheinbar hilflos ausgeliefert bin, vor dem ich nicht weglaufen kann.

Chronische Schmerzen ...

... gehören in die gleiche Kategorie wie ständige Sorgen – und sie wirken auch ähnlich. Auch sie zermürben. Ich kann nicht vor ihnen davonlaufen. Ich kann sie nicht wirklich beeinflussen, steuern. Ich fühle mich angegriffen, bin aber hilflos. Und da wird deutlich, warum chronische Schmerzen ebenso wie übermäßige und hartnäckige Sorgen oder sozialer Druck geradezu zwingend zu Bluthochdruck führen:

Ich empfinde eine Situation, einen Zustand, ein Ereignis als bedrohlich. Mein vegetatives Nervensystem reagiert darauf – etwas steinzeitlich – mit dem Impuls Kampf oder Flucht. Das funktioniert aber nicht. Ich kann gegen Sorgen und Schmerzen weder kämpfen noch vor ihnen fliehen.

Trotzdem übernimmt der Sympathikus in diesen Fällen die Herrschaft über unseren Körper, er macht ihn kampf- und fluchtbereit, ohne dass sich die Situation in einer entsprechenden Aktion auflösen könnte. Die Ursache für das Aktivwerden des Sympathikus bleibt also bestehen – und damit auch eine dauerhafte Anspannung. Die Folge liegt auf der Hand: Bluthochdruck.

Die Ursachen für chronische Schmerzen sind vielfältig. Es lässt sich hier deshalb nicht viel mehr dazu sagen, als dass es vor allem darum gehen muss, diese Ursache(n) herauszufinden und zu behandeln. In vielen Fällen ist das leicht gesagt und schwer getan, ich weiß. Aber im Rahmen dieses Buches ist eine detailliertere Antwort leider nicht möglich.

Das Schleudertrauma ...

... scheint auf den ersten Blick nicht so ganz in diese Liste der wichtigsten Stressursachen zu passen. Das täuscht aber.

Schleudertrauma und Bluthochdruck

Denn das Schleudertrauma – genauer auch Halswirbelsäulen-Distorsion genannt – ist eine wichtige Ursache für chronische Schmerzen – und damit auch für einen dauerhaft zu hohen Blutdruck (Bodo Kuklinski, der »Altvater« der Mitochondrienmedizin, hat dieses Phänomen als erster erkannt und beschrieben; Literatur von ihm finden Sie im Literaturverzeichnis ab Seite 283).

Und mehr noch: Entlang der Halswirbelsäule ziehen sich mehrere wichtige Nervenstränge hinauf zum Kleinhirn. Kommt es jetzt in diesem Bereich durch den bekannten »Peitschenschlag-Effekt« – zum Beispiel bei einem Auffahr-, einem Fahrrad- oder Reitunfall – zu einer Schädigung, dann kann das eine Dauerstimulation des Sympathikus bewirken.

Hier schaukeln sich also – unter entsprechend ungünstigen Umständen – zwei Probleme gegenseitig hoch: chronischer Schmerz und ein aus rein körperlichen Gründen dauerhaft angespannter Sympathikus. Und das kann nicht nur Ursache für einen zu hohen Blutdruck sein, sondern auch eine handfeste Mitochondriopathie (siehe ab Seite 21) zur Folge haben.

Ich erinnere mich an einen etwa 50 Jahre alten Patienten, wohlhabend und von seinen äußeren Lebensumständen her alles andere als gestresst. Gleichwohl zeigt er, als er zu mir kommt, neben einem dauerhaft zu hohen Blutdruck auch stark ausgeprägte Erschöpfungssymptome.

Wie eigentlich immer in solchen Fällen habe ich mich auf der Suche nach möglichen Ursachen ausgiebig mit ihm unterhalten. Dabei stellt sich heraus, dass er etwa ein halbes Jahr zuvor einen Badeunfall gehabt hatte: starke Wellen, Gleichgewicht verloren, kopfüber, kopfunter, Grundberührung – also eine klassische Halswirbelsäulen-Distorsion, die zunächst allerdings als eine solche nicht erkannt worden war. Als sich einige Wochen später dann die ersten Symptome bemerkbar machten – Erschöpfung, Bluthochdruck,

Burn-out – keine Modeerscheinung

Herzrhythmusstörungen –, wurde (auch das ist »klassisch«) der Zusammenhang zum Badeunfall nicht mehr gesehen. Dieses Erkennen von Zusammenhängen ist aber die entscheidende Voraussetzung für eine Therapie, die an den tatsächlichen Ursachen ansetzt.

Burn-out ...

... ist alles andere als eine publizistisch herbeigeschriebene Modeerscheinung. Nach meiner Erfahrung leidet etwa die Hälfte meiner Bluthochdruckpatienten auch unter einer tiefen Erschöpfung – sie können eigentlich nicht mehr, sie schleppen sich nur noch durchs Leben.

So kommt es zu einem als unauflöslich empfundenen Teufelskreis: Eigentlich kann ich nicht mehr, ich *muss* aber Leistung erbringen, *muss* für meine Familie da sein (sozialer Druck) ... Diese geradezu verzweifelte »Trotzdem«-Anstrengung erreicht aber nicht nur nicht ihr Ziel, sie führt unausweichlich zu einer Schwächung meines Energiehaushalts (Mitochondriopathie).

Mein Körper geht gegen die Schwäche an, indem er den Sympathikus auf Trab bringt, der dann das Ruder übernimmt – unter anderem mit der Folge eines dauerhaft zu hohen Blutdrucks (das Prinzip der Gegenregulation, Sie erinnern sich).

Zugegeben, das alles klingt nach einer ziemlich verfahrenen, fast aussichtslosen Situation. Aber seien Sie sicher: Wenn das wirklich so wäre, hätte ich dieses Buch nicht geschrieben. Warum auch?

Erinnern Sie sich an das Fallbeispiel, das ich zu Beginn unserer gemeinsamen Erkenntnisreise beschrieben habe? Der Bluthochdruckpatient, dem von seinem Hausarzt die frohgemute Botschaft vermittelt wurde, er müsse eben nur »bis an Ende seines Lebens« blutdrucksenkende Mittel nehmen, dann sei alles gut.

Auf der Suche nach den wirklichen Ursachen

Das ist in bestimmten Fällen auch nicht einmal falsch. Nur funktioniert es so nicht immer. Und nicht jeder Patient mag sich damit abfinden, täglich seine Tabletten zu nehmen, statt den wirklichen Ursachen seiner Erkrankung auf die Spur zu kommen …

Es muss also mehr getan werden, als nur eine 24-Stunden-Blutdruckmessung und das Ausdrucken eines Rezepts. Dem wollen wir auf den nächsten Stationen unserer Reise etwas nachgehen. Als erstes geht es um ein Fachgebiet, von dem Sie wahrscheinlich noch kaum etwas gehört haben: die Psychokardiologie …

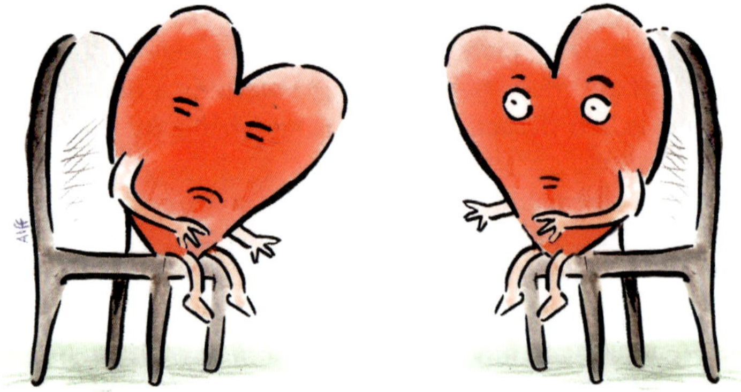

Psychokardiologische Begleitung

Dieses Gastkapitel wurde geschrieben von Maria Pajeken, Psychodramatikerin sowie Heilpraktikerin für Psychotherapie.

»Mein Arzt hat mich zur Psychotherapie geschickt, aber ich bin doch nicht verrückt ... Ich habe doch nur etwas am Herzen!« Mit diesem oder ähnlichen Sätzen kommen Patienten häufig zu mir in die Praxis. Dann ist erst einmal Aufklärungsarbeit notwendig.

Psychokardiologie – was ist das denn?

Die Psychokardiologie ist eine noch relativ neue Fachdisziplin in der Medizin, die eine Schnittstelle zwischen Kardiologie und Psychosomatik bildet und sich mit den Zusammenhängen und Wechselwirkungen zwischen Herzerkrankungen und deren seelischen Ursachen und Folgen befasst.

In der fachübergreifenden Forschung ist es unumstritten, dass bei Herz-Kreislauf-Erkrankungen neben den altbekannten Risikofaktoren wie Rauchen, Bluthochdruck, Diabetes Mellitus, Übergewicht, Fehlernährung, übermäßigem Alkohol-

Psychosoziale Risikofaktoren

konsum sowie Bewegungsmangel auch psychosoziale Faktoren von großer Bedeutung sind. Diese seelischen und sozialen Gegebenheiten der Patienten nehmen sowohl auf die Entstehung als auch auf den Verlauf und die psychische Bewältigung der Krankheit großen Einfluss.

Als psychosoziale Risikofaktoren sind häufig chronischer Stress, ständiger Zeitdruck, belastende Lebensereignisse, ungeklärte Konflikte, nicht bewältigte Trauerarbeit, soziale Isolation, frühkindliche Traumata, vitale Erschöpfung, berufliche oder partnerschaftliche Unzufriedenheit, sowie Überarbeitung/Verausgabung im Beruf zu beobachten. Dabei interagieren diese Faktoren wiederum zusätzlich mit biologischen Voraussetzungen (zum Beispiel genetischer Prädisposition) sowie Umweltfaktoren.

Nahezu alle Herzerkrankungen haben Folgen für das seelische Befinden (etwa Angst, Depressionen, Schlafstörungen) und beeinflussen somit die Lebensqualität des Patienten. Bei der Krankheitsbewältigung kann eine psychokardiologische Therapie äußerst unterstützend sein und wieder zu mehr Vertrauen in den eigenen Körper und zu mehr Lebensqualität verhelfen.

Auf dem Weg zu einem neuen Lebensstil

Erstes Ziel neben der Erschaffung einer tragenden therapeutischen Beziehung ist es, gemeinsam mit dem Patienten ein Verständnis für die mögliche multifaktorielle Entstehung der Erkrankung und seine individuellen bio-psycho-sozialen Wechselwirkungen aufzubauen.

Im nächsten Schritt stehen dann sowohl die Hilfe zur Erschaffung eines neuen Lebensstils, der mit der Lebensveränderung durch die Erkrankung in Einklang zu bringen ist, als auch das Identifizieren und Nutzen von eigenen Einflussmöglichkeiten auf die Bewältigung sowie das Fortschreiten der Erkrankung an. Hierbei können Psychoedukation sowie

Die Frage nach dem Lebenssinn

individuelle Maßnahmen zum Gesundheitsverhalten wie das Erlernen von Methoden zur Stressbewältigung (zum Beispiel Meditation, Autogenes Training, Progressive Muskelentspannung, Achtsamkeitsübungen), die Planung eines regelmäßigen Lebensrhythmus, sowie Veränderungen von gesundheitsgefährdenden Lebensweisen zu einer herzgesunden Lebensführung (zum Beispiel Motivation zur Raucherentwöhnung, Bewegung und Ernährungsumstellung) erarbeitet werden. Eine enge Vernetzung zu dem behandelnden Facharzt ist dabei oft sehr hilfreich.

In der nächsten Phase erkennen viele Betroffene schwerer Herzerkrankungen dann auch die Notwendigkeit, sich mit dem bisherigen und zukünftigen Lebenssinn auseinanderzusetzen. Das kann der Betroffene oft nicht allein. In diesem psychokardiologischen Prozess ist ein unabhängiges Gegenüber mit Zeit, Geduld und Verständnis, das den Weg begleitet, wohin er auch führt, oft unabdingbar.

Viele Patienten berichten, dass sie gerade für die existentiellen Fragen des Lebens und die Integration emotionaler und psychosozialer Aspekte Zeit brauchen, um sich öffnen zu können. Diese Auseinandersetzung mit dem tiefsten Inneren kostet viel Kraft und Mut, braucht Zeit und Vertrauen und lässt sich eben nicht zwischen Tür und Angel angehen.

Da nahezu alle Herzpatienten die Angst (oft mit unangenehmen körperlichen Symptomen wie Herzrasen, Herzstolpern, Atembeklemmung, Schlafstörungen und so weiter) als die größte Belastung in der Bewältigung der Erkrankung empfinden, ist der Umgang mit der Angst ein großes Thema in der psychokardiologischen Praxis.

Hilfe zur Selbsthilfe

Ich erarbeite in den psychokardiologischen Sitzungen mit dem Patienten ein großes Repertoire an Meditationen, Visualisierungen und Übungen zur Selbsthilfe bei Angst- und Kri-

Hilfe zur Selbsthilfe

sensituationen, damit der Patient der Angst auch außerhalb der Therapiestunde begegnen kann und lernt, mit schwierigen Situationen umgehen zu können. Meine psychokardiologische Begleitung von Erkrankten hat immer Hilfe zur Selbsthilfe als Ziel.

Der Onkologe Walter Weber formulierte es mal ganz passend: »Das Ziel der Behandlung ist das Ende der Be-Handlung und der Beginn von Handlung.«[9]

Besonders hilfreich sind Übungen, die man fast überall machen kann. Dazu zählt zum Beispiel das Erschaffen eines sicheren inneren Ortes. Die Übung stammt ursprünglich von Luise Reddemann[10] und wurde hauptsächlich in der Traumatherapie angewandt. Auch in der Psychokardiologie hat diese Übung sich sehr bewährt.

Der Patient wird angeleitet, sich einen realen oder imaginären Ort mit inneren Bildern zu erschaffen, an dem er sich wohl und sicher fühlt und den nur er selbst betreten kann. Dieser Ort verfügt über alles, was den Patienten in der Krise unterstützen kann. Der Patient kann sich innere Helfer wie zum Beispiel Schutzengel an diesem Ort vorstellen, die für ihn in schwierigen Situationen da sind.

Oft ist die imaginative Flucht an diesen Ort sehr hilfreich, um der Angst zu entkommen. Um ein Gefühl für diesen Ort zu bekommen, erweitern wir während der Sitzung die Übung und richten diesen Ort bei mir in der Praxis mit Symbolen, Decken, Kissen und Tüchern wirklich ein. Der Patient soll den Ort mit allen Sinnen wahrnehmen können, sich hineinsetzen und mit ihm vertraut werden, sodass er jederzeit abrufbar ist, wenn die Angst kommt.

Ganz wichtig ist auch die liebevolle Kontaktaufnahme und Kommunikation mit dem eigenen Herzen. Je vertrauter dem

---

9 Walter Weber, Der Mensch ist mehr als sein Körper; Herbig Verlagsbuchhandlung 1991, S. 150

10 Luise Reddemann ist eine deutsche Nervenärztin und Psychoanalytikerin. Sie entwickelte die Psychodynamisch Imaginative Traumatherapie (PITT).

Das Herz direkt ansprechen

Patienten das eigene Herz ist, umso leichter reagiert dieses auf beruhigende Worte.

Im Dialog mit dem Herzen

In meiner Schwerpunkt-Praxis für Psychokardiologie, die neben dem therapeutischen Gespräch auch mit szenischen und kreativen Methoden arbeitet, haben sich der Dialog mit dem Herzen und die direkte Ansprache an das eigene Herz sehr bewährt. Oftmals kommt ein Patient zu mir in die Praxis und äußert Sätze wie: »Mein blödes Herz macht mir das Leben so schwer.« Oder: »Das kranke Herz vermasselt mir alles, ich bin durch die Herzerkrankung überhaupt nicht mehr leistungsfähig.« Gemeinsam versuchen wir herauszufinden, wie das Herz sich wohl fühlen mag, wenn es solche Sätze hört und was es sich wünschen würde.

Dazu bietet sich zum Beispiel der Rollenwechsel aus der Methodik des Psychodramas an. Der Patient fühlt sich in die Rolle des Herzens ein und versucht, es besser kennenzulernen und zu erspüren, was dem Herzen fehlt. Ich als Therapeutin kann somit ein Interview mit dem Herzen führen und der Patient erhält meistens ganz neue und richtungsweisende Hinweise, die vorher noch völlig unbewusst waren. Ich konnte oft beobachten, dass der Patient in der Rolle seines eigenen Herzens sehr gut erspüren konnte, was das Herz braucht. Das Herz fühlt sich bei vielen Patienten gestresst und möchte mehr Ruhepausen haben, mehr in der Natur sein, mehr Bewegung bekommen und Teil eines gesunden Lebensrhythmus sein.

Verlässt der Patient nun diese Rolle, hat sich bewährt, für das Herz ein Symbol hinzustellen und dem eigenen Herzen etwas Liebevolles zu sagen und sich bei ihm zu bedanken.

Ich erinnere mich an eine Herzensansprache einer Stewardess, die sich bei dem Herzen für den jahrelangen Stress

Botschaften des Herzens erkennen

durch die enormen Zeitverschiebungen, die viele Strahlung und das Fehlen eines gesunden Lebensrhythmus durch die zahlreichen Interkontinentalflüge entschuldigt hat. Unter Tränen sagte sie ihrem Herzen, sie wird diesen Beruf aufgeben, damit das Herz wieder zur Ruhe kommt. Sie bedankte sich bei ihrem Herzen dafür, dass es trotz allem noch schlägt und sie darauf hingewiesen hat, dass sich etwas ändern muss.

Die Kommunikation mit dem eigenen Herzen ist oft ein gutes Instrument, um sich aus Angst und Beklemmung zu befreien. Je mehr dieses dialogische und einfühlende Gespräch mit dem Lebensorgan geübt wird, umso sicherer kann es als Maßnahme bei der Bewältigung der Angst dienlich sein und überall angewendet werden. Der Patient kann sich durch die tiefe Auseinandersetzung mit seinem Herzen als eigener Experte für sich und seine Erkrankung erleben und besser nachvollziehen, was der Körper ihm möglicherweise für eine Botschaft überbringt.

Durch die konkrete Auseinandersetzung mit Schmerz und Symptomatik macht der Patient sich mit den Beschwerden vertraut, anstatt sie abzuwehren und zu unterdrücken und das wiederum kann das Gefühl des Ausgeliefertseins deutlich abschwächen und ihm somit Erleichterung verschaffen.

Aber nicht nur körperliche Komponenten werden in diesem Dialog mit dem Herzen genannt. Nein, oft spricht der Patient in der Rolle des Herzens ungelöste und quälende Konflikte und seelisch belastende Lebensthemen an. Nicht selten sind es partnerschaftliche Enttäuschungen und Frustrationen oder Unzufriedenheit am Arbeitsplatz, langjährige unausgesprochene Sorgen. Diese Themen wurden von vielen Patienten jahrelang abgespalten, verdrängt und nicht bearbeitet.

Bevor manche Patienten sich auf einen neuen Herzensweg einlassen können, ist für sie deshalb eine Befreiung von

Erkrankung als Chance?

seelischen Altlasten sehr hilfreich. Oft ist es ein Anliegen, in einem geschützten Rahmen Antworten auf existenzielle Sinnfragen zu finden, sowie den Gedanken, die Erkrankung als eine Chance zur Veränderung zu verstehen, aussprechen zu dürfen. Häufig empfinden die Patienten die Herzerkrankung als möglichen Wendepunkt des Lebens.

Diese Altlasten können während der psychokardiologischen Sitzungen bearbeitet werden. Meist ist dnn zu beobachten, dass ein zu schneller Puls oder ein zu hoher Blutdruck sich mäßigen, wenn die angestauten Themen Raum bekommen und nicht weiter runtergeschluckt und abgespalten werden.

»Für den Herzpatienten ist der Verlust seiner Mitte und damit des Lebenssinnes das eigentliche Problem«[11], so Rüdiger Dahlke.

Einige Herzpatienten berichteten mir, dass sie sich einen Großteil des Tages mit ihren Symptomen beschäftigen und sich nur schwer davon ablenken könnten. Oft läuft den ganzen Tag das Gedankenkarussell und blockiert das Hineinspüren in die wirklichen Herzenswünsche.

Mit dem Herzen auf »Schatzsuche«

»Die Suche nach sich selbst, die Entdeckung des Lebens, das zu leben, was dem innersten Bedürfnis entspricht, kann eine der stärksten Waffen gegen die Krankheit sein.«[12]

Gemäß diesem Zitat gehe ich in der psychokardiologischen Begleitung mit dem Patienten auf Schatzsuche und finde gemeinsam mit ihm heraus, was sein größter bisher ungelebter Lebenswunsch ist und welche Ziele ihm wichtig sind.

Ein Bild, welches beim Reflektieren des bisherigen und zukünftigen Lebens in meiner Praxis schon oft hilfreich war, ist eine szenisch-kreative Darstellung mit Symbolen zur Frage-

11 Rüdiger Dahlke, Herz(ens)Probleme; Droemer Knaur Verlag 1980, S. 210

12 Lawrence LeShan, Psychotherapie gegen den Krebs; Klett-Cotta Verlag, 10. Auflage 2008, S. 192

Das Leben nach der Krankheit

stellung: »Wie könnte ein Leben aussehen, das Sie am liebsten führen würden?«

Der Psychoonkologe Lawrence LeShan formuliert die Frage sogar noch drastischer: »Wie können wir unser Leben so verändern, dass es nach der Krankheit viel besser ist, als es vorher war?«[13]

Die seelischen Themenkomplexe, die häufig in Phasen von Neuorientierung während oder nach schwerer Herzerkrankung in meiner Praxis bearbeitet werden, sind:

- Veränderungen von gespeicherten Kindheitsmustern (negative Glaubenssätze)
- Konfliktklärung
- Förderung des Selbstwertgefühls
- Ablösung von Menschen und Beziehungen, die dem Patienten nicht gut tun
- zwischenmenschliche Aussprachen
- Veränderung von Schuldgefühlen
- Betrachtung und Integration von verdrängten Schatten-Seiten
- Betrauern von Verlusten
- Verzeihen

Nachdem er sich diesen Themen gewidmet hat, ist mancher Patient offener und nun bereit, sich wieder den künftigen Lebensperspektiven zuzuwenden und zu sehen, welches die persönliche perspektivische Aufgabe sein könnte.

»Es gibt nichts auf der Welt, das einen Menschen so sehr befähigte, äußere Schwierigkeiten oder innere Beschwerden zu überwinden, als: das Bewusstsein, eine Aufgabe im Leben zu haben«, so Viktor Frankl.[14]

---

13 Lawrence LeShan, Diagnose Krebs. Wendepunkt und Neubeginn: Ein Handbuch für Menschen, die an Krebs leiden, für ihre Familien und für ihre Ärzte und Therapeuten; Klett-Cotta Verlag, 9. Auflage 2010, S. 176

14 Handschriftliche Ankündigung von Vorträgen Viktor Frankls im Lager Theresienstadt (1942-1944); zitiert nach: www.viktorfrankl.at/Theresienstadt2.jpg

Einfach mal ehrlich sein

Sind Altlasten bearbeitet und realistische Ziele in Sicht, so können sich die seelische und körperliche Verfassung sowie die Leistungsfähigkeit und die Belastbarkeit Schritt für Schritt verbessern.

Oft erlebe ich in der psychokardiologischen Begleitung auch, dass es dem Patienten überhaupt nicht um ein »gerettet werden« oder um eine sofortige Lösung geht, sondern um ein »einfach mal so sein dürfen, wie ich in dieser Situation bin«, ein »sich nicht verstellen müssen« und »nicht allein sein mit der Belastung«.

Manche Patienten erzählen, dass sie während ihrer Krankheitsphase nirgendwo einen Ort haben, wo Gefühle und Themen wie Resignation, Scham, Schuld, Angst und Sterben besprochen werden können. Meist liegt es auch daran, dass sie ihr Umfeld nicht belasten wollen und nach außen hin weiter meinen, sie müssten stark sein. Aber nein, ein Ort, an dem alles sein darf, ist gerade jetzt in einer schwierigen Situation so wichtig. Hier muss der Patient auf niemanden Rücksicht nehmen, er darf schreien, lachen, weinen, wütend sein – alles ist erlaubt.

Und einfach mal ehrlich zeigen dürfen, wie die Situation sich anfühlt, wie groß die Sorgen und Ängste sind, allein das schafft oft schon Erleichterung.

Erich Fried beschreibt das sehr treffend in seinem Gedicht »Aufhebung« …

Aufhebung

Sein Unglück
ausatmen können
tief ausatmen
so daß man wieder
einatmen kann
Und vielleicht auch sein Unglück
sagen können
in Worten
in wirklichen Worten
die zusammenhängen
und Sinn haben
und die man selbst noch
verstehen kann
und die vielleicht sogar
irgendwer sonst versteht
oder verstehen könnte
Und weinen können
Das wäre schon
fast wieder
Glück

aus: Erich Fried, Gedichte,
Band 3; Klaus Wagenbach Verlag 1993

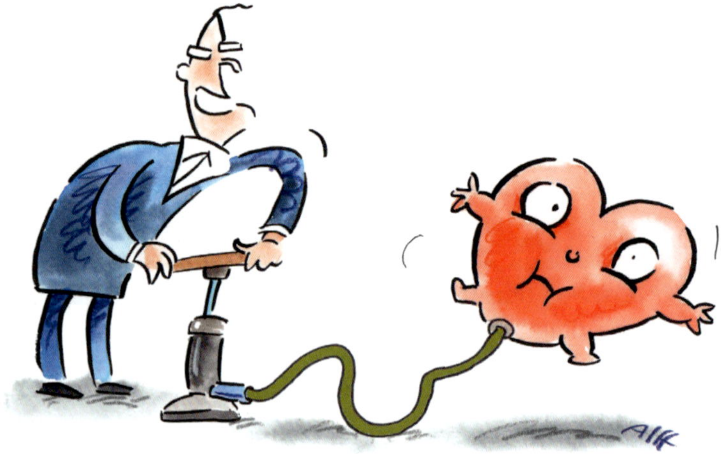

Zu hoher Blutdruck – und was nun?

Es ist ja tatsächlich so: Meistens geht es den Patienten mit Bluthochdruck gut! Wenn mein Blutdruck (zu) hoch ist, fühle ich mich fit und leistungsfähig – was ja auch das ist, was der Körper damit bewirken will (sie erinnern sich: »Kampf oder Flucht«). Wenn der Blutdruck dann durch entsprechende Medikamente gesenkt wird, sinkt damit bei vielen Patienten auch ihre Leistungsfähigkeit – vor allem deshalb, weil der Blutdruck durch die Medikamente durchgehend gedämpft und so auch daran gehindert wird, dann anzusteigen, wenn dies gewünscht und sinnvoll wäre. Und schließlich gilt ja auch: Der Hauptgrund, gegen einen zu hohen Blutdruck anzugehen, ist es nicht, das aktuelle Wohlbefinden des Patienten zu verbessern, sondern *langfristigen* Schaden abzuwenden:

- Ein zu hoher Blutdruck ist zwar nicht die einzige, aber eine wichtige Ursache für Arteriosklerose (Seite 186).
- Arteriosklerose wiederum ist die Hauptursache für Herzinfarkt und Schlaganfall.

- Außerdem kann es als Folge eines langanhaltenden Bluthochdrucks zu Schäden an den Augen und an den Nieren kommen – bis hin zu Erblindung und Nierenversagen.

Standarduntersuchungen – eine solide Grundlage

Kurzum: Es lohnt sich, genau hinzuschauen und dazu die im konkreten Fall benötigten Diagnosewerkzeuge einzusetzen. So sollte neben einem Basislabor, mit dem unter anderem geklärt werden kann, ob vielleicht schon Nierenschäden vorliegen, und neben der 24-Stunden-Blutdruckmessung, die inzwischen zum diagnostischen Standard gehört, zumindest auch noch ein EKG gemacht werden.

Und darüber hinaus gibt es noch einiges, was aus Zeitgründen oft unter den Tisch fällt oder – auch unter Ärzten – noch nicht hinreichend bekannt ist.

Wenn der Bluthochdruck frisch entdeckt wurde, …

… dann stellen sich viele Fragen. Oder genauer: Der Arzt sollte seinem Patienten viele Fragen stellen. Ein Zeitproblem, ich weiß. Trotzdem:

Neben der Frage, ob es sich überhaupt um einen behandlungsbedürftigen Bluthochdruck handelt (das hatten wir ja schon, siehe ab Seite 36), stellt sich für Arzt und Patient immer auch die Frage, wie lange und wie ausgeprägt der Bluthochdruck bereits besteht. Denn Bluthochdruck wird – Sie wissen das – oft nur durch Zufall entdeckt. Es ist also alles andere als unwahrscheinlich, dass ein Patient bereits seit Jahren oder gar Jahrzehnten einen zu hohen Blutdruck hat, ohne dies bemerkt zu haben. Wirklich präzise lässt sich das oft gar nicht mehr zurückverfolgen, auch wenn eine sorgfältige Anamnese (Erfassung der Patientengeschichte) hilfreiche Indizien liefern kann.

Leichter ist die Frage zu beantworten, ob der hohe Blutdruck dauernd besteht oder beispielsweise nur an Arbeitstagen (oder bei extremerem Familienstress nur an den

Sind die Mitochondrien auch fit?

Wochenenden). Gleiches gilt für die Frage, ob der Blutdruck nur tagsüber zu hoch ist oder auch nachts oder vielleicht sogar vor allem nachts.

Ist das – so gut wie es im Einzelfall eben möglich ist – abgeklärt, stellt sich für mich stets die Frage, wie es mit dem Energiehaushalt des Patienten bestellt ist. Also: Sind seine Mitochondrien fit? Denn meine Erfahrung aus vielen Jahren zeigt, wie ich schon sagte, dass mehr als die Hälfte meiner Patienten im mittleren Lebensalter neben dem zu hohen Blutdruck auch ein Problem mit ihren Mitochondrien hat.

Was diese Kombination bedeutet, wissen Sie bereits: Der Sympathikus reagiert auf die Erschöpfung der Mitochondrien durch »Hochregeln« des Blutdrucks (Stichwort: Gegenregulation), um doch noch möglichst viel Leistung aus dem Körper heraus zu kitzeln.

Auch in diesen Fällen gilt das Prinzip, dass ein »Herunterregeln« des Blutdrucks, etwa durch Medikamente, die wirkliche(n) Ursache(n) überhaupt nicht berührt.

Schließlich sollte bei einem gerade erst festgestellten Bluthochdruck immer auch die Schilddrüsenfunktion überprüft werden, denn auch hier findet sich nicht selten eine Ursache für dauerhaft zu hohen Blutdruck. Es empfiehlt sich also, eine Ultraschalluntersuchung, mindestens aber eine Laboruntersuchung auf Über- oder Unterfunktion durchführen zu lassen.

Wenn der Bluthochdruck bereits seit längerem besteht, …

… sollten auch die Nieren mit Ultraschall (= Dopplersonografie der Nierenarterien) untersucht werden. Auf jeden Fall muss das aber geschehen, wenn ein Bluthochdruck auf keine der üblichen Therapien reagiert, oder bei der sogenannten »malignen Hypertonie«. Letztere liegt immer dann vor, wenn der diastolische, also der untere Blutdruckwert, regelmäßig über 110 mmHg liegt. Beides kommt zwar vergleichsweise selten vor (insgesamt nur bei fünf bis zehn Prozent der Bluthochdruckpatienten), es ist aber dennoch wichtig, das im Auge zu behalten.

Untersuchung der Nieren sollte dazu gehören

Wie auch immer: Eine nicht ausreichende Durchblutung der Nieren (etwa durch eine verengte Arterie) kann dazu führen, dass die Nieren fälschlicherweise meinen, es sei im Körper insgesamt zu wenig Blutvolumen vorhanden. Woraufhin sie konsequenterweise hormonelle Signale aussenden, die den Blutdruck dann steigen lassen.

Trotz dieser gewichtigen Gründe werden die Nieren bei Bluthochdruckpatienten eher selten untersucht. Erst recht gilt das für die folgende Untersuchung:

Hat ein Patient mutmaßlich schon seit längerem Bluthochdruck, ohne behandelt worden zu sein, ist es immer sinnvoll, eine Echo-Kardiografie machen zu lassen, also eine Ultraschalluntersuchung des Herzens – was in der Regel aber nur in einer kardiologisch ausgerichteten Praxis möglich ist. Dadurch lässt sich feststellen, ob bereits massivere Schäden am Herzen entstanden sind. Zum Beispiel kann es nach länger bestehendem Bluthochdruck zu einer Verdickung der Herzwände gekommen sein und in der Folge dann zu einer Verhärtung.

Schäden durch lang andauernden Bluthochdruck können aber nicht nur am Herzen selbst, sondern auch an den Blutgefäßen des Herzens entstanden sein. Um das festzustellen, ist ein Belastungs-EKG vonnöten. Daran kann der Arzt erkennen, ob körperliche Belastung das Herz in eine Stresssituation bringt (dazu ein besonders interessanter Fall ab Seite 179). In Stress gerät das Herz beim Belastungs-EKG zum Beispiel, wenn seine Gefäße bereits so verengt sind, dass sie ihm den benötigten Sauerstoff nicht mehr zuliefern können.

Eine weitere einfache Untersuchungsmethode ist die Erfassung des »Knöchel-Arm-Indexes«. Dabei wird festgestellt, wie weit die an Knöcheln und Armen erfassten Blutdruckwerte voneinander abweichen. Sind die Werte etwa gleich, ist klar, dass »zwischen« den Messpunkten kein ernsthaftes Gefäßproblem besteht. Ist der Blutdruck am Knöchel aber sehr viel

Knöchel-Arm-Index

schwächer als am Oberarm, dann ist das ein wichtiger Hinweis auf eine bereits recht ausgeprägte Arteriosklerose.

Knöchel-Arm-Index

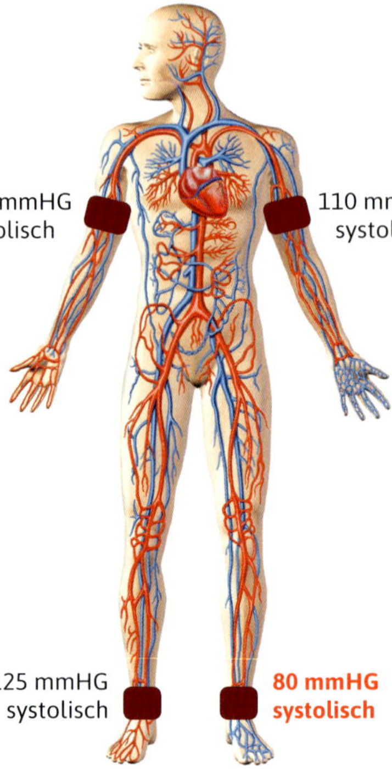

Wie der Name schon sagt, wird für die Erfassung des Knöchel-Arm-Indexes der Blutdruck gleichzeitig am Oberarm und am Knöchel gemessen. Normalerweise ist dabei der am Knöchel gemessene Wert gleich groß oder etwas höher als bei der Oberarmmessung. Der Index wird ermittelt, indem der Wert am Knöchel durch den Oberarmwert geteilt wird. Beispiel 1 (125/120 = 1,04) zeigt einen »normalen« Wert. Liegt der so ermittelte Index aber unter 0,9 gilt das üblicherweise als pathologisch. Im Fall von Beispiel 2 (80/110 = **0,7**) herrscht also in der Tat Alarmstufe rot.

Unverzichtbar ist auch eine Ultraschalluntersuchung der Halsgefäße. Vier Arterien führen durch den Hals zur Basis des Gehirns, um dieses von dort aus zu versorgen. Und da kann man sich unschwer vorstellen, dass es das Gehirn in nicht unerhebliche Probleme bringen kann, wenn eines oder gar mehrere dieser Gefäße aufgrund von Arteriosklerose verengt und versteift sind.

Besonders spannend ist diese Untersuchung aber noch aus einem anderen Grund: Einige Studien zeigen, dass die Verkalkung der *Hals*gefäße und die Verkalkung der *Herz*gefäße miteinander korrelieren. Sprich: Wenn durch eine Ultraschalluntersuchung festgestellt wird, dass die Halsgefäße stark verkalkt sind, dann sind es die Herzgefäße mit hoher Wahrscheinlichkeit auch. Das ist deshalb so interessant, weil sich die Halsgefäße mit viel weniger Aufwand untersuchen lassen, als die Herzgefäße.

Sind die Halsgefäße verkalkt?

Weitere aufschlussreiche Untersuchungen

Bei schon länger bestehendem Bluthochdruck ist es sinnvoll, auch einen Augenarzt aufzusuchen, denn der kann am Augenhintergrund erkennen, inwieweit die feinsten Blutgefäße (Haargefäße, Kapillaren) durch den permanent zu hohen Druck bereits geschädigt sind.

Den Eiweißgehalt im Urin bestimmen zu lassen, ist zudem schon deshalb eine gute Idee, weil gerade die Nieren sehr unter einem seit langem bestehenden Bluthochdruck zu leiden haben. Tauchen im Urin verstärkt Eiweißmoleküle auf, ist das also ein deutlicher Hinweis darauf, dass der in den Nieren eingebaute Filter durch beständige Druckbelastung zu großporig, zu durchlässig geworden ist.

Das zu wissen, ist auch nicht nur »nice to have«, sondern manchmal wirklich wichtig. Denn wenn die feinsten Blutgefäße im Augenhintergrund bereits stark geschädigt sind und wenn die Nieren nicht mehr richtig funktionieren, dann ist schnelles ärztliches Handeln angesagt. Während man sich im Normalfall darum bemühen wird, den Blutdruck allmählich zu senken, muss in diesen schwerwiegenden Fällen die Notbremse gezogen werden.

In die Reihe der nicht mehr direkt auf Herz und Kreislauf bezogenen »Hintergrund«-Untersuchungen gehört auch die »Schlaf-Apnoe« (Atemaussetzer während des Schlafs), die im Zusammenhang mit nächtlichem Schnarchen viel diskutiert wird. Es wundert nicht, dass dieses Thema häufig von denjenigen ins Spiel gebracht wird, die mit dem Patienten das Bett

Atemstillstand in der Nacht

teilen. Meist sind es die Frauen, die nachts aufwachen und feststellen, dass der Partner mehrere Sekunden oder auch mal eine knappe Minute lang nicht mehr atmet.

Diese Atempausen führen logischerweise dazu, dass der Sauerstoffgehalt im Blut spürbar sinkt, was wiederum für das Herz eine gravierende Stressbelastung darstellt. Aber nicht nur für das Herz: Den Atemfluss immer wieder neu in Schwung zu bringen, ist für den ganzen Körper (und damit auch für seinen Energiehaushalt) eine große Belastung. Logisch also, dass Schlaf-Apnoe-Patienten sich am Morgen »wie gerädert« fühlen.

Muss das denn alles gemacht werden?

Zugegeben, das ist eine ganz schön eindrucksvolle Liste von Untersuchungsmethoden, die ich Ihnen in diesem Kapitel präsentiert habe (und sie ist noch nicht einmal vollständig).

Auch wird mancher Arzt einiges davon für unnötig halten. Gar nicht selten wird er damit sogar recht haben. Es ist auch keinesfalls meine Absicht, Sie zu motivieren, diese Liste nun stur abarbeiten zu lassen.

Vielleicht nervt es Sie ja schon, weil ich es so oft wiederholt habe, aber mein Anliegen ist es immer, den *Einzelfall* zu sehen, das *Individuelle* eines Krankheitsbildes, das *Besondere* einer Krankheitsgeschichte. Das gilt natürlich auch für die Diagnose-»Werkzeuge«, die in dem einen Fall sinnvoll sind, in einem anderen aber unnötige Liebesmüh' wären.

Ich möchte also erreichen, dass Sie so umfassend wie möglich informiert sind, damit Sie erkennen können, wann es für Sie gut ist, die Anwendung einer bestimmten Diagnosetechnik zu erwägen oder vielleicht eine Überweisung zum Facharzt anzuregen.

Das sollten Sie auch durchaus *selbst* im Blick haben. Ich formuliere es mal etwas ironisch: Ihre Gesundheit ist zu wichtig, als dass Sie sie allein den Fachleuten überlassen sollten!

Einen Gesamtüberblick sollten also auch Sie selbst als mündiger und informierter Patient haben. Ihnen dabei zu helfen, ist das Ziel unserer Erkenntnisreise. Und mit der nächsten Etappe sind Sie dann auch gleich direkt angesprochen. Auf geht's!

Sie sollten selbst Bescheid wissen!

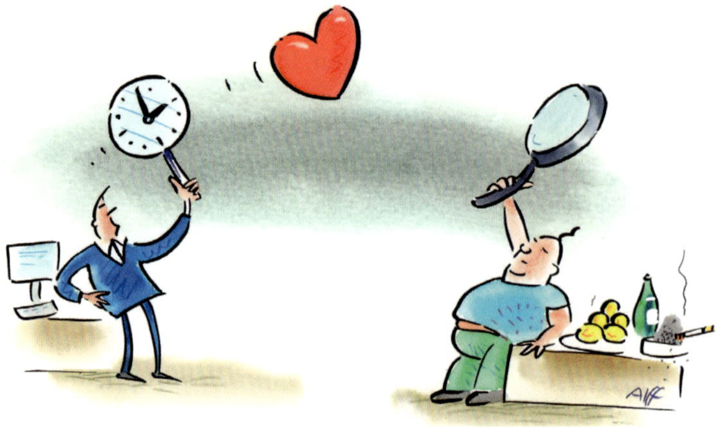

»Alles« muss anders werden – und zwar sofort!

Nein, das ginge natürlich zu weit! Es muss nicht »alles« anders werden und »sofort« schon gar nicht. Wahr ist allerdings: Wer außer bravem Pillenschlucken selbst etwas für sein Herz und seinen Kreislauf tun will, der wird nicht darum herum kommen, das eine oder andere zu verändern an seiner Art zu leben und zu arbeiten.

Im Grunde wissen wir ja auch alle, woran es bei uns »modernen« Menschen am häufigsten hapert (ich selbst nehme mich da nicht aus):

- gesunde Ernährung
- mäßiger Sport
- ausreichender Schlaf
- mehr Ausgeglichenheit zwischen Spannung und Entspannung
- regelmäßige Entgiftung

Von Letzterem vielleicht abgesehen, sind diese Punkte sicher auch für Sie alte Bekannte. Und es kommen noch einige weitere »übliche Verdächtige« hinzu: kein Tabak, wenig bis kein Alkohol, Abbau von Übergewicht – das alles versteht sich heute ja fast schon von selbst.

Lebensstilveränderung kann mehr Lebensqualität bringen

Möglich, dass gerade die Allgegenwart insbesondere von Diät- und Bewegungsrezepten sogar mit dazu beiträgt, dass einer durchdachten und gezielten Lebensstilveränderung meist nicht einmal eine Chance gegeben wird. Auch hier liegt übrigens die Betonung mal wieder auf »gezielt«, sprich: *individuell*, denn Patentrezepte helfen fast nie.

Vielmehr kommt es auch bei der Lebensstilveränderung darauf an, dass man die für sich selbst richtige Strategie findet. Soweit das im Rahmen dieses Buches möglich ist, werde ich Ihnen dazu gleich ein paar Anregungen geben und außerdem folgen noch zwei Kapitel zu den beiden wichtigsten Schwerpunkten: gute Ernährung (ab Seite 137) und richtige Bewegung (ab Seite 128).

Lebensstilveränderung kann gelingen!

Wenn es mir gelungen ist, gemeinsam mit einem Patienten die passenden Vorgaben für eine individuell nachhaltige Lebensstilveränderung zu erarbeiten, dann kann ich mich immer wieder darüber freuen, dass Patienten »ihre« Lebensstilveränderung gar nicht anstrengend finden, sondern sie ganz im Gegenteil als ein (unerwartetes) Mehr an Lebensqualität erleben.

Sie, liebe Leserin, lieber Leser, haben also einerseits mein volles Verständnis, falls Sie zu Beginn dieses Kapitels leicht gequält die Augen verdreht haben sollten. Wahrscheinlich haben Sie das alles ja schon hundert Mal gehört und gelesen – nahezu kein Arztbesuch ohne diese tollen Tipps. Andererseits beißt am Ende aber doch keine Maus einen Faden von dieser Erkenntnis ab:

Ohne eine Veränderung Ihres Lebensstils werden Sie dessen, was wir heute gerne Zivilisationskrankheiten nennen,

Zivilisationskrankheiten sind eine Frage des Lebensstils

wohl kaum Herr werden. Was insbesondere auch für all jene Krankheiten gilt, die im weitesten Sinn etwas mit Herz und Kreislauf zu tun haben.

Nur selten kommt es vor, dass ein Patient all das, was mit ihm zusammen als Maßnahmen zur Lebensstilveränderung erarbeitet wurde, zwar brav macht, der prognostizierte Effekt aber dennoch ausbleibt. Unmöglich ist das jedoch nicht. Die gute Nachricht in diesem Fall lautet: Eine gut angepasste Lebensstilveränderung bringt ja nicht nur Nutzen in Bezug auf Blutdruck und die Verfassung Ihres Herzens, sondern trägt allgemein und auf jeden Fall zu Wohlbefinden und Gesundheit bei. Umsonst war die Mühsal also keinesfalls.

Andererseits ist ein solcher Fall von »Therapieresistenz« ein klarer Hinweis darauf, dass wir es mit *anderen* körperlichen Ursachen für den zu hohen Blutdruck zu tun haben, als im Normalfall. Das können zum Beispiel bestimmte Entgleisungen im komplizierten Regelwerk des menschlichen Hormonhaushalts sein. Oder – ich erwähnte es schon – die Verengung einer Nierenarterie kann der Niere »vortäuschen«, der Blutdruck sei zu niedrig, woraufhin diese dann verstärkt Hormone zur Steigerung des Blutdrucks ausschüttet. Auch gut- oder bösartige Tumore können in Einzelfällen zu erhöhtem Blutdruck führen.

In einem solchen Fall wäre es natürlich falsch, erst einmal in Ruhe die Wirkung – oder vielmehr die *nicht* eintretende Wirkung – der angestrebten, langfristig angelegten Lebensstilveränderung abzuwarten, ehe man das erste Mal auch nach anderen körperlichen Ursachen sucht. Vielmehr erkennen wir hier noch einmal, wie dringend es nötig ist, bei *jedem* Bluthochdruckpatienten von Beginn an eine breit angelegte, für den einzelnen Patienten maßgeschneiderte Diagnostik zu betreiben (womit wir uns ja gerade ausgiebig befasst haben).

Aber zurück zum Lebensstil: Bei aller notwendigen Vorsicht und Skepsis gegenüber dem Wahrheitsanspruch wissenschaftlicher Studien kann man eines wohl doch verbindlich sagen: Von allen Möglichkeiten, Herz-Kreislauf-Erkrankungen zu behandeln und ihnen vorzubeugen, bringen Änderungen des Lebensstils die besten Ergebnisse – vor allem wenn man bedenkt, dass sie nebenwirkungsfrei und ja auch sonst allgemein gut für die körperliche und seelische Gesundheit sind.

»Gute« Ernährung – leicht gesagt?

Trotzdem: Lebensstilveränderung – das klingt arg nach Quälerei und Askese, also ziemlich grässlich. Aber so schlimm muss es zum Glück nicht sein. Die Anforderungen sind genau genommen gar nicht so unüberwindlich hoch:

1. Gute Ernährung

Oh je. In fast jeder Zeitschrift wird zu jeder Jahreszeit eine neue »Diät-Sau« durchs mediale Dorf getrieben. Was soll man also dazu noch sagen? Eigentlich nur das: Wenn Sie da ernsthaft rangehen wollen, werden Sie um eine professionelle Ernährungsberatung auf der Grundlage einer sorgfältigen Diagnostik nicht herumkommen. Und weil das etwas kompliziert und doch so wichtig ist, gibt es ab 📘 Seite 137 ein Gastkapitel zum Thema Ernährung.

Hier kann ich mich deshalb mit wenigen allgemeinen Hinweisen begnügen:

Sie liegen ganz sicher nicht falsch, wenn Sie sich darum bemühen, vor allem heimatnah angebaute und/oder gezüchtete frische und pestizidfreie Produkte zu verwenden und möglichst keine Fertigprodukte. Abwechslungsreich sollte Ihre Küche auch sein. Und wenn Sie dann noch alle Lebensmittel meiden, für die im Fernsehen und in großen Anzeigen geworben wird, dann sind das schon mal Schritte in die richtige Richtung.

2. Mäßiger Sport

Allein das Wörtchen »mäßig« sagt schon aus, dass es hier keinesfalls darum geht, seinem Körper möglichst eindrucksvolle

Das »Patent-rezept«: mäßiger, aber regelmäßiger Ausdauersport

Leistungen abzutrotzen. Gemeint ist regelmäßiger (!), nicht erschöpfender Ausdauersport – wie etwa Dauerlauf, Radfahren, Wandern und Schwimmen.

Aber immer unter Beachtung der Faustregel: So lange der Mund beim Sporttreiben geschlossen bleiben kann, dürfte es bei einem normal-gesunden Menschen nicht zu viel sein. Und falls Sie, was immer gut ist, zusammen mit jemandem trainieren, dann gilt:

Sie sollten sich beim Sport noch mit Partner oder Partnerin unterhalten können. Wenn Sie sich nicht ganz sicher sind, wie viel Belastung gut für Sie ist, dann sollten Sie die individuell richtige Belastungshöhe (Pulszahl) durch ein Belastungs-EKG ermitteln lassen. So viel für einen ersten Überblick, mehr dazu ab 📖 Seite 128.

3. Ausreichender Schlaf

Es wird niemanden wundern, dass der moderne Mensch deutlich weniger lange schläft als vor der Elektrifizierung von Wohnung und Arbeitsplatz – im Durchschnitt rund eine Stunde weniger. Umso mehr kommt es natürlich darauf an, dass in der verbleibenden Schlafzeit auch tatsächlich geschlafen wird – eine eigentlich logische Erkenntnis, die aber dennoch nicht allgemein präsent ist. Aber weil sie für unser Thema so besonders wichtig ist, wollen wir uns damit etwas intensiver befassen.

Das erste Problem ist das Einschlafen. Wer kurz vorher noch auf seinem Smartphone oder irgendeinem anderen Bildschirmgerät »rumdaddelt«, der sollte sich nicht wundern, wenn es mit dem Einschlafen nicht so gut klappt. Wer sich nicht dazu durchringen kann, ganz darauf zu verzichten, sollte zumindest einen Blue-Light-Filter installieren, den man für jede Art Bildschirmgerät kostenlos aus dem Internet herunterladen kann. Dieser Filter dämpft das Licht des Bildschirms ab, indem er die Blauanteile reduziert.

Dazu eine kurze Erklärung: Unser Körper produziert das Hormon Melatonin, das den Tag-Nacht-Rhythmus steuert. Wird es dunkel, steigert der Körper den Ausstoß dieses Hormons und wir werden müde. Das übliche blaustichige Bildschirmlicht dämpft diese Hormonproduktion spürbar, wir können nicht einschlafen. Der Blue-Light-Filter – in der letzten Stunde vor dem Schlafengehen eingeschaltet – sorgt dafür, dass dieser unerwünschte Effekt nicht auftritt.

»Arbeit« am gesunden Schlaf

Für Fernsehgeräte gibt es diese Filter-Apps so nicht. Es gibt aber bereits Produkte, die auch fürs TV-Gerät den gleichen Effekt versprechen – der Fachhandel kann dazu aktuelle Empfehlungen geben.

Energiespar- und LED-Lampen dämpfen die Melatonin-Produktion übrigens ebenfalls, die »guten alten« Glühlampen waren (auch) in dieser Hinsicht sehr viel besser. Weitere bewährte Tipps sind:

- Möglichst immer zur gleichen Zeit ins Bett gehen (plus/minus eine Stunde) – auch am Wochenende. Wer in Schichten arbeiten muss, kann darüber nur mild-verzweifelt lächeln, ich weiß, aber auch da hilft ein fester, sich wiederholender Rhythmus – jedenfalls ein wenig.
- Das Schlafzimmer sollte immer kühl und gut gelüftet sein.
- Aufregungen vor dem Schlafengehen sollten Sie vermeiden (ein Horrorfilm als Einschlafhilfe ist keine gute Idee).
- Elektrische Geräte im Schlafzimmer sollten soweit wie möglich abgeschaltet sein.

Zugegeben: Diese Tipps sind (abgesehen vielleicht vom Blue-Light-Filter) den meisten Mensch durchaus bekannt. Aber wie sagte schon Erich Kästner? »Es gibt nichts Gutes, außer man tut es!«

Entspannung und Entgiftung

4. Mehr Ausgeglichenheit zwischen Spannung und Entspannung

Das Herz lebt – das nur zur Erinnerung – zwischen Anspannung (Systole) und Entspannung (Diastole). Im Grunde spielt sich ja unser ganzes Leben zwischen diesen beiden Polen ab.

An Anspannung mangelt es uns in der heutigen Zeit meist nicht, eher müssen wir uns schon um ausgleichende Entspannung sorgen. Wobei wohldosierte Anspannung (wie beim Sport) ebenfalls nötig ist, das Thema hatten wir ja schon.

Wenden wir uns also der Entspannung zu, womit hier jetzt nicht der (unbewusste) Schlaf, sondern die bewusst herbeigeführte Entspannung gemeint ist. Eine von mir regelmäßig empfohlene Entspannungsmethode ist die sogenannte »Weite-Übung«, die auf der nächsten Seite beschrieben wird.

Diese Übung, die Sie so oft wie möglich wiederholen sollten, finden Sie zusammen mit einigen anderen übrigens auch in dem diesem Buch beiliegenden »Herzbegleiter«.

Der langfristige Erfolg einer solchen Übung (sowie aller anderen Entspannungsmethoden) hängt allerdings davon ab, ob Sie es schaffen, diese Übungen dauerhaft und regelmäßig in Ihren Alltag einzubauen und zu einer liebgewordenen Gewohnheit zu machen. Nehmen Sie sich doch gleich einmal die Zeit, diese Übung auszuprobieren!

Lassen Sie Ihr Herz weit werden!

1. Schritt:

Gehen Sie in Ihren Gedanken und dann auch in Ihrem Gefühl an einen Ort, der für Sie Friede, Weite und Ruhe ausstrahlt. Das kann ein Meeresstrand sein, eine sonnige Waldlichtung oder ein Berggipfel – ein Ort der Ihnen in guter Erinnerung ist. Stellen Sie sich also zum Beispiel vor, dass Sie an einer Küste, vielleicht an der Nordsee, stehen – ruhig, aufmerksam, entspannt.

Die wichtigste Übung für Ihr Herz

2. Schritt:

Empfinden Sie nun alle Sinneseindrücke dieses Ortes intensiv in Ihrem Herzen!

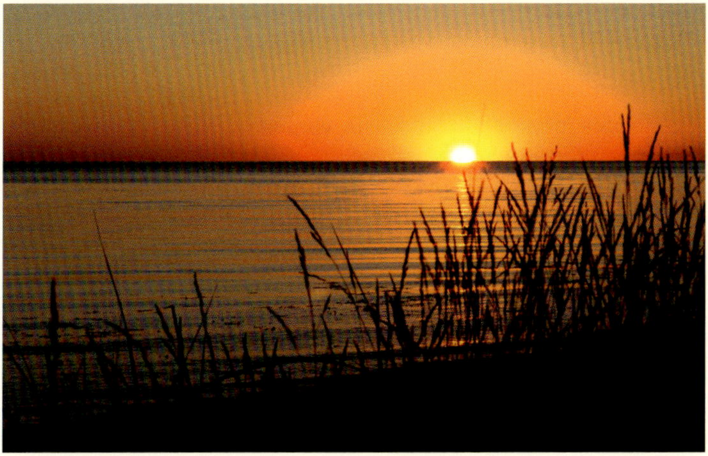

- Was spüren Sie auf der Haut Ihrer Wangen? Wärme, Kälte, Wind, Sonnenstrahlen?
- Wie schmeckt und riecht die Luft? Salzig nach Meerwasser? Oder würzig wie ein Zedernhain?
- Wie sieht die Landschaft aus? Was genau sehen Sie?
- Wie stehen Ihre Beine auf dem Boden? Auf sandigem Boden, der sich mit jeder Welle wandelt? Auf Felsen mit unebenem Grund?
- Was hören Sie? Vogelrufe? Das Pfeifen des Windes am Bergkamm?

Wichtig hierbei ist, dass in Ihrer Vorstellung wirklich alle Ihre Sinne – Fühlen, Riechen, Schmecken, Sehen, Hören – sehr detailliert angesprochen werden.

Bezogen auf das Nordsee-Bild etwa: Die kühle Luft, die über die Wangen streicht, der Geruch nach Tang, der Geschmack der salzigen Luft, ein warmer Sonnenstrahl, das Kreischen einer Möwe, das Rauschen des Meeres, der Fischkutter fern am Horizont, das

Bauen Sie ein Gefühl des Friedens und der Ruhe auf

kalte Wasser, das im langsamen Rhythmus der Wellen Ihre Füße immer wieder umspült …

3. Schritt:

Bauen Sie in Ihrer Seele ein Gefühl des Friedens und der Ruhe auf! (Glauben Sie mir: Das ist gar nicht so schwer.)

4. Schritt:

Schauen Sie innerlich in die Ferne, vielleicht zur untergehenden Sonne!

5. Schritt:

Spüren Sie, wie Ihr Herz sich weitet!

5. Regelmäßiges Entgiften

Den zahlreichen Umweltgiften können wir in unserem Alltag kaum entkommen – als da sind: Autoabgase, dicht gefolgt von den sogenannten Pflanzenschutzmitteln, dazu noch Lacke, Farben, Weichmacher, Brandschutzmittel, Mikroplastik und die fast allgegenwärtigen Spuren von Schwermetallen.

All diese Substanzen – das hatten wir schon mal kurz im Blick – sorgen dafür, dass sich mehr freie Radikale im Körper bilden, als es gut für uns ist. Dann kommt es zu oxidativem und nitrosativem Stress (Seite 110).

Außerdem mischen sich nahezu immer bestimmte Umweltgifte in unsere innersten Körperfunktionen ein und behindern diese zum Teil massiv – etwa wenn Enzyme durch Quecksilber dauerhaft blockiert werden (Seite 32). Die Folge ist eine schleichende Vergiftung, die – Hand in Hand mit der damit eng zusammenhängenden »stillen chronischen Entzündung« (ab Seite 33) – vor allem unsere Mitochondrien angreift und lahmlegt.

Es ist also auf jeden Fall eine gute Idee, alles dafür zu tun, einerseits die natürlichen Entgiftungsfunktionen unseres Körpers zu stärken und andererseits die Gifte, die sich überall in unseren Körperzellen abgelagert haben, so gut wie möglich wieder »hinauszuspülen«. Das ist eine Sache für darauf spezialisierte Ärzte und Heilpraktiker, die allerdings nicht ganz einfach zu finden sind.

Abgelagerte Gifte wieder aus den Zellen »spülen«

Ein Patentrezept kann ich Ihnen da also nicht bieten. Was aber vorbeugend und in jedem Fall gut ist, sind eingeschobene Fastentage, an denen man sich darauf beschränkt, recht viel zu trinken. Das bewirkt einerseits eine durchaus spürbare Entgiftung und ist zugleich auch eine tolle Fitnesskur für unsere Mitochondrien.

Bei kurzem, aber erst recht natürlich bei mehrtägigem Fasten sterben nämlich die Mitochondrien ab, die nicht mehr so richtig funktionieren.

Das klingt erst einmal nicht so prickelnd, ist aber sinnvoll, denn so wird der Körper angeregt, neue und wieder voll funktionsfähige Mitochondrien zu bilden – auch als Stärkung der körpereigenen Entgiftungsanlagen. Ehe Sie das allerdings versuchen, sollten Sie unbedingt mit Ihrem Hausarzt oder Heilpraktiker sprechen – insbesondere Diabetiker müssen dabei sehr vorsichtig sein.

Nun werden Sie vielleicht einwenden, dass es doch viel besser wäre, wenn wir uns, statt umständliche Entgiftungsaktionen durchzuführen, gar nicht erst »vergiften« würden. Das ist natürlich richtig, aber unter den heutigen Lebensumständen oft kaum möglich. Manchmal aber doch, wie der folgende Fall aus meiner Praxis zeigt:

Eine etwa 60 Jahre alte Frau – sie machte gerade in der Nähe Urlaub – kam mit einer deutlichen hypertensiven Krise in meine Praxis, nachdem sie bereits auf der Reise Blutdruckwerte von bis zu 195/125 gemessen hatte. Dazu klagte sie über Kopfschmerzen, Druck auf der Brust und eine deutliche Verschlimmerung der Erschöpfungszustände, unter denen sie bereits seit längerer Zeit litt.

Ursachen für Bluthochdruck – manchmal überraschend

Im Gespräch stellt sich dann heraus, dass sie bereits eine beeindruckende Odyssee durch diverse kardiologische Praxen und Kliniken hinter sich hat. Die Gründe für diese wiederholten Konsultationen – auch eine psycho-somatische Klinik war dabei – hören sich ein bisschen an wie ein Querschnitt durch die Themen dieses Buches: hypertensive Krisen, Bluthochdruck, Herzrhythmusstörungen, allgemeines Unwohlsein, Schwächezustände ...

Die Suche der zahlreichen Experten nach handfesten Ursachen hatte nichts ergeben. Natürlich hatte man dennoch versucht, mit diversen Medikamenten zu helfen – aber immer ohne nachhaltigen Erfolg.

Erste Untersuchungen bestätigen meinen Verdacht auf Vorliegen einer deutlichen Durchblutungsstörung des Herzens. Eine EECP-Therapie zur Verbesserung der Durchblutung (im Kapitel ab *Seite 166* *gehe ich ausführlich darauf ein) bringt denn auch eine Besserung, mehr aber leider noch nicht.*

In einem weiteren ausgiebigen Gespräch erfahre ich dann, dass ein Rosenzüchter in der unmittelbaren häuslichen Umgebung der Patientin immer wieder massiv sogenannte Pflanzenschutzmittel einsetzt. Ich schicke die Patientin daraufhin zu einem Entgiftungsspezialisten – und bekomme einige Wochen später eine E-Mail von ihr, dass nun alle Symptome verschwunden seien.

Ich hoffe nur, dass es ihr dann auch noch gelungen ist, die Verwendung von Pflanzenschutzmitteln in ihrer Umgebung abzustellen ...

Die Lehre aus diesem Fall – auch für mich! – ist diese: Wenn alle geläufigen Ursachen für Bluthochdruck, Herzrhythmusstörungen, Erschöpfungszustände & Co. ohne Erfolg behandelt wurden, sollte das Ver- und Entgiftungsthema nicht übersehen werden – auch wenn die Suche nach den Ursachen schwierig und aufwändig ist. Ich prognostiziere, dass Sie zu diesen Zusammenhängen in den kommenden Jahren noch einiges Neues erfahren werden – ich jedenfalls bin da sehr gespannt.

Ohne Medikamente wird's meist nicht gehen

Damit sind wir auf unserer Erkenntnisreise fast schon eine Station zu weit vorangekommen.

Ehe wir unsere Reise fortsetzen, machen wir deshalb einen kurzen Zwischenstopp und schauen uns an, welche Medikamente denn üblicherweise verschrieben werden, wenn es etwa um einen Fall wie den gerade beschriebenen geht – was durchaus nicht so negativ gemeint ist, wie es hier vielleicht klingt. Sie sollten also auch das folgende Kapitel nicht etwa überschlagen.

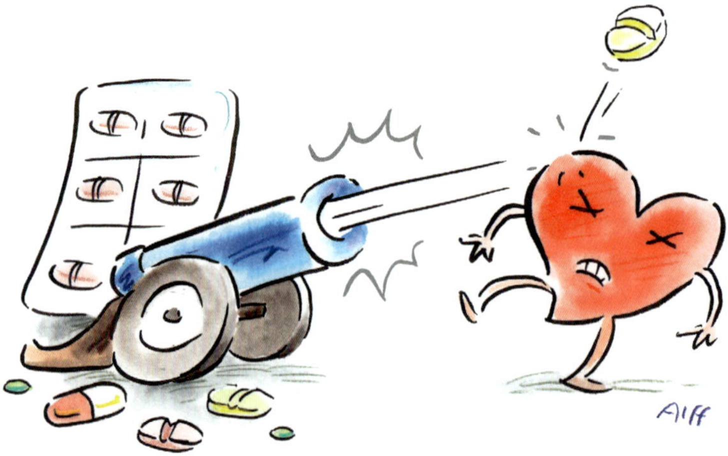

Was üblicherweise verordnet wird

Zu Beginn des vorangegangenen Kapitels schrieb ich – ein bisschen ironisch – etwas von »bravem Pillenschlucken«. Das will und muss ich in diesem Kapitel wieder ein bisschen gerade rücken.

Denn ich will die üblichen Medikamente zur Blutdrucksenkung ganz und gar nicht verteufeln. Sie haben ihre Berechtigung und werden in bestimmten Fällen auch von mir eingesetzt. Die Betonung liegt dabei jedoch ganz entschieden auf: »in bestimmten Fällen«.

Es entspricht einfach nicht mehr dem Stand des heutigen medizinischen Wissens, wenn die Diagnose Bluthochdruck quasi automatisch mit dem Verschreiben eines Betablockers oder eines anderen Blutdrucksenkers beantwortet wird.

Deshalb ist es für jeden (potenziellen) Patienten – und damit natürlich auch für Sie – sinnvoll, die Wirkungsweisen der verschiedenen Medikamente, die üblicherweise in der Kardiologie verordnet werden, zumindest im Überblick kennenzulernen:

Betablocker …

Sympathikus dämpfen, ohne den Parasympathikus zu stimulieren?

… blockieren die Wirkung des stressbegleitenden Adrenalins in den Organen. Sie setzen also bei einer wichtigen Ursache für den Bluthochdruck (Übermacht des Sympathikus) an. Sie können dadurch zum Beispiel bei der Therapie einer Herzschwäche (ab Seite 198) ein unverzichtbares Medikament sein, da sie den Herzschlag verlangsamen und so dem Herzen in der Entspannungsphase mehr Zeit geben.

Allerdings können sie auch allgemein träge machen, was das gewünschte Mehr an Bewegung nicht gerade unterstützt. Und sie fördern – im Gegensatz zu der eigentlich immer gewollten Gewichtsreduzierung – durch Dämpfung der Stoffwechselprozesse das Übergewicht. Damit zusammenhängend haben Männer immer wieder Probleme mit ihrer Potenz und bei Frauen kann die Sexualität (Libido) gedämpft werden. Bisweilen können Betablocker auch Depressionen auslösen, die in seltenen Fällen sogar nach Absetzen des Medikaments bestehen bleiben.

Das grundsätzliche Problem bei Betablockern ist, dass zwar der Sympathikus gedämpft, nicht aber parallel der Parasympathikus stimuliert wird. Zudem berichten mir Patienten, die regelmäßig meditieren oder beten, dass ihnen dies unter der Wirkung von Betablockern nicht mehr so gut gelingt. Betablocker können also auch die Verbindung zwischen Körper und Geist/Seele blockieren. Inzwischen sind Betablocker bei Bluthochdruck deshalb auch nicht mehr die Mittel der ersten Wahl. Allerdings haben sie – auch für mich – ihren oft unverzichtbaren Stellenwert in der Therapie der Herzschwäche sowie bei Herzrhythmusstörungen.

Einige bekannte Präparate:

· Metoprolol (die Endung »olol« steht für Betablocker)
· Nebivolol

Entwässerung verdickt das Blut – kann aber doch nötig sein

Diuretika (wassertreibende Mittel) …

… kommen relativ häufig zum Einsatz und sind in etlichen Fällen von Herzschwäche und auch Bluthochdruck unverzichtbar. Sie haben allerdings den Nachteil, dass bei der Entwässerung über die Niere wichtige Blutsalze (Elektrolyte) mit ausgeschwemmt werden, was bei manchen Menschen und bei langandauernder Anwendung zu allgemeiner Schwäche und Müdigkeit führen kann.

Gerade bei alten Menschen können diese Nebenwirkungen zu einer ernsten Gefahr werden, vor allem, wenn die Dosis nicht laufend angepasst wird. Außerdem können Diuretika das Blut eindicken, mit der Folge, dass es nicht mehr so gut durch die kleinsten Gefäße fließen kann.

Dennoch kann ihr Einsatz unverzichtbar sein, sollte aber auf jeden Fall durch einen Arzt oder Heilpraktiker überwacht werden.

Das gilt genauso für die sogenannten Aldosteronantagonisten, die ebenfalls entwässernd wirken, indem sie die Wasserregulation des Körpers über den Hormonhaushalt beeinflussen.

Einige bekannte Diuretika:

· HCT

· Furosemid

und als ein Aldosteronantagonist:

· Spironolacton

Der praktische Tipp:

Tägliches Wiegen hilft dabei, das Diuretikum sinnvoll zu dosieren. Wenn Wasser eingelagert wird, steigt das Körpergewicht und eine Erhöhung der Dosis könnte nötig sein. Da Diuretika häufig verschiedene Mangelzustände hervorrufen, können bei einer langfristigen Einnahme ins-

Mittel gegen Bluthochdruck, die (in Grenzen) auch heilen

besondere folgende Nahrungsergänzungsmittel hilfreich sein: Magnesium, Kalium, Folsäure, Zink, Vitamin B6 (siehe das Kapitel ab Seite 106).

Achtung:

Bei warmem und vor allem bei schwül-warmem Wetter steigt der Bedarf an Diuretika oft an, umgekehrt sinkt er bei kühlem, trockenem Wetter häufig.

ACE-Hemmer ...

... bremsen ein bestimmtes auf den Blutdruck wirkendes Enzym (ACE = Angiotensin Converted Enzym[15]) in seiner Wirkung. ACE-Hemmer sind die einzigen Medikamente, die (in Grenzen) in der Lage sind, durch Arteriosklerose bereits geschädigte Blutgefäße wieder elastischer werden zu lassen. Sie haben also nicht nur eine blockierende, sondern auch eine gesundende, regenerative Wirkung. Ihr Nachteil ist, dass sie relativ häufig einen störenden Reizhusten auslösen.

Einige bekannte Präparate:

· Ramipril (die Endung »pril« verweist auf diese Substanzgruppe)
· Captopril

AT1-Blocker ...

... sind eine Weiterentwicklung der ACE-Hemmer, die an einer etwas anderen Stelle angreifen als diese und meist auch weniger Nebenwirkungen haben, insbesondere bezogen auf den lästigen Reizhusten. Die relevanten, wenngleich auch eher seltenen Nebenwirkungen sind Kopfschmerzen und Schwindel. Da es sich um relativ neue Medikamente handelt, sind AT1-Blocker deutlich teurer.

15 Enzyme sind spezielle Proteine (Eiweißstoffe), durch die wichtige Stoffwechselfunktionen in einer kurzen Zeit ermöglicht werden (siehe auch ab Seite 31).

Immer die Nebenwirkungen mit im Auge haben

Einige bekannte Präparate:

- Candesartan (die Endung »sartan« verweist auf diese Substanzgruppe)
- Olmesartan

Kalzium-Antagonisten …

… behindern den Einstrom von Kalzium (= Salz) in die Körperzellen, schwächen so die Kraft der Gefäßmuskelzellen und senken auf diese Art den Blutdruck – was an sich schon etwas fragwürdig ist. Nebenwirkungen können sein: rascher Blutdruckabfall, Schwellungen der Beine, zu schneller oder zu langsamer Herzschlag, allergische Reaktionen. Deshalb wird diese Medikamentengruppe meist auch nur in einer Kombination mit anderen Mitteln – zum Beispiel einem Diuretikum, ACE-Hemmer oder einem Betablocker – eingesetzt.

Ein bekanntes Präparat:

- Amlodipin

Cholesterin-Senker …

… tun genau das, was ihr Name sagt. Und das klingt zunächst auch gut, denn Cholesterin wird ja seit langem beschuldigt, Arterien zu verengen und Arteriosklerose zu fördern. Ob das wirklich so ist, wird jedoch auch von Teilen der konventionellen Medizin immer kritischer gesehen. Auf jeden Fall aber muss »gutes« von »schlechtem« Cholesterin (siehe Fußnote 21 auf Seite 137) unterschieden werden.

Denn Cholesterin wird vom Körper sogar dringend benötigt, etwa für die Funktionsfähigkeit des Gehirns[16], das zu ei-

16 Ich kenne auch aus meiner Praxis einige Fälle, in denen es in der Folge der Einnahme von Cholesterin-Senkern zu erhöhter Vergesslichkeit bis hin zur Demenz gekommen ist.

nem hohen Prozentsatz aus Cholesterin besteht, oder im Bereich der Sexualhormone.

Meist problematisch: Cholesterin-Senker

Cholesterin wird zudem gebraucht, um die Geschmeidigkeit und Durchlässigkeit der Zellmembranen zu steuern. Nicht selten kommt es durch cholesterin-senkende Medikamente deshalb zu einer allgemeinen Schwächung der Muskeln.

Sinnvoller kann es deshalb sein, auf der Grundlage einer sehr detaillierten Analyse des Fettstoffwechsels eine individuelle Ernährungsumstellung vorzunehmen (siehe das Kapitel ab Seite 137). Dies auch deshalb, weil Cholesterin-Senker das lebenswichtige Coenzym Q10 rauben und dessen körpereigene Herstellung blockieren!

Das muss ich kurz erklären: Enzyme sind – Sie erinnern sich bestimmt daran – Moleküle, die in unserem Körper notwendige chemische Prozesse auslösen (ab Seite 30), zum Beispiel zur Verdauung von Zucker. Dazu benötigen sie manchmal Unterstützung nicht nur durch Spurenelemente wie Mangan, Zink oder Selen, sondern auch durch sogenannte Coenzyme. Und Q10 ist so ein besonders wichtiges Coenzym (mehr dazu ab Seite 116). Deshalb gilt:

Der praktische Tipp:

Ist eine Therapie mit einem Cholesterin-Senker unumgänglich, sollte zunächst der Q10-Gehalt[17] im Körper angehoben werden. Nach einigen Wochen Q10-Gabe kann dann mit der Einnahme des Cholesterin-Senkers begonnen werden. Die Zufuhr von Q10 sollte beibehalten werden, so lange Cholesterin-Senker eingenommen werden müssen.

17 In den Mitochondrien werden unter anderem Kohlenhydrate, Fette und Proteine zusammen mit Sauerstoff in Energie umgewandelt. An diesem Prozess ist eine Vielzahl von Enzymen beteiligt, ebenso wie das Coenzym Q10. Q10 ist deshalb für die Energieversorgung unseres Körpers besonders wichtig. Fehlt es an Q10 (das vom Körper selbst produziert, aber auch über die Nahrung aufgenommen wird), dann können die Mitochondrien nicht genug Energie produzieren. Außerdem fördert das Fehlen von Q10 eine vermehrte Entstehung freier Radikaler (ab Seite 27), was wiederum zur Entstehung einer Mitochondriopathie beiträgt (Seite 22).

Wenn Cholesterin-Senker, dann zusammen mit Q10

Zusammen mit einem Cholesterin-Senker sollte also stets auch Q10 zugeführt werden, sonst wird der Energiehaushalt des Körpers massiv gestört und geschwächt, bis hin zur Entwicklung einer veritablen Mitochondriopathie.

Aus diesem Grund ist es in einer Reihe von Ländern, zum Beispiel in den USA und in Kanada, sogar vorgeschrieben, cholesterin-senkenden Medikamenten bereits werkseitig Q10 hinzuzufügen. Die deutschen Arzneimittelbehörden bestehen unverständlicherweise nicht darauf. Damit besteht das Risiko, dass Cholesterin-Senker ohne Q10-Ergänzung genommen werden, was nicht nur den Körper schwächt (Muskelschwäche/-schmerzen), sondern auch steigende Vergesslichkeit bis hin zur Demenz zur Folge haben kann. Die Nebenwirkungen sind also »nicht von Pappe«, weshalb es gerade hier sinnvoll ist, nach einer Alternative mit geringeren Nebenwirkungen Ausschau zu halten (siehe Seite 120).

Gleichwohl gibt es Situationen, in denen Cholesterin-Senker nützlich sind, etwa bei bestimmten Ausprägungen der Arteriosklerose.

Einige bekannte Präparate:

- Simvastadin
- Atorvastatin

Medikamente und Mitochondrien

Damit es wirklich kein Missverständnis gibt, will ich es hier noch einmal wiederholen:

Alle in diesem Kapitel vorgestellten Medikamente werden auch von mir immer wieder einmal eingesetzt, weil sich ein Verzicht auf ihre Anwendung in manchen Fällen medizinisch nicht vertreten lässt.

Allerdings verschweige ich dabei nicht (sondern berücksichtige es vielmehr bei der Gesamttherapie), dass diese Medikamente oft negative Auswirkungen insbesondere auch auf die Mitochondrien haben – was bei Cholesterin-Senkern am stärksten ausgeprägt ist.

Die in den Beipackzetteln genannten Nebenwirkungen sind genau betrachtet oft sogar als Hinweis auf eine durch die Medikamente ausgelöste Störung der Mitochondrien-Funktionen zu lesen. Häufig lässt sich das aber durch den Einsatz spezifischer Nahrungsergänzungsmittel weitgehend kompensieren. Ich komme darauf noch einmal zurück.

ASS – oft nötig, aber nicht ohne Risiken

Zum Schluss dieses Kapitels aber darf auch dieses weit verbreitete Medikament nicht unerwähnt bleiben:

ASS …

… soll die Bildung von Thromben an einer durch Arteriosklerose veränderten Gefäßwand verhindern. Die übliche Dosis ist 100 mg/Tag. Durch die Verhinderung der Thrombenbildung wird die Gefahr eines Herzinfarkts, Schlaganfalls oder eines Infarkts in einem anderen Organ deutlich reduziert.

Die Nebenwirkung liegt auf der Hand: Das Risiko, dass es zu ungewollten – und unter Umständen gefährlichen – Blutungen kommt, steigt an (siehe dazu auch ab Seite 254).

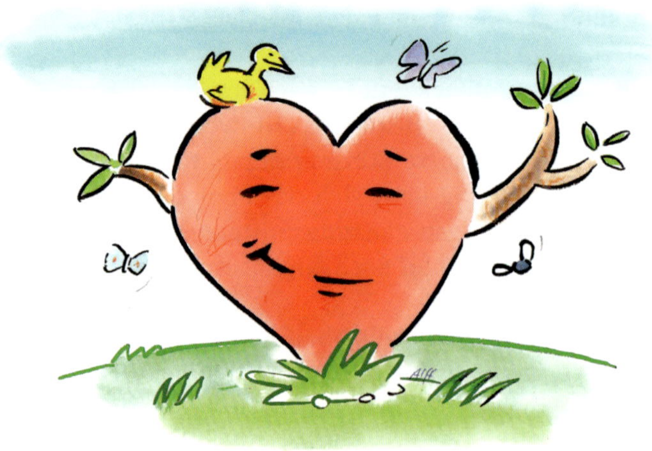

Natürlich muss alles ganz »natürlich« sein

»Natürlich« lautet also die Devise – und das Natürlichste wäre es natürlich, seinen Lebensstil zu verändern … Aber damit bin ich Ihnen schon genug auf den Wecker gegangen, also beeile ich mich, Ihnen andere natürliche Mittel zu präsentieren, die meiner Erkenntnis und Erfahrung nach geeignet sind, einen dauerhaft zu hohen Blutdruck nachhaltig zu kurieren.

Hier komme ich wieder – Sie vergeben es mir – auf einen weiteren »Dauerbrenner« dieses Buchs zurück: Mindestens die Hälfte meiner Bluthochdruck-Patienten, so hatten wir schon festgestellt, hat zugleich auch ein ausgeprägtes Energieproblem – eine Mitochondrien-Schwäche. Ursache für diese Schwäche ist – auch das war schon Thema – Stress. Wollen wir an die eigentliche Ursache des Bluthochdrucks herankommen, müssen wir also eine Doppelstrategie fahren:

1. Stressursachen reduzieren (schauen Sie dazu noch einmal ab Seite 57),
2. die Mitochondrien stärken.

Nahrungsergänzungsmittel – alles nur Schwindel?

Welche natürlichen Mittel (und damit meine ich nicht nur Medikamente) taugen also dafür, die Mitochondrien wieder fit zu machen?

Auch dazu nun eine auszugsweise Zusammenfassung der in der ganzheitlichen Medizin üblicherweise angewandten Therapieverfahren:

Heikles Thema: Nahrungsergänzungsmittel

Als eine wesentliche Ursache für die allgemeine Entkräftung der Mitochondrien haben wir – Sie erinnern sich – den immer geringer werdenden Nährstoffgehalt unserer Nahrungsmittel ausgemacht. Damit meine ich nicht Kohlenhydrate, Fette und so weiter – davon nehmen wir ja eher zu viel zu uns –, sondern vor allem fehlende Spurenelemente, die dafür sorgen sollen, dass unsere Lebensprozesse reibungslos und kraftvoll ablaufen, insbesondere auch in den Mitochondrien.

Wollen wir unsere Mini-Kraftwerke unterstützen, dann müssen wir also nicht nur deutlich kritischer werden, was das Thema gesunde Ernährung angeht (ab Seite 137), sondern wir müssen oft auch die »Lebenskraftstoffe« ergänzend zuführen, weil sie in dem, was wir heute üblicherweise zu uns nehmen, nicht mehr in ausreichendem Maß enthalten sind – Stichwort »Nahrungsergänzungsmittel«.

Zugegeben, ein heikles und brisantes Thema. Nahrungsergänzungsmittel sind heute ein riesiger Markt, auf dem sehr viel Geld verdient wird. Unter anderem dadurch, dass die Hersteller ihre Produkte in möglichst großen Mengen absetzen wollen, was aus ihrer Sicht ja auch verständlich ist. Die potenziellen Kunden werden deshalb systematisch dazu verführt, »auf Teufel komm raus« alle möglichen und unmöglichen Mittelchen zu oft exorbitanten Preisen zu kaufen und einzunehmen – ohne jede Rücksicht darauf, was denn im konkreten Einzelfall dem Körper wirklich fehlt und ob es überhaupt die beabsichtigte Wirkung hat.

Wichtig: erst Diagnose, dann Therapie

Nun, mit ein bisschen Glück scheidet man nicht benötigte oder zu viel verabreichte Stoffe zwar einfach wieder aus (und hat nur unnütz Geld ausgegeben), es kann aber auch sein, dass es zu ungewollten Wirkungen kommt oder sogar bleibende Schäden angerichtet werden.

Das leuchtet ja auch unmittelbar ein: Wenn ich nach dem Gießkannenprinzip irgendwelche Nahrungsergänzungsmittel in meinen Körper hinein verteile, dann muss ich schon ziemlich viel Glück haben, wenn etwas dabei ist, was er wirklich braucht (und dann auch noch in der richtigen Dosis).

Erst die Diagnostik, dann die Therapie

Es braucht eine *gezielte* Diagnostik und entsprechend *detaillierte* Laboruntersuchungen – wobei Sie natürlich auf Ihren behandelnden Arzt angewiesen sind. Allerdings gehören die für eine solche Diagnostik benötigten Laboruntersuchungen nicht zum ärztlichen Standardrepertoire.[18]

Das ist sehr bedauerlich, denn die hier interessierenden Kenngrößen sind *entscheidend* für eine wirksame Therapie der heutzutage notorisch schwächelnden Mitochondrien.

Letztlich geht es auch hier um Stress – und zwar nicht nur um geistig-seelischen, sondern vor allem um körperlichen Stress. Dafür ist der folgende Fall aus meiner Praxis ein gutes Beispiel:

Vor mir sitzt ein offensichtlich tatkräftiger Mann, selbstständig, 58 Jahre alt, kein Übergewicht, sportlich – allerdings mit einem deutlich zu hohen Blutdruck (in Ruhe 170 zu 110) … Der eigentliche Grund, warum er zu mir gekommen ist, verblüfft mich dann aber doch: unerklärliche, starke Erschöpfungszustände. Ich weiß (und Sie wissen es inzwischen auch):

18 Es gibt überhaupt nur sehr wenige Labore in Deutschland, die diese Untersuchungen durchführen – die Adressen finden Sie im Anhang auf Seite 286

Zu hoher Blutdruck plus Erschöpfung

Hoher Blutdruck und Erschöpfung schließen sich gegenseitig nicht aus. Trotzdem »passt« das in diesem Fall einfach nicht. Ich veranlasse also eine detaillierte Blutuntersuchung. Das Ergebnis im Telegrammstil: Sein Energiehaushalt ist gerade einmal halb so leistungsfähig wie er sein sollte, seine Mitochondrien pfeifen aus dem letzten Loch. Dazu passt, dass das Kalium- und Magnesiumvorkommen in seinem Blut an der absoluten Untergrenze liegt. Und schließlich (nach diesen Ergebnissen kein Wunder): Der Mann leidet an oxidativem und (schlimmer noch) beginnendem nitrosativem Stress. Hier die Werte seiner Blutuntersuchung:

Kenngröße	Vorkommen im Blut*	Idealzustand
Kalium	1400 mg/l	1386 bis 1950 mg/l
Magnesium	30,5 mg/l	30 bis 40 mg/l
MDA-LDL	87,2 U/l	< 40 U/l
Nitrotyrosin	749 nmol/l	< 630 nmol/l
ATP (Energieträger)	1,5 µM	> 2,5 µM, besser > 5,0 µM

* Die angegebenen Messgrößen (wie µM) können Sie hier ignorieren, es geht nur um den Unterschied zwischen Untersuchungsergebnis und Idealzustand.

Schauen wir uns diese Untersuchungsergebnisse nun genauer an, denn sie sollten mir ja die folgenden sehr wichtigen Fragen beantworten:

- Verfügt der Patient über ausreichend Kalium und Magnesium im Blut?
- Finden sich zu viele »Endprodukte« von oxidativem Stress (MDA = Malondialdehyd, LDL = Low Density Lipoprotein) im Blut?
- Finden sich zu viele »Endprodukte« von nitrosativem Stress (Nitrotyrosin) im Blut?

Auch Körperzellen kennen Stress

- Sind im Blut des Patienten ausreichend viele Energieträger vorhanden, also spezielle Moleküle, die von den Mitochondrien für die Energiebereitstellung benötigt werden (ATP-Moleküle)?

Zu Kalium und Magnesium komme ich gleich noch, erst einmal wollen wir klären, was überhaupt unter »oxidativem« und »nitrosativem« Stress zu verstehen ist.

Oxidativer und nitrosativer Stress

Vielleicht erinnern Sie sich noch? Im Kapitel zum Thema Stress war bereits einmal kurz von *oxidativem* Stress die Rede:

Sogenannte freie Radikale vagabundieren durch unseren Körper und schädigen unter anderem unsere Mitochondrien. Diese allmähliche Schädigung läuft ganz ähnlich ab wie das Oxidieren etwa von Metallen – was für die betroffenen Zellen natürlich eine große Belastung darstellt, Stress eben. Deshalb auch der Name »oxidativer Stress«. Ob dieser Stress beim Patienten vorliegt und wie stark er ist, lässt sich an der Menge der »Abfallprodukte« ablesen, die dieser Prozess im Blut hinterlässt (zum Beispiel MDA-LDL).

Auch wenn freie Sauerstoff-Radikale (ich bleibe hier einfachheitshalber bei der bekannten und populären Bezeichnung) beileibe nicht immer schlecht sind – sie werden zum Beispiel ganz dringend gebraucht, um Bakterien und Viren zu bekämpfen (ab Seite 27) –, so haben die meisten von uns heute doch aus unterschiedlichsten Gründen viel zu viele davon in ihrem Körper.

Deshalb braucht der Körper auch sehr oft Unterstützung bei seinem Versuch, die freien Radikalen »einzuhegen« – viel frisches Obst und Gemüse bringen da schon eine ganze Menge. Viele Patienten haben auch gute Erfahrungen damit gemacht, täglich eine halbe frische, rohe Paprika zu essen. In einem Fall wie dem eben beschriebenen dürfte das allerdings nicht ausreichen, da müssten wohl doch noch entsprechende Mittel hinzukommen.

Stress der Zellen beeinträchtigt die Energieerzeugung

Beim *nitrosativen* Stress verhält es sich ganz ähnlich – auch da geht es um freie Radikale, allerdings mit einem wesentlichen Unterschied: *Oxidativer* Stress wird durch freie *Sauerstoff*-Radikale ausgelöst, *nitrosativer* Stress hingegen durch freie *Stickstoff*-Radikale.

Entscheidend ist dabei Folgendes: Die Sauerstoff-Radikalen haben wie gesagt auch eine sehr wichtige »gute« Seite, die Stickstoff-Radikalen haben diese nicht (jedenfalls ist mir keine bekannt). Sozusagen im Gegenzug übertreffen Stickstoff-Radikale die Sauerstoff-Radikalen in ihrer schädigenden Wirkung sogar deutlich. Ich empfehle in solchen Fällen Vitamin B12, am besten als Injektion, und dazu noch ein oral einzunehmendes Präparat, das die anderen B-Vitamine ersetzt.

Wenn ATP sich in ADP wandelt …

Aber zurück zu den Blutwerten des oben beschriebenen Falls: Oxidativer und nitrosativer Stress gemeinsam beeinträchtigen die Energieerzeugung in den Zellen des Patienten massiv, was sich daran ablesen lässt, dass das Vorkommen der ATP-Moleküle in den Zellen extrem niedrig ist.

Da müssen wir also noch etwas nachhaken und die ja bereits erwähnten ATP-Moleküle ganz genau betrachten. Wenn Sie sich die Grafik auf Seite 112 einmal anschauen, wird Ihnen sofort klar werden, was ich bisher immer ein bisschen im Ungewissen belassen habe:

Der eigentliche Energieträger, der »Kraftstoff« in den Körperzellen, ist das *ATP-Molekül*. Dieses Molekül spaltet in einem ewigen Kreislauf eine seiner Phosphatgruppen ab, wird so zu ADP und erzeugt Energie, um sofort (dieser Prozess dauert nicht einmal eine Sekunde) wieder eine Phosphatgruppe anzufügen, erneut zu ATP zu werden und die vorher erzeugte Energie zu verbrauchen, und so weiter, und so fort.

Energieerzeugung – wie funktioniert das?

Energieerzeugung: ATP wird ADP

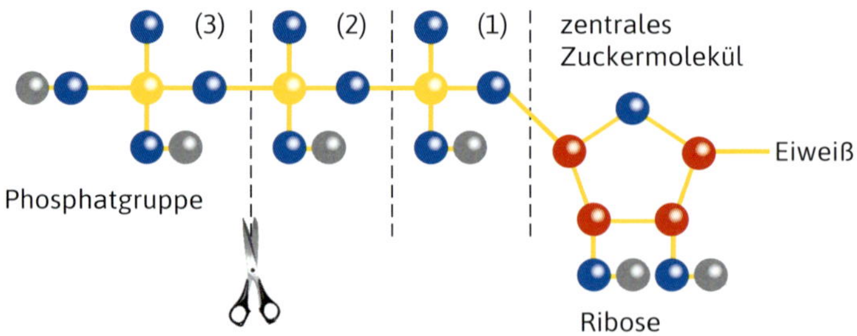

Im Zentrum des ATP-Moleküls (Adenosintriphosphat) befindet sich ein Zuckermolekül (Ribose), an dem einerseits Eiweiß-, andererseits Phosphatmoleküle »angedockt« sind. Zwischen diesen Phosphatmolekülen besteht eine energiereiche Verbindung, die ihre Energie freisetzt, indem ein Phosphatmolekül abgespalten wird. Aufgabe der Mitochondrien ist es, in einem ständigen Kreislauf ein Phosphatmolekül (bei großem Energiebedarf auch zwei oder alle drei) »abzutrennen« und zyklisch wieder »anzudocken«. Anders ausgedrückt: ATP (Adenosin**tri**phosphat) wird in ADP (Adenosin**di**phosphat) umgewandelt und wieder zurück – aus diesem zyklischen Prozess gewinnt die Zelle ihre Energie.

Zum besseren Verständnis will ich versuchen, Aufbau und Funktion des oben abgebildeten ATP/ADP-Moleküls noch einmal in einem Gedankenbild zu erklären:

Das zentrale Zuckermolekül (Ribose) und das angedockte Eiweiß bilden immer eine Einheit. So lange jedenfalls, bis sie an »Altersschwäche« sterben oder von freien Radikalen zerstört werden. In meinem Gedankenbild sind sie so etwas wie eine Getränkekiste, die drei Flaschen mit einem energiereichen Saft enthält. Braucht der »Konsument« (die Körperzelle) Energie, nimmt er eine Flasche aus der Kiste und trinkt sie leer. Braucht er besonders viel Kraft, nimmt er vielleicht auch zwei oder sogar alle drei Flaschen aus der Kiste. Die Mitochondrien sorgen dann umgehend dafür, dass die Flaschen neu mit Kraft befüllt und zurück in die Kiste gestellt werden.

Genau dieser Prozess aber wird durch oxidativen und nitrosativen Stress massiv gestört. Die Folge: Die Getränkekis-

Die Prozesse der Natur nutzen

ten können nicht mehr »befüllt« werden oder gehen sogar ganz kaputt, was kurzfristig zu Erschöpfungszuständen führt und mittel- oder langfristig die Entwicklung einer handfesten Mitochondriopathie vorantreibt (schauen Sie dafür noch einmal auf die Seite 22) – letztlich eine Konsequenz all der in diesem Buch immer wieder genannten Probleme wie chronische Entzündungen, Schlafmangel, Umweltbelastungen und vieles mehr.

Sollten Sie jetzt den Eindruck haben, ich sei doch etwas arg weit vom eigentlichen Thema dieses Kapitels weggekommen, dann verstehe ich das durchaus. Aber wir sind ja bei der Frage, welche *natürlichen* (körpereigenen oder durch Nahrung aufgenommenen) Stoffe eine Rolle spielen, wenn es darum geht, Herz- und Kreislauferkrankungen zu therapieren oder ihrem Entstehen vorzubeugen. Und dabei handelt es sich nun einmal um Stoffe, die – zum Beispiel als Enzyme – in den Zellen unseres Körpers mehr oder weniger erfolgreich wirken. Wir sind also mit der Frage, wie solche Stoffe in den Zellen wirken, sogar ganz dicht an unserem Thema.

Ebenso wichtig ist es, dass Sie über die Wirkungen und Nebenwirkungen der im Zusammenhang mit unserem Thema sinnvoll einzusetzenden Nahrungsergänzungsmittel so gut wie möglich informiert sind. Denn nur auf der Grundlage dieses Wissens können Sie dann auch mal auf eigene Faust ein wenig experimentieren. In jedem Fall aber wird Sie ein solches Grundwissen davor bewahren, auf irgendwelche haltlosen Heilsversprechungen hereinzufallen und unnötig Geld aus dem Fenster zu werfen.

Ich stelle Ihnen also hier nun die Wirkungsweise einiger der Mittel vor, die ich besonders oft einsetze und mit denen ich überwiegend gute Erfahrungen gemacht habe. Dazu noch eine wichtige Anmerkung: Viele Heilmittel – vor allem aus dem Bereich der anthroposophischen Medizin – müssen hier unberücksichtigt bleiben, da sie meist eine tiefgehende Einsicht in die individuelle Konstitution, in die individuelle

Entspannung der Blutgefäße und Stärkung der Mitochondrien

Krankheitsentwicklung und den daraus sich ergebenden Therapiebedarf voraussetzen. Ich betone dies deshalb, weil gerade mit diesen Mitteln im Einzelfall oft erstaunliche Resultate erzielt werden können, etwa bei so komplexen Krankheitsbildern wie der Sarkoidose des Herzens (siehe ab Seite 264).

Magnesium

Magnesium, eines der am häufigsten auf der Erde vorkommenden Elemente, ist für ein gutes Funktionieren insbesondere der Mitochondrien unerlässlich.

Aber nicht nur das: Magnesium wirkt auch entspannend auf die Blutgefäße, was allein schon mal zum Sinken des Blutdrucks beiträgt. Und ausnahmsweise stimmt hier sogar die Devise: »Viel hilft viel!« Je höher der Magnesiumspiegel im Blut ist, desto stärker sinkt der Blutdruck.

Allerdings – und das ist sehr wichtig! – nicht jede Art Magnesium hat diesen charmanten Effekt, sondern nur »Magnesiumorotat«. Denn wenn Magnesium die gewünschte Wirkung auf den Blutdruck haben soll, dann muss es als Salz an die Orot-Säure gebunden sein, und das ist nur bei Magnesiumorotat der Fall.

Damit aber schlagen wir dann gleich zwei Fliegen mit einer Klappe: Die Mitochondrien werden gestärkt und die Blutgefäße werden entspannt. Übrigens nicht nur die Blutgefäße, sondern die Muskeln allgemein, weshalb Magnesiumorotat oft auch vorbeugend gegen Muskelkrämpfe genommen wird.

Nach so viel Lob darf das Negative nicht verschwiegen werden. Magnesium kann (recht oft jedenfalls) Ihre – wie formuliere ich es nett? – festen Ausscheidungen aufweichen. Das ist wunderbar, wenn man unter Verstopfung leidet, weniger schön ist es, wenn sich das bis zum Durchfall steigert. Wobei das auch ein Zeichen dafür sein kann, dass das gewählte Präparat nicht »passt« oder Sie schlicht zu viel davon genommen haben. Da muss man also ein bisschen herumprobieren.

Damit es nun keine Missverständnisse gibt: Magnesium wirkt zwar tatsächlich und »linear« blutdrucksenkend, aber als *alleiniges* Mittel gegen Bluthochdruck reicht es doch nur in eher leichten Fällen. Dafür sorgen schon die Nebenwirkungen. Abgesehen davon ist Magnesiumorotat ein kostspieliges Vergnügen und wird von den Krankenkassen nicht bezahlt.

Magnesium wirkt direkt dämpfend auf den Blutdruck

Außerdem gilt hier der allgemeine Grundsatz, dass es immer besser ist, mehrere blutdrucksenkende Mittel in jeweils geringerer Dosis miteinander zu kombinieren, als nur *ein* Mittel in *hoher* Dosierung zu nehmen. Auch halte ich mich stets an die Devise: so viel Naturheilkunde wie möglich und so viel schulmedizinische Medikamente wie nötig! Es kommt eben auf den richtigen Mix an.

Kombiniere ich beispielsweise Magnesiumorotat mit Homviotensin (das lernen Sie gleich noch kennen) und mit einem schulmedizinischen Blutdrucksenker jeweils in relativ geringer Dosis, dann erreiche ich oft eine optimale therapeutische Wirkung und halte zugleich die Nebenwirkungen in Grenzen.

Kurz: Magnesium »funktioniert« wirklich gut, muss aber zumindest bei Fällen von mittelschwerem oder schwerem Bluthochdruck durch weitere Medikamente ergänzt werden.

Der praktische Tipp:

Magnerot classic (von der Firma Wörwag) erfüllt alle hier genannten Eigenschaften. Täglich zweimal zwei Tabletten sind eine oft sinnvolle Dosierung, aber sprechen Sie darüber auf jeden Fall mit Ihrem Arzt oder Heilpraktikern.

Kalium

Auch Kalium ist eines der häufigsten Elemente und in zahlreichen Mineralien enthalten – Sie kennen es vielleicht als Düngemittel. Es unterstützt aber auch, ebenso wie Magnesium, die Erholung geschwächter Mitochondrien und es wirkt ebenfalls

Kalium wirkt – muss aber sehr vorsichtig eingesetzt werden

direkt blutdrucksenkend, wie in einer aktuellen Studie der Weltgesundheitsorganisation (WHO) festgestellt wurde.

Das scheint sich auch schon herumgesprochen zu haben. Es gibt bereits recht viele Menschen, die »vorsorglich« nicht nur Magnesium, sondern auch Kalium mehr oder weniger regelmäßig zu sich nehmen, in der Hoffnung, ihrem Herzen etwas Gutes zu tun. Das kann sich allerdings – ich hatte es schon gesagt – als eine nicht so gute Idee erweisen. Denken Sie bitte immer daran:

Sie sollten, ehe Sie irgendwelche Substitutionspräparate (etwa Nahrungsergänzungsmittel) zu sich nehmen, erst feststellen lassen, ob Sie wirklich an einem entsprechenden Mangel leiden.

Und selbst wenn es einen solchen Mangel gibt, muss man immer aufpassen, des Guten nicht zu viel zu tun, sonst kann das besonders im Fall von Kalium unangenehme bis gefährliche Folgen haben. Zu viel Magnesium führt nur zu einem vorübergehenden und – wenn man es nicht hemmungslos übertreibt – harmlosen Durchfall. Zu viel Kalium aber kann ernsthafte Herzrhythmusstörungen zur Folge haben, die – wenn es ganz schlecht läuft – sogar tödlich sein können.

Das ist bei Patienten, die über gesunde Nieren verfügen, zwar extrem unwahrscheinlich, aber dennoch sollte man Kalium nur unter ständiger ärztlicher Kontrolle (mit regelmäßigen Blutuntersuchungen) zu sich nehmen.

Q10 (Ubichinon 10)

Q10 hat eine etwas eigentümliche Prominenz als »Anti-Falten«-Mittel gewonnen – was uns hier allerdings nicht weiter interessiert.

Es ist aber auch, wie Sie sich bestimmt erinnern, ein wichtiges Coenzym (Seite 103), ein besonders vielseitiger und nützlicher Molekültyp, unentbehrlich für die Versorgung unserer Zellen mit Energie und auch für unser Immunsystem.

Q10 – wichtig für die Mitochondrien

Da unser Körper Q10 sowohl selbst produzieren als auch aus der Nahrung aufnehmen kann, reichen die in unserem Körper vorhandenen natürlichen Q10-Vorkommen im Normalfall aus. Erst mit fortgeschrittenem Alter kann sich das ändern.

Wobei falsche Ernährung und der Konsum von Alkohol und Tabak die körpereigene Q10-Produktion ebenfalls erheblich beeinträchtigen.

Und das ist ein Problem: Denn Q10 ist – wie wir schon gesehen haben – essenziell wichtig für die Funktion der Mitochondrien, also für die »Herstellung« unserer Lebensenergie in den Körperzellen.

Diesen Prozess der molekularen Energieerzeugung haben Sie schon kennengelernt: Moleküle werden immer wieder umgebaut (Seite 111), wobei für den letzten entscheidenden Schritt in dieser Kette unbedingt Q10 benötigt wird.

Wie das genau funktioniert, muss man im Detail nicht wissen. Merken wir uns nur: mangelhafte Q10-Versorgung = mangelhafte Energieerzeugung!

Vitamin B-Komplex

Vitamin B-Mangel kommt bei recht vielen Menschen vor und sollte durch entsprechende Mittel ausgeglichen werden. Die wichtigste Ursache für den in unserer Weltgegend besonders verbreiteten Vitamin B-Mangel sind oft Weißmehlprodukte, weshalb es ratsam ist, auf diese weitgehend zu verzichten und sie etwa durch Vollkornprodukte zu ersetzen (Seite 142). Ansonsten ist auch eine vorübergehende Einnahme eines Vitamin B-Komplexpräparates ratsam.

Vitamin D

Der Mangel an Vitamin D hat im Zusammenhang mit der sogenannten »englischen Krankheit«, der Rachitis, traurige Berühmtheit erlangt, die im frühen Industriezeitalter vor allem

Lebensstilveränderung hilft oft mehr als »Mittelchen«

in den Armenvierteln grassierte. Wobei Rachitis in den armen Ländern der Welt heute noch häufig vorkommt.[19]

Aber auch wenn Rachitis in unseren Breiten selten geworden ist, ist Vitamin D-Mangel dennoch weit verbreitet – wir halten uns einfach zu viel in geschlossenen Räumen auf. Was nicht unproblematisch ist, denn Vitamin D ist für die Regulierung des Immunsystems, aber auch für das Funktionieren zahlreicher anderer Körperprozesse unverzichtbar.

Vitamin D-Mangel fördert unter anderem das Entstehen von Bluthochdruck und in der Folge dann von Herzrhythmusstörungen und Herzschwäche. Eine ausreichende Vitamin D-Versorgung ist also auch im Zusammenhang mit unserem Thema wichtig. Halten Sie sich also so oft wie möglich im Freien auf!

L-Carnitin

Das L-Carnitin ist eine Aminosäureverbindung, die die für die Energieerzeugung ebenfalls benötigten Fettsäuren in die Mitochondrien transportiert. Auch hier gilt: Mit zunehmendem Alter kommt es meist zu einem schleichenden L-Carnitin-Mangel. Deshalb kann es sinnvoll sein, es vorübergehend – in der Regel nur für eine kurze Zeit – einzunehmen. Auch das sollte allerdings nur nach Untersuchung und Verordnung durch einen Arzt oder Heilpraktiker geschehen.

Omega 3-Fettsäuren

Diese speziellen Fettsäuren gehören zu den weithin bekannten »mehrfach ungesättigten Fettsäuren«, die unser Körper – insbesondere Herz und Gehirn – benötigt, um funktionieren

19 Rachitis entwickelt sich aufgrund eines Vitamin D-Mangels. Vitamin D reguliert das Vorkommen von Kalzium und Phosphat im Blut und sorgt für den Aufbau fester Knochen (Knochenmineralisierung). Ohne Vitamin D bleiben die Knochen weich und es kommt unter anderem zu bleibenden Knochenverformungen.

Fettsäuren und Zucker

zu können. Sie verbessern allgemein den Fettstoffwechsel, unterstützen aber auch speziell die Herzfunktion – vor allem im Fall einer Herzschwäche –, tragen zur Normalisierung des Blutdrucks bei und wirken entzündungshemmend.

Aber: Selbst produzieren kann unser Körper diese Fettsäuren nicht!

Wir müssen sie also mit unserer Nahrung aufnehmen – vor allem Fische enthalten viele Omega 3-Fettsäuren (heutzutage allerdings oft auch Quecksilber, Mikroplastik und andere Schadstoffe). Als Alternative gibt es zahlreiche Omega 3-Präparate, deren Qualität aber oft fragwürdig ist. Ein gutes Mittel ist Norsan Omega 3 vegan, von dem man dreimal täglich einen Teelöffel voll nehmen sollte.

Ribose

Ribose ist ein Zucker mit fünf Kohlenstoff-Atomen (der »normale« Zucker hat sechs davon). Wie wir schon gesehen haben (Seite 112), ist dieser Spezialzucker ein wichtiger Baustein für die Energieerzeugung in den Körperzellen.

Das Problem mit der Ribose ist nicht so sehr, dass der Körper nicht über ausreichend viel von diesem Zucker verfügt, sondern, dass er ihn im Fall des Falles erst in einem recht komplizierten Prozess herstellen muss – und das dauert. Ein Problem wird das immer dann, wenn der Körper *schnell* Energienachschub braucht.

Da die körpereigene Ribose-Herstellung mehrere Stunden in Anspruch nimmt, kommen die Mitochondrien unter Druck – sie können die angeforderte Energie einfach nicht erzeugen. Indem man Ribose einnimmt, kann man den Mitochondrien also helfen.

Deshalb verordne ich Ribose vor allem bei sehr ausgeprägten Erschöpfungszuständen, immer dann also, wenn das Fundament für eine ausreichende Energiebereitstellung wieder aufgebaut werden muss.

Natürlicher Cholesterin-Senker – trotzdem: Vorsicht!

Der praktische Tipp:
Ribose wird meist als Pulver angeboten, von dem mehrmals täglich ein Teelöffel eingerührt in einem Glas Wasser einzunehmen ist.

Roter Reis …

… enthält mit Monacolin K einen Wirkstoff, der das Vorkommen des »schlechten« Cholesterins (siehe die Fußnote 21 auf Seite 137) senkt, wenn auch in etwas geringerem Maße als die offiziellen Cholesterin-Senker. Aktuell wird darüber allerdings viel diskutiert und heftig gestritten.

In etlichen Stellungnahmen (insbesondere im Internet) ist sogar die Rede davon, dass roter Reis gefährlich sei. Schaut man allerdings genauer hin, so findet man für diese Behauptung keine wirklich überzeugenden Argumente.

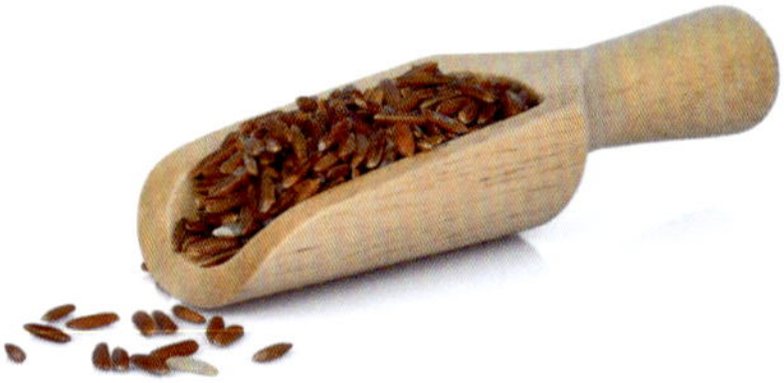

Roter Reis, eher Medikament als Nahrungsmittel

Zu bedenken ist allerdings, dass Monacolin K ein Statin, also ein Cholesterin-Senker ist, nur eben einer, der nicht künstlich hergestellt wurde, sondern den die Natur »produziert« hat. Wie jedes Statin kann auch Monacolin K Nebenwirkungen haben, wenn auch in einem geringeren Maß als synthetisch hergestellte Statine.

Bei weitem nicht nur meiner Erfahrung nach stellt roter Reis jedenfalls eine durchaus ernstzunehmende Alternative zu den sonst oft verschriebenen Cholesterin-Senkern dar (siehe Seite 102) – und zudem mit entschieden geringeren Nebenwirkungen.

Richtig ist aber, dass roter Reis eher als *Medikament* und *nicht* etwa als Grundnahrungsmittel angesehen werden sollte. Für den praktischen Einsatz gilt dabei das Gleiche, was ich bereits zu den Cholesterin-Senkern empfohlen habe:

> **Der praktische Tipp:**
> Wird roter Reis zur Senkung des Cholesterin-Spiegels eingesetzt, sollte zunächst der Q10-Gehalt im Körper angehoben werden. Nach einigen Wochen Q10-Gabe kann dann mit der Einnahme von rotem Reis begonnen werden. Die Zufuhr von Q10 sollte beibehalten werden, so lange der rote Reis verzehrt wird.

Natürlicher Blutdrucksenker: Homviotensin

Homviotensin …

… ist das zurzeit bekannteste rein pflanzliche Medikament mit blutdrucksenkender Wirkung, wobei nur die Homviotensin-*Tabletten* diese Wirkung haben. Leider ist dieses Mittel momentan in Deutschland nicht erhältlich, wohl aber in Österreich, sodass Apotheken es von dort beziehen können. Bei leichten Formen des Bluthochdrucks kann allein schon eine Kombination von Magnesiumorotat und Homviotensin Erfolg bringen.

In etlichen Studien konnte inzwischen die Wirksamkeit von Homviotensin nachgewiesen werden. Demnach ist es gelungen, allein durch zweimal täglich eine Tablette Homviotensin die mittleren Blutdruckwerte innerhalb von ein bis zwei Wochen im Mittel um 10 bis 20 Punkte zu senken.

> **Der praktische Tipp:**
> Den gewünschten Effekt haben nur die Homviotensin-Tabletten, nicht die Tropfen.

Nebenwirkungen sind bei Homviotensin deutlich seltener als etwa bei Betablockern, aber es gibt sie. So kann Homviotensin in sehr seltenen Fällen ähnlich wie bei Betablockern Depressionen auslösen und bei Männern kann es auch auf die Potenz gehen.

Weißdorn und andere pflanzliche Mittel

Ansonsten sind oft auch andere pflanzliche Heilmittel mit einem hohen Anteil an Bitterstoffen hilfreich, wie zum Beispiel gelber Enzian (Gentiana).

Der praktische Tipp:

Empfehlen kann ich Gentiana in sehr niedriger Potenz (zum Beispiel von Weleda oder Wala oder als Urtinktur von der Firma Ceres) – erschrecken Sie aber nicht: Bitterkeit ist ein notwendiger Aspekt der Wirkung; schmeckt Gentiana nicht bitter, ist es meist auch wirkungslos.

Campher und Weißdorn in Korodin-Tropfen

Das Thema des (zu) niedrigen Blutdrucks wird in diesem Buch nicht behandelt, aber ich möchte doch kurz darauf hinweisen, dass es mit den Korodin-Tropfen von der Firma Robugen ein sehr gutes und in praktisch jeder Apotheke sofort verfügbares Mittel gibt, das gerade bei Schwindel und niedrigem Blutdruck (zum Beispiel nach Infekt oder im jugendlichen Wachstumsschub) zuverlässig und schnell wirkt.

Aurum Lavandula comp. (Salbe von Weleda)…

… ist ein großartiges Mittel bei Unruhe im Brustkorb, eventuell verbunden mit Einschlafstörungen und bei »Herzangst«. Die Salbe wird dazu dünn auf ein Tuch (etwa so groß wie dieses Buch) aufgetragen und auf die Herzgegend gelegt.

Weißdorn

Der Crataegus, wie er botanisch korrekt heißt, ist seit alters her eine bei »schwachem Herzen« als wirksam bekannte Heilpflanze, zum Beispiel in der traditionellen chinesischen und in der indianischen Medizin.

Weißdorn gegen Herzschwäche

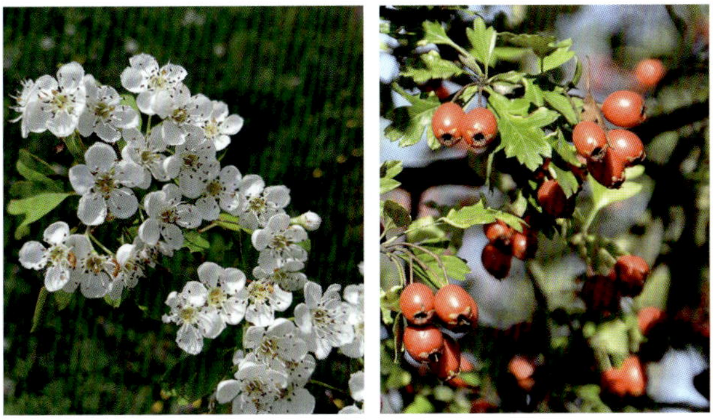

Blüten und Früchte des Weißdorns (Crataegus)

Auch moderne Studien belegen eine kräftigende Wirkung des Weißdorns auf die Herzmuskulatur. Für mich gehört Crataegus ebenfalls zu den gerne und oft verordneten Heilmitteln bei Herzschwäche.

Crataegus wird gerade von älteren Patienten sehr geschätzt und ohne Rückfragen über Monate und Jahre regelmäßig genommen. Wenn ich dann einmal die Einnahme zur Diskussion stellen möchte, stoße ich bei den Patienten, die Crataegus einfach nicht missen möchten, sehr oft auf Widerstand.

Der praktische Tipp:

Crataegutt 450 mg, zweimal täglich eine Tablette unterstützt die Behandlung jeglicher Art von Herzschwäche.

Strophanthin …

… ist ein pflanzlicher Wirkstoff, der den Parasympathikus (Entspannung) stärkt, den Sympathikus (Anspannung/Erregung) abdämpft und auch die gerade mit Herz-/Kreislauf-Erkrankungen so gut wie immer verbundene Übersäuerung des Herzmuskels reduziert. Das bestätigen zahlreiche Fälle aus meiner Praxis.

Strophanthin unterstützt Regenerierung der Mitochondrien

Besonders deutlich zeigte sich das in diesem Fall:

Der Mann einer über 80-jährigen Patientin, die bereits einen Schlaganfall hinter sich hatte, rief mich an und berichtete, dass seine Frau nahezu regungslos und kaum ansprechbar in ihrem Sessel sitze – die Sorge, es könne sich wieder um einen Schlaganfall handeln, liegt also nahe. Die sonst sehr aktive und geistig rege Patientin sieht tatsächlich sehr apathisch und kreidebleich aus und hat einen viel zu hohen Blutdruck, was zusammen normalerweise zu einer Notfalleinweisung ins Krankenhaus geführt hätte. Ich entschließe mich dennoch, es zunächst mit Strophanthin zu versuchen – in Tropfenform und als injizierte homöopathische Lösung. Bereits nach zehn Minuten nimmt die Patientin wieder Anteil an ihrer Umwelt und den Gesprächen, und nach einer Wiederholung der Behandlung ist zwanzig Minuten später die bedrohliche Situation überstanden.

Als offizielles Arzneimittel gibt es Strophanthin heute (leider) nicht mehr, es wird aber auf ärztliche Verschreibung hin in verschiedenen Apotheken noch hergestellt.

So nützlich Strophanthin in bestimmten Fällen auch ist, die eigentliche Ursache eines zu hohen Blutdrucks wird dadurch unter Umständen nicht ausreichend wirksam behandelt – so wie es auch bei Betablockern & Co. der Fall ist. Deshalb ist es in den meisten Fällen sinn- und auch wirkungsvoller, den Mitochondrien wieder auf die Beine zu helfen und so den Energiehaushalt des Körpers zu sanieren. Gleichwohl kann Strophanthin begleitend eingesetzt werden, um diesen Aufbauprozess zu unterstützen.

Der praktische Tipp:

Strophanthin gibt es auch in nicht-rezeptpflichtiger Form als homöopathische Tropfen (zum Beispiel Strophanthus

Hevert, D4), die bei leichtem Bluthochdruck oder nervösen Beschwerden hilfreich sein können.

Aderlass, eine »moderne« Therapie?

Blut muss fließen – der therapeutische Aderlass

Falls Ihnen die Geschichte vom Strophanthin vielleicht etwas antiquiert erschienen sein sollte, dann müssen Sie jetzt ganz stark sein. Denn nun soll von etwas die Rede sein, von dem wir gewohnt sind, es nun wirklich als eine längst veraltete Therapie anzusehen, die mehr Menschen umgebracht als gerettet hat – der Aderlass.

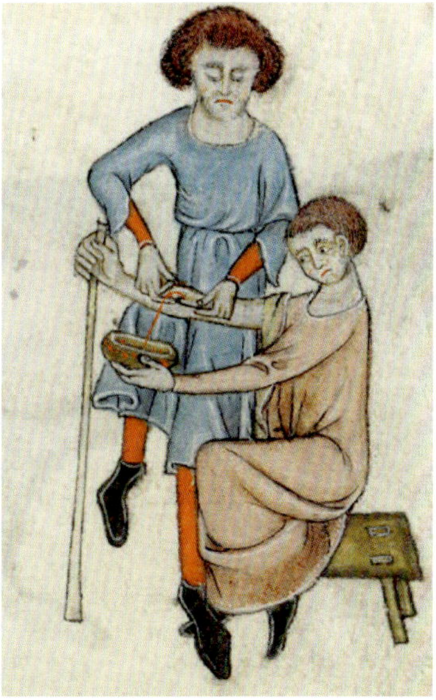

Durchaus nicht nur historisch von Interesse: der Aderlass

Aber gehen wir auch an dieses Thema so nüchtern wie möglich heran:

Sie wissen natürlich, dass sich Blut, wenn es zentrifugiert wird, in seine festen und flüssigen Bestandteile trennen lässt. Die festen Bestandteile (hauptsächlich rote Blutkörperchen) bezeichnet man als den Hämatokrit des Blutes.

Und es liegt auf der Hand, dass Blut umso zäher fließt, je größer sein Hämatokritwert ist – keinesfalls sollte er über 50 Prozent liegen. Genau das ist heutzutage aber bei sehr vielen Menschen der Fall – was für das Herz-/Kreislaufsystem natürlich eine zusätzliche Belastung und Erschwernis darstellt.

Liegt der Wert also um und bei 50 Prozent, wird das Blut schon recht zähflüssig – mit den entsprechenden Konsequenzen für das Herz-/Kreislaufsystem.

Und plötzlich kommt uns die scheinbar so antiquierte Idee des regelmäßigen Aderlasses gar nicht mehr so verrückt vor. Denn wie bei jedem Blutverlust wird der Körper nach dem Aderlass versuchen, sein Blutvolumen wieder aufzufüllen,

Aderlass, ja – aber im richtigen Maß

indem er weniger Flüssigkeit ausscheidet – das Blut wird also dünner. Ob Sie es also glauben mögen oder nicht: Ein regelmäßig durchgeführter therapeutischer Aderlass kann bei verschiedenen Herz-/Kreislauferkrankungen sehr positive Wirkungen haben.

Welche zeitlichen Abstände und welche Mengen abgenommenen Blutes die individuell richtigen sind, das muss durch entsprechende Untersuchungen für den Einzelfall herausgefunden werden.

Dass der »historische« Aderlass so in Verruf geraten ist, liegt nämlich vor allem daran, dass die alten Ärzte viel zu große Blutmengen »abgezapft« haben – und auch unter eher fragwürdigen hygienischen Umständen.

Eine erst jüngst veröffentlichte Studie der Berliner Charité hat erstmals die Wirksamkeit eines regelmäßigen Aderlasses untersucht. An den Teilnehmenden wurde ein Jahr lang monatlich ein Aderlass vorgenommen, mit dem Ergebnis, dass dies tatsächlich eine blutdrucksenkende Wirkung hatte.

Meine eigenen Erfahrungen bestätigen dies ebenfalls; wobei ich dafür plädiere, den Aderlass nicht monatlich, sondern nur etwa drei- allenfalls viermal im Jahr durchzuführen. Für den therapeutischen Erfolg ist es außerdem sehr wichtig, die richtige Blutmenge abzunehmen. Ist sie zu gering, würde es nicht helfen, wäre sie zu groß, würde der Körper auf den Blutverlust durch Überkompensation reagieren und im Ergebnis den Hämatokritwert sogar erhöhen.

Besonders bewährt hat sich dieser regelmäßige Aderlass bei nicht allzu schlanken Frauen nach den Wechseljahren. Von diesen Patientinnen wird die Therapie oft als wahrer Segen erlebt.

Klangschalentherapie

Nicht selten habe ich Bluthochdruckpatienten vor mir, die bereits seit so vielen Jahren unter starkem Stress stehen, dass ihr Körper gleichsam vergessen hat, wie es sich anfühlt, wenn sich das vegetative Nervensystem in einem entspannten, harmonischen Gleichgewicht befindet. In diesen Fällen kann es hilfreich sein, den Körper diese Erfahrung wieder machen zu lassen. Das gelingt mit einer Klangschalentherapie in oft geradezu verblüffender Weise.

Gleichgewicht herstellen durch Klänge

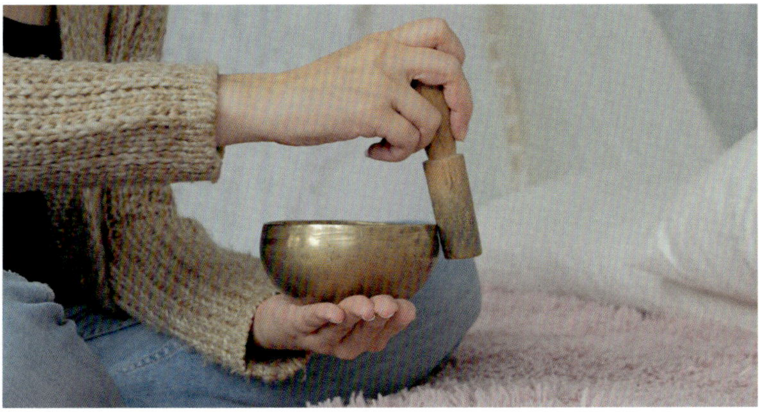

Diesem höchst spannenden Phänomen widmen wir deshalb ab Seite 228 ein eigenes Kapitel.

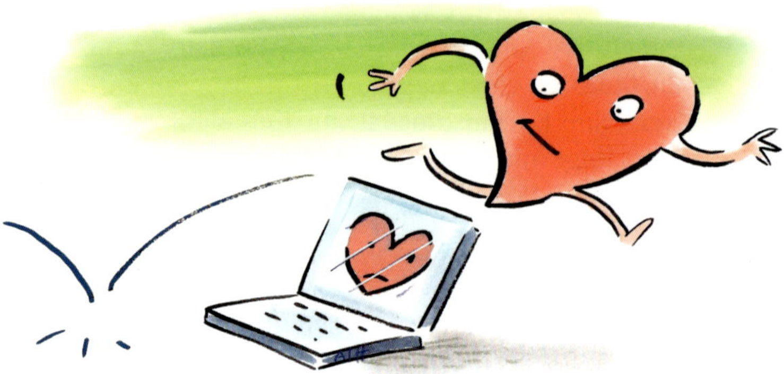

Lebendige Beweglichkeit

Dieses Gastkapitel wurde geschrieben von Christof Peter Ziaja, Sportwissenschaftler.

Die Ermahnung, man möge sich doch unbedingt mehr bewegen, aber bitte mäßig und gesund, ist heutzutage schon fast allgegenwärtig – auch in diesem Buch (rund ein Dutzend Mal). Aber worum geht es dabei konkret? Klar ist zunächst, worum es *nicht* geht:

Es geht nicht um Leistungssport, nicht einmal um ein fitnessorientiertes Trainingsprogramm, sondern darum, nach einer oft langen bewegungslosen Zeit wieder Freude an der Bewegung zu finden.

Eines habe ich in den inzwischen schon recht zahlreichen Jahren meiner Arbeit als Bewegungs-Coach immer wieder festgestellt: Was einer gesunden Bewegung – lassen wir diesen (zu) allgemeinen Begriff erst einmal so stehen – im Wege steht, ist vor allem anderen der verbreitete Hang zum Perfektionismus, der (übertriebene) Ehrgeiz.

Man erinnert sich an das, was »vor zehn Jahren doch noch funktionierte« und versucht dann, genau dort weiterzumachen, obwohl es viel mehr um eine neue »Leichtigkeit« in der

Bewegung gehen sollte, um eine eher spielerische *Idee* von Bewegung, um Freude, Lockerheit, Beschwingtheit.

Die innere Einstellung entscheidet

Perfektionismus und Ehrgeiz hingegen versuchen, den Körper »mit der Brechstange« auf ein imaginäres Ziel hinzuzwingen, an dem man sehr wahrscheinlich scheitern wird. Man will zu viel – und liegt am nächsten Tag dann auf der Nase. Wer hingegen eher spielerisch, tastend und ohne konkrete Erwartungen an sein Bewegungsprogramm herangeht, wird die Erfahrung machen:

»Mensch, das ging doch ganz gut. Ich bin ja gar nicht so kaputt, wie ich erwartet habe …«

Entscheidend ist die innere Einstellung

Weniger ist also tatsächlich mehr. Es geht allein um das *behutsame* Aufbauen von Grundlagenausdauer, denn die ist bei den meisten Menschen mit sitzender Tätigkeit ab circa 40 Jahren praktisch nicht mehr vorhanden – mit auf längere Sicht übrigens ziemlich dramatischen Folgen für den Körper: Das Bindegewebe schwindet, die noch verbliebene Muskulatur wird nicht richtig versorgt, sie hat an Elastizität eingebüßt und ist verkürzt, alles wird steifer und starrer.

Ein regelmäßiges, moderates Bewegungsprogramm wirkt dem entgegen und führt bereits nach wenigen Wochen zu spürbaren Verbesserungen vor allem auch beim Herz-Kreislauf-System – wenn man mit der »richtigen« inneren Einstellung an die Sache herangeht!

Es gibt eine tolle Studie, in der ein Unternehmen Mitarbeitern einen persönlichen Trainer an die Seite gestellt hat, der ihnen verschiedene Bewegungstechniken nahebringen sollte, verbunden mit einem lockeren Lauftraining.

Das Besondere dabei waren die höchst unterschiedlichen Zielgruppen: Reinigungskräfte und Manager.

Während die Reinigungskräfte sich auf das Programm freuten, dachten die Manager: »Oh Mann, noch ein Termin,

Weniger ist oft mehr

wie soll ich das denn schaffen?« Und so kam es, wie es kommen musste: Die Putzfrauen, die mit Spaß und Neugier an das Experiment herangingen, zeigten am Ende eine deutlich weitergehende Verbesserung ihrer Gesundheit als die eher widerwillig mitmachenden Manager.

Es muss also auch immer darum gehen, in seinem individuellen Bewegungsprogramm das zu machen, woran man Spaß hat, was man gut kann (oder früher einmal konnte) – sich also beispielsweise zum Schwimmen zu *zwingen*, allein weil das so »besonders gesund« sein soll, wäre sicher der falsche Weg. Fest steht aber auch:

Lockeres Ausdauertraining durch Traben (Joggen) und Gehen ist die beste Möglichkeit, das Herz-Kreislauf System und den Stoffwechsel insgesamt zu stärken, um Sauerstoff, Herzschlag und Muskelspannung in Bewegung zu bringen.

Grundlagenausdauer behutsam aufbauen

Das heißt konkret: Drei Intervalle, jeweils bestehend aus fünf Minuten lockerem Traben und fünf Minuten entspanntem Gehen (oder zunächst auch nur zwei Minuten Traben, fünf Minuten Gehen), und das dreimal in der Woche, reichen aus, um langsam und gelenkschonend Grundlagenausdauer aufzubauen und die meist schon verkürzten Muskeln wieder an die Bewegung zu gewöhnen. Wobei es wichtig ist, das Programm mit einigen Dehnübungen abzuschließen.

Das wird nämlich oft vergessen – vielleicht weil man gehört hat, dass sei nur etwas für Leistungssportler. Tatsächlich aber ist es so, dass bei Muskeln, die lange Zeit zu wenig gefordert wurden, Muskelfasern und Faszien miteinander verklebt sind. Unter Faszien verstehen wir ein faseriges Bindegewebe, das den ganzen Körper durchzieht, insbesondere aber die Muskeln umhüllt. Bei zu wenig bewegten Muskeln »gleiten« die Muskelfasern eben nicht mehr leicht genug durch diese Hülle und können auch nicht ausreichend versorgt werden.

Nach dem Dehnen empfiehlt sich schließlich noch das, was ich ein »lockeres Lauf-ABC« nenne – ein bisschen Hopser-Laufen, Hock-Streck-Sprünge, Rückwärtslaufen, und das alles ganz locker und lustig.

Lockeres »Lauf-ABC«

Übungen zur Dehnung der Muskeln

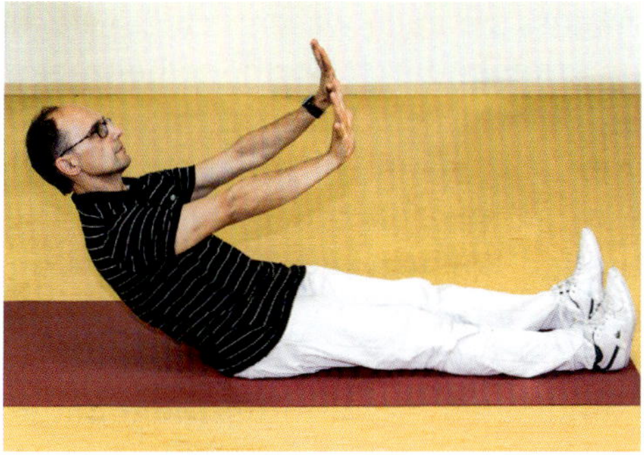

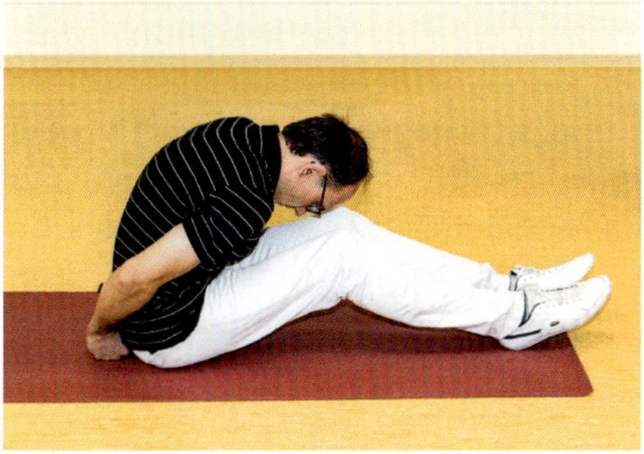

Eine Übung für das zentrale Nervensystem, bei der sowohl die Mitte (Bauchmuskulatur) als auch die peripheren Muskeln (Arme und Beine) beansprucht werden – gut, um die Spannungsfähigkeit des Körpers zu unterstützen und wieder aufzubauen.

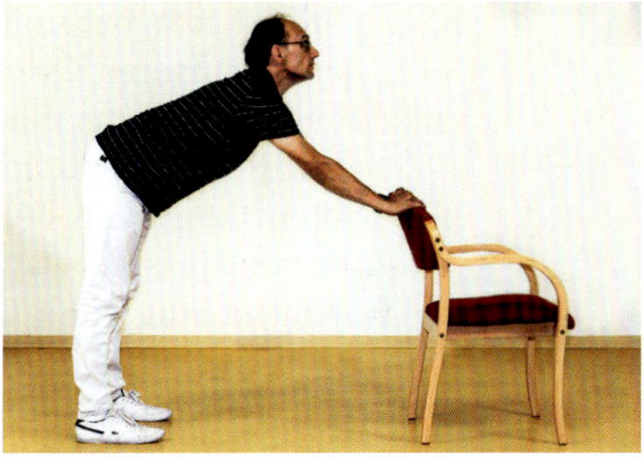

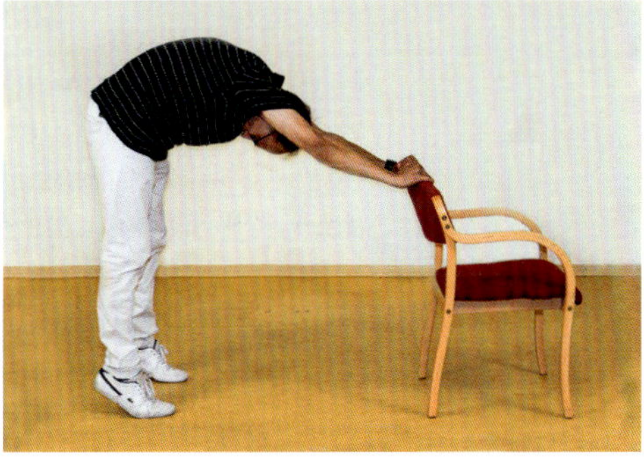

Eine Übung mit »Pferderücken« und »Katzenbuckel«, die immer im Wechsel durchgeführt wird, um gezielt die Wirbelsäule und deren kleine Muskelfasern zu trainieren.

Aber egal wie immer Sie auch Ihr persönliches Bewegungsprogramm gestalten, achten Sie darauf, nie in die Schmerzzone zu geraten. »Es bringt nur etwas, wenn es weh tut!« – das ist ein

Alles hängt mit allem zusammen – das gilt auch für Muskeln

ganz und gar falsches Motto. Hören Sie also auf Ihren Körper, er sagt Ihnen schon, wenn es zu viel wird.

Was Muskeln alles so bewirken

Neue Forschungen haben gezeigt, dass Muskeln nicht nur – was ja keine Überraschung ist – gut dafür sind, unseren Körper zu bewegen, sondern dass sie auch wesentlich zur Regulierung unserer Körperfunktionen durch Hormone beitragen. Man weiß heute, dass unsere Muskeln bei moderater Bewegung Hormone ausschütten, so genannte Myokine (= Muskelbotenstoffe), von denen es an die 400 Unterarten gibt. Die Wirkungen sind vielfältig und können hier nicht einmal annähernd aufgezählt werden, aber unter anderem verbessern sie die Herz-Kreislauf-Funktionen, stärken das Immunsystem – wirken also gegen Entzündungen – und fördern die Entgiftungsleistung (und auch die Regeneration) der Leber.

Ein bisschen schwerer zu greifen ist die Erkenntnis, dass Muskeln und Gehirn über die Myokine in einer beständigen Wechselwirkung stehen und sich gegenseitig – positiv oder negativ – beeinflussen. Konkret: Bewegung nutzt nicht nur dem Körper, sondern auch dem Geist. Die Leistung des Gehirns wird durch körperliche Bewegung stimuliert, die Konzentrationsfähigkeit nimmt zu – auch und gerade im Alter! Auch die Bewegung im Raum, Orientierung und Koordination verbessern sich (Stichwort: Sturzprophylaxe). Und es gibt ja auch nicht wenige Menschen, die am besten in Bewegung und durch die Bewegung lernen – was in besonderer Weise natürlich für Kinder gilt.

Zusammenfassend kann man vielleicht sagen, dass (moderate) Bewegung ganz ähnliche Wirkungen hat wie die EECP-Therapie (ab Seite 166). Bewegung bewirkt …

- den Ausbau des Gefäßsystems und wirkt auf diese Weise sowohl blutdrucksenkend als auch (durch mehr Kollate-

rale!) vorbeugend gegen Angina pectoris, Herzinfarkt und Co. (ab Seite 145),
- eine Reduzierung der chronischen, stillen Entzündung (ab Seite 33),
- eine Verbesserung des Fettstoffwechsels (ab Seite 137).
- eine bessere Wechselwirkung zwischen Muskeln und Gehirn, also zwischen Körper und Geist (siehe unten),
- eine bessere Koordination von Sympathikus und Parasympathikus.

Dreimal wöchentlich ein moderates Bewegungsprogramm

Grundlage dafür ist die strukturelle Verbesserung des Muskelsystems, insbesondere der heute bei so gut wie jedem Menschen unterforderten Faszien, deren Verdickungen, Vernarbungen, Verknotungen durch Bewegung abgebaut werden müssen. Bewegung führt dazu, dass sich die faserige Struktur der Faszien löst und glättet, ganz ähnlich wie kaltes Wasser einen Klumpen gekochter Spaghetti aufzulösen vermag. Das stellt sich natürlich nicht von jetzt auf gleich ein. Meine Faustformel ist:

Wenn Sie dreimal wöchentlich eine Dreiviertelstunde lang ein moderates Bewegungsprogramm absolvieren, werden Sie nach etwa einem halben Jahr genau diese Wirkung auf Ihren Körper erzielen können.

Körper und Geist

Ihr Körper wird von jeder Art moderater Bewegung profitieren, ganz besonders aber dann, wenn Sie mit Freude dabei sind – wie ja bereits das Beispiel mit den Managern und den Putzfrauen am Beginn dieses Kapitels gezeigt hat. Wer mit seinen Gedanken immer schon beim nächsten Termin ist, blendet eine wichtige Dimension der Bewegung – die seelische! – aus und reduziert ihre gesundende Wirkung.

Es geht also darum, ganz bei sich und in der Bewegung zu sein – und auch seine Grenzen bewusst wahrzunehmen:

Körperrhythmen im Gleichklang

- Seien Sie in der Bewegung weit offen und wach!
- Seien Sie ganz dabei (und nicht beim nächsten Termin)!
- Spüren Sie Ihren Körper im Raum! Nehmen Sie die Natur wahr – die Stille, den Wind!
- Nehmen Sie Bodenkontakt auf (möglichst auch mal barfuß)!

Es gibt mehr Menschen, denen das nicht oder jedenfalls nicht so einfach gelingt, wie man vielleicht meinen sollte. Menschen, die »neben sich« stehen (und das so auch empfinden) und die deshalb Probleme haben, im Gleichgewicht zu sein. Depressive Patienten zum Beispiel haben oft ganz massive Gleichgewichtsstörungen.

Muskeln vibrieren – immer

Ob Sie es glauben oder nicht: Ihr Körper vibriert unaufhörlich. Zwischen sieben- und vierzehnmal in der Sekunde »zittern« Ihre Muskeln, auch wenn Sie davon gar nichts spüren. Diese Mikrovibration wird auch Ihr ganzes Leben lang niemals aufhören – und sogar erst bis zu zwei Stunden nach Ihrem Tod enden.

Im Idealfall läuft diese Mikrovibration synchron mit all den anderen Rhythmen, in denen unser Körper schwingt, zum Beispiel dem Herzschlag, der Atmung, und den Gehirnwellen, die sich (idealerweise) ebenfalls synchronisieren – wobei Herz und Atmung die entscheidenden Pulsgeber sind (siehe Grafik rechts).[20] Das ist, wie gesagt, der Idealfall.

Tatsächlich ist es natürlich oft so, dass diese Synchronisation nicht gut funktioniert – etwa wenn ein Herzmuskel zu schlaff ist, sodass ihm die notwendige Spannung fehlt, um im »Orchester« der unterschiedlichen Rhythmen mithalten zu können.

20 Ausführlich dazu: Gesundmacher Herz – wie es uns steuert, verbindet und heilt; VAK Verlag 2013, Seite 62 ff.

Muskeln verkümmern ohne Vibration

Mikrovibrationen der Muskeln im Schlaf

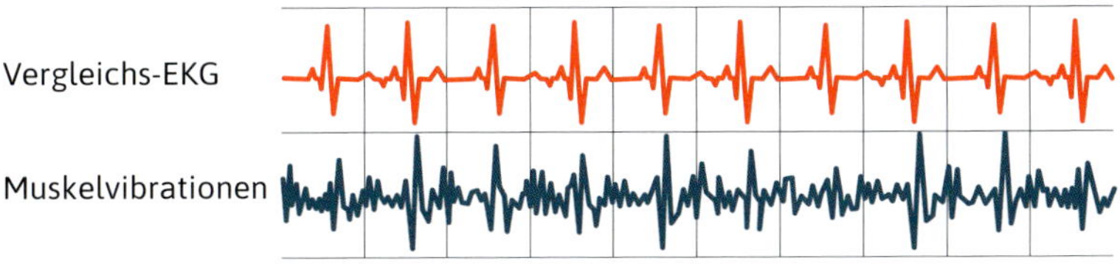

Der Rhythmus der Muskelvibrationen in einer Nicht-Traum-Schlafphase (Non-REM) im Vergleich mit einem EKG. Deutlich zu erkennen ist, dass die Rhythmen nahezu synchron ablaufen, wobei der Rhythmus der Muskelvibrationen kurztaktiger und zeitlich minimal versetzt ist.

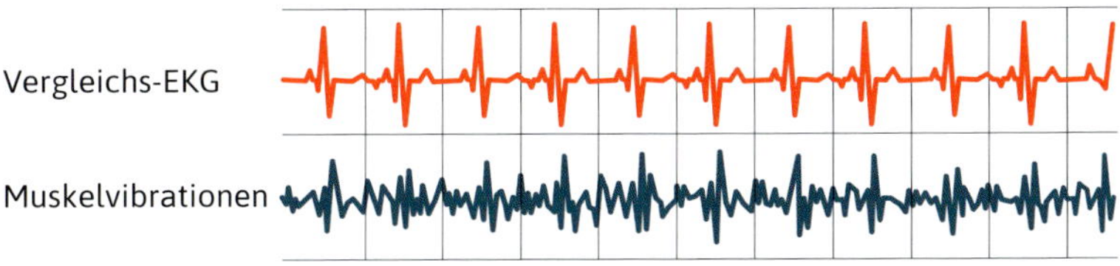

Der Rhythmus der Muskelvibrationen in einer Traum-Schlafphase (REM) – der Puls ist im Vergleich zu einer Nicht-Traum-Schlafphase etwas schneller. Die Rhythmen sind weiterhin synchron, die Stärke der Muskelvibrationen jedoch etwas geringer.

Erlauben Sie ein kurzes Abschweifen: Weltraumexperimente haben gezeigt, dass es unter den Bedingungen der totalen Schwerelosigkeit keine Mikrovibration der Muskulatur gibt. Deshalb müssen Astronauten auch ein ständiges Trainingsprogramm absolvieren. Täten sie das nicht, würden ihre Muskeln dramatisch schwinden und in der Folge auch ihre Knochen an Festigkeit verlieren – und zwar aufgrund fehlender Mikrovibration! Da muss also noch einiges geforscht und entwickelt werden, ehe die Menschheit den Mars kolonisieren kann.

Zurück zu unserem Thema: Es gibt also ein mehr oder weniger rhythmisch synchronisiertes Zusammenspiel zwischen dem Herzen und der sogenannten peripheren Muskulatur (Skelettmuskulatur).

Und damit sind wir wieder bei der zentralen Erkenntnis dieses Kapitels: Moderates Bewegungstraining trägt dazu bei,

Beweglich bleiben ein Leben lang

dass sich die Mikrovibrationen der Muskeln mit den anderen Rhythmen unseres Körpers synchronisieren – was dann beispielsweise regulierend auf alle Arten von Herzrhythmusstörungen (siehe ab Seite 218) wirkt.

Und weil auch Stress begleitet wird von eher chaotischen Körperrhythmen, hilft Bewegung dem Körper dabei, durch Synchronisation der Rhythmen mit den Folgen des Stresses besser fertig zu werden.

Worum also geht es? Was tun? Wann tun? Ganz »einfach«: Beweglich bleiben ein Leben lang …

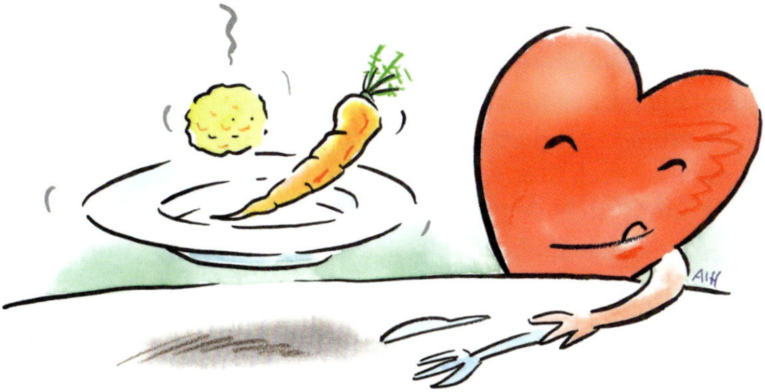

»Gesunde« Ernährung

Dieses Gastkapitel wurde geschrieben von Janet Blöcker, Ernährungsberaterin

Zu den Routineuntersuchungen bei Herzerkrankungen gehört auch eine Laboruntersuchung des »Fettstoffwechsels«. Ein Wort, das so ziemlich jeder schon einmal gehört hat …

»Na ja, irgendwie hat das doch was mit dem ›schlechten‹ Cholesterin zu tun.« – »Aber gibt es nicht auch ›gutes‹ Cholesterin?« – »Ja! Und Herz, Blutgefäße und Arteriosklerose spielen da doch auch noch mit …« So ungefähr dürfte das, was Ihnen gerade durch den Kopf geht, wohl aussehen.[21]

Und damit liegen Sie nicht enmal falsch. Denn in der Tat ist es gerade bei Erkrankungen des Herzens und der Blutgefäße wichtig, genau zu wissen, welche Sorten von Fetten, welche »Fettfraktionen«, sich im Blut so tummeln. Das Fett, das wir zu uns nehmen, wird ja – wie jede andere Nahrung

21 Das »gute« Cholesterin, das so genannte High Density Lipoprotein (HDL), löst das Blutfett aus den Wänden der Blutgefäße und schützt so die Blutgefäße vor Arteriosklerose. Das »schlechte« Cholesterin ist das LDL (Low Density Lipoprotein), das sich in den Wänden der Blutgefäße ablagert und so zum Entstehen von Arteriosklerose beiträgt. Außerdem ist das LDL-Cholesterin anfällig für Sauerstoffradikale (siehe Seite 28 und 111), die diesen Prozess noch verstärken.

Achten Sie auf die »Fett-fraktionen«

auch – verstoffwechselt, also umgewandelt in Stoffe, die unsere Körperzellen brauchen, um ihre Arbeit tun zu können. Das jedenfalls ist der Idealfall. So ideal funktioniert es aber leider nicht immer, sondern es entstehen bei dieser Umwandlung manchmal auch Stoffe, die unserem Körper schaden können.

Es lohnt sich deshalb, genau hinzuschauen, welche Fettfraktionen sich als Produkte des Stoffwechsels im Blut finden lassen. Dazu gehören:

- Triglyceride (Kohlenhydrate wie Zucker, Weißmehlprodukte, Alkohol usw.)
- Cholesterin (Eier, Fleisch usw.)
- Fettsäuren (gesättigte, einfach ungesättigte und mehrfach ungesättigte Fettsäuren)

Tatort Leber

Verantwortlich für eine mehr oder weniger körpergerechte Aufspaltung dieser Fette ist unsere Leber. Ihre Aufgabe ist es, das über den Darm »angelieferte« – und dort für die Verarbeitung in der Leber bereits vorbereitete – Fett aufzuspalten (es also in »Fraktionen« zu zerlegen).

Ob die Leber das nun gut oder eher schlecht macht, hängt natürlich davon ab, was wir unserer Leber in welchem Maß über unsere Nahrung zuliefern – es ist aber auch genetisch bedingt. Was nicht immer ganz leicht auseinanderzuhalten ist. Aber fest steht, dass sehr viele Herzpatienten einen nicht-optimal arbeitenden Fettstoffwechsel haben. Das heißt dann, dass in der Leber – und damit sind wir wieder beim guten und beim schlechten Cholesterin – zum Beispiel bestimmte Fette nicht vollständig umgewandelt werden und dann als »schlechte« Fette ins Blut gelangen.

Fett an sich – auch das haben Sie sicher schon gehört – ist ja nicht schädlich. Im Gegenteil: Es wird – vor allem auch vom Gehirn und vom Herzen – als wichtiger Energielieferant gebraucht; es hilft, die Gefäßwände geschmeidig zu halten; es wird für die Hormonproduktion benötigt, und so weiter ...

Was »gesund« ist, hängt vom individuellen Fettstoffwechsel ab

Wenn wir also der Leber über unsere Nahrung die »richtigen« Fette zuliefern und wenn die Leber gesund ist und ihren Job macht, dann wird sie auch keine das Herz und die Gefäße schädigenden Stoffe in den Blutkreislauf einleiten. Andernfalls lässt sich durch eine detaillierte Blutuntersuchung sehr genau feststellen, wo etwas nicht funktioniert. Wobei die Betonung hier auf »detailliert« liegt.

Um es salopp zu sagen: Die meist übliche »Wald-und-Wiesen«-Blutuntersuchung gibt zwar durchaus Hinweise, was mit einem Fettstoffwechsel nicht ganz stimmt, aber das genügt nicht bei jedem Patienten. Leider gibt es zurzeit nur wenige Labore in Deutschland, die die dann nötige detaillierte Blutuntersuchung durchführen können (siehe Seite 286).

Außerdem ist es wichtig, dass die Blutentnahme nicht – wie üblich – nüchtern erfolgen sollte, sondern erst *nachdem* ganz normal gegessen wurde, also etwa am frühen Nachmittag. Nur dann können die Laborergebnisse das widerspiegeln, was die Leber im Verdauungsprozess mit den Fetten anstellt. Das ist – wie gesagt – nicht üblich; es bedarf also manchmal einiger Überredungskünste, den behandelnden Arzt dazu zu bringen.

Eine wichtige Rolle spielen natürlich auch die individuellen Ess- und Trinkgewohnheiten:

- Was wird über den Tag gegessen?
- Was wird getrunken (das ist wichtiger als man vielleicht meinen könnte – dabei spielt nicht nur Alkohol eine Rolle, sondern zum Beispiel auch Fruchtsäfte)?
- Wie verteilen sich Essen und Trinken über den Tag?

Beratung – möglichst immer individuell

Wo dann auf dieser Grundlage die Suche nach konkreten Veränderungsmöglichkeiten ansetzen muss, hängt wieder davon

Ernährungsberatung, spezialisiert auf Fettstoffwechsel

ab, welche individuelle Stoffwechselauffälligkeit der einzelne Patient aufweist:

- Muss die Verteilung der Fettaufnahme über den Tag verändert werden?
- Wie weit muss die Aufnahme von Kohlenhydraten reduziert werden?

Die konkrete Beratung beruht also immer auf zwei Faktoren: erstens den objektiven und möglichst detaillierten Labordaten und zweitens auf dem konkreten Verhalten des Patienten im Alltag.

Gelingt es, beides zusammenzubringen, dann ist immer wieder faszinierend, wie schnell sich verändertes Ess- und Trinkverhalten nicht nur subjektiv durch gesteigertes Wohlbefinden, sondern auch objektiv in neu erhobenen Labordaten zeigt.

Das Problem dabei ist nur, dass es dann, wenn bereits eine deutliche Stoffwechselauffälligkeit und vielleicht sogar eine Herzerkrankung vorliegen, Pauschalrezepte nicht geben kann. Was für den einen gut funktioniert, kann für die andere ernsthaften Schaden anrichten.

Im Fall des Falles bleibt also nichts anderes, als sich an eine auf den Fettstoffwechsel spezialisierte (!) Ernährungsberatung zu wenden; jeder andere Ratschlag wäre fahrlässig. Leicht gesagt, werden Sie denken. Denn wie soll man wissen, welche Ernährungsberatung in der Nähe auf Fettstoffwechsel spezialisiert ist?

Nun, falls nicht der behandelnde Arzt jemanden empfehlen kann, sollten Sie einfach bei einer Ernährungsberatung in der Nähe anrufen und konkret nach deren Spezialisierung fragen. In der Regel wird man eine ehrliche Auskunft bekommen. Und wenn die Spezialisierung nicht »passen« sollte, bekommt man meist einen Tipp, an wen man sich wenden kann. Auch die Krankenkassen können oft weiterhelfen.

Noch einmal: Wer an ernsten Stoffwechselauffälligkeiten leidet, muss sich *individuell* untersuchen und beraten lassen, alles andere wäre nutzlos oder sogar gefährlich. Aber es soll hier ja nicht nur um den ernsthaften Krankheitsfall gehen. Deshalb nun doch:

Mehr (kleine) Mahlzeiten sind (meistens) besser

Ein paar allgemeine Tipps

Wer seinem Fettstoffwechsel (und damit seinem Herzen) vorbeugend und allgemein etwas Gutes tun will, sollte die folgenden Merkpunkte beachten:

1. Essen Sie regelmäßig!
Das heißt, Sie sollten mindestens drei, besser aber noch fünf Mahlzeiten am Tag zu sich nehmen – also drei Haupt- und zwei Zwischenmahlzeiten. Denn, wenn es eine zu lange Nüchternzeit gibt und Ihrem Körper zeitweilig nicht genug Energie zur Verfügung steht, werden für die Energiegewinnung aus der Leber eigene Fette freigesetzt – und die sind beileibe nicht immer nur gut.

Ein Effekt, der verhindert werden kann, indem man seine Leber kontinuierlich beschäftigt – eben durch regelmäßige (seien es auch nur kleine) Mahlzeiten.[22]

Das erklärt übrigens auch, warum Menschen, die ihr Gewicht reduzieren wollen und sich deshalb nur noch zwei oder gar nur eine Mahlzeit am Tag gönnen, oft gar nicht abnehmen oder zumindest nicht in dem Maß an Gewicht verlieren, wie sie es erwarten.

Natürlich muss man bei den häufigeren Mahlzeiten die individuelle Obergrenze der Gesamtkalorienzufuhr im Auge haben – und die ist bei den heutzutage üblichen Arbeits- und Lebensbedingungen nicht sehr hoch.

22 Auf der anderen Seite hat ein moderates Fasten auch einen entgiftenden Effekt und stärkt die Mitochondrien – am besten ist hier also ein gesunder Mittelweg.

Mehr Gemüse, weniger Kohlenhydrate

2. Lassen Sie nicht zu viel Zeit zwischen den Mahlzeiten!
Sie sollten alle drei bis vier Stunden eine Mahlzeit einplanen.

3. Achten Sie auf einen hohen Gemüseanteil!
Sie sollten nicht nur weniger Fleisch essen, sondern tatsächlich auch weniger Obst (nicht mehr als zwei Stücke Obst am Tag, etwa 250 Gramm) – und dabei Südfrüchte oder Weintrauben eher meiden.

Das wundert die meisten Menschen: »Obst ist doch so gesund!« Was ja auch nicht falsch ist. Aber Obst enthält Fruchtzucker. Und Zucker allgemein (und eben auch Fruchtzucker) bedeutet für die Leber Schwerstarbeit. Was zur Folge hat, dass die Leber sich vor dieser Arbeit drückt, den Zucker bei sich lagert und ihn allmählich in (meist wieder ungesunde) Fette umwandelt.

Anders ist das nur bei Menschen, die hart körperlich arbeiten und den Zucker als Energielieferanten gut gebrauchen können. Wer also sehr viel Fruchtzucker zu sich nimmt, ohne ihn wirklich zu (ver)brauchen, kann sogar eine »nicht-alkoholische Fettleber« entwickeln. Deshalb: Nicht *zu viel* Obst, und wenn, dann lieber Äpfel oder Birnen statt der diversen Südfrüchte.

4. Reduzieren Sie Kohlenhydrate (Brot, Kartoffeln usw.) und bevorzugen Sie Vollkornprodukte!
Statt hellem Brot besser Vollkornbrot – wenn man es gut verträgt. Das ist in der Tat nicht immer der Fall. Aber es gibt ja auch feine Vollkornbrote – und ein Roggenmischbrot ist auch schon mal besser als ein Weißbrot. Da muss man ein bisschen herumprobieren, denn ein »gutes« Brot, das Sie nicht vertragen (das zum Beispiel Blähungen verursacht) ist *für Sie* dann eben *kein* gutes Brot.

Fest steht jedenfalls, dass Vollkornprodukte, die unter anderem ja auch Fette enthalten, von der Leber langsamer verarbeitet werden als weißes Brot, das sozusagen »reines

Kohlenhydrat« ist – was sich beim Blutzuckerspiegel sofort bemerkbar macht.

Pflanzliche Fette sind besser als tierische

5. Nehmen Sie weniger tierische und mehr pflanzliche Fette auf!
Fett an sich ist, wir hatten das schon, beileibe nicht schlecht. Es ist sogar lebensnotwendig. Aber es gilt, den richtigen Mix zu finden. Die meisten Menschen haben rein pflanzliche Fette (wie etwa Nüsse oder pflanzliche Brotaufstriche) gar nicht »auf dem Schirm«, sondern kennen (und lieben) vor allem tierische Fette.

Auf jeden Fall kann die *Gesamtmenge* der konsumierten Fette ein Problem sein: Wer seinen fettfreien Salat mit einem gehaltvollen American Dressing isst, handelt ebenso »vernünftig« wie jemand, der zum fetten Gänsebraten eine Diät-Cola bestellt. Besser ist ein einfaches Essig-Öl-Dressing, besonders wenn man dafür ein kaltgepresstes und nicht raffiniertes Öl nimmt. Das ist ein kostspieliges Vergnügen, aber Sie sollen dieses Öl ja auch nur für besondere Zwecke benutzen. Zum Braten genügt durchaus ein dafür gedachtes und gemachtes einfaches pflanzliches Öl.

Und der Fleischkonsum? Zwei-, dreimal in der Woche Fleisch oder Wurst zu essen, ist kein Problem. Dazu kann noch zweimal Fisch kommen, vor allem Seefisch (Sie wissen schon: wegen der »guten« Omega 3-Fettsäuren) – allerdings ist beim Fisch die Überfischung und die Belastung vor allem mit Quecksilber und mit Mikroplastik ein ernsthaftes Problem.

Im Gesamt-Mix sollten Sie jedenfalls alle tierischen Fette zugunsten von mehr pflanzlichen Fetten zurückdrängen – und alles in Maßen.

6. Sie sollten ausreichend trinken – aber auch nicht zu viel!
Die Menge, die Sie trinken, sollte in einem vernünftigen Verhältnis zu Ihrer Größe und Ihrem Gewicht stehen – je nachdem zwischen eineinhalb und zweieinhalb Liter (bevorzugt einfaches Leitungswasser oder ungesüßten Kräutertee).

Finger weg vom Alkohol

7. Meiden Sie Alkohol – am besten ganz!
Sehr viele Patienten machen sich nicht klar (oder wollen es auch gar nicht wissen), dass bereits nach ein, zwei Gläsern Wein die Leber für die nächsten etwa zehn Stunden vor allem damit beschäftigt ist, diesen Alkohol abzubauen. Und weil das so ist, kann die Leber ihre normalen Arbeiten – also das Aufbereiten der aufgenommenen Fette für den Weitertransport zu den Körperzellen – nicht mehr erledigen.

Außerdem fördert Alkohol auch speziell die Produktion »schlechter« Fette (Triglyceride). Wer also zur »Entspannung« jeden Abend ein Glas Wein oder ein, zwei Flaschen Bier trinkt, verdonnert seine Leber dazu, die ganze Nacht hindurch zu schuften, statt auch ihr mal etwas Ruhe zu gönnen.

Zum Abschluss soll hier noch einmal eines ganz deutlich gesagt werden: All diese Ratschläge sind immer gut, wenn es allgemein darum geht – auch als Vorbeugung gegen Erkrankungen des Herzens und des Kreislaufs – den Leberstoffwechsel zu unterstützen. Sie genügen aber nicht mehr, wenn ernsthafte Störungen des Fettstoffwechsels vorliegen oder wenn gleich mehrere Erkrankungen oder Risikofaktoren zusammenkommen, wie etwa ein stärkeres Über- oder auch Untergewichtsproblem, eine Insulinresistenz, hoher Blutdruck oder Diabetes Typ 2.

In diesen Fällen ist eine individuelle und auf den Fettstoffwechsel spezialisierte Ernährungsberatung unumgänglich. Ebenso sollten Sie sich professionell beraten lassen, wenn Sie etwa zur Kräftigung Ihrer Mitochondrien fasten wollen – zum Beispiel Intervallfasten oder Saftfasten.

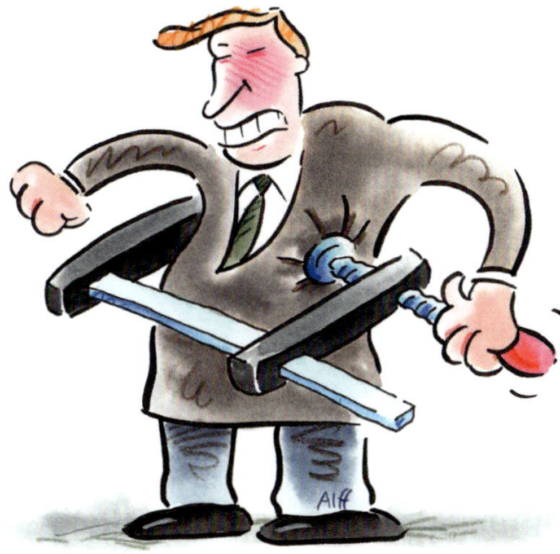

Wenn es eng wird in der Brust

»Herzinfarkt!« Es gibt nicht viele medizinische Begriffe, die eine ähnlich alarmierende Wirkung haben. Sicher: Die Diagnose Krebs oder auch die ersten Anzeichen einer beginnenden Demenz lösen ebenfalls massive Ängste aus.

Aber »Herzinfarkt!«, das klingt doch nach: »Da muss sofort etwas unternommen werden, sonst ist es aus – schnell und ohne Vorbereitung!« Und so ist es ja auch – später in diesem Kapitel werden wir uns ausführlich damit befassen.

Erst einmal wollen wir aber auf ein Symptom näher eingehen, das weit mehr öffentliche Beachtung verdient hätte, als es gemeinhin bekommt – gemeint ist die »Angina pectoris«, die »Enge in der Brust«.

Die Angina pectoris

Angina pectoris entsteht aus den gleichen Ursachen wie ein Herzinfarkt – wobei die »Enge in der Brust« dem Herzinfarkt

Energie »erzeugen« und weitertransportieren

meist vorangeht und als Warnung vor diesem finalen Risiko anzusehen ist. Schauen wir uns die Ursachen genauer an:

Im Kern geht es darum, dass das Verhältnis zwischen Angebot und Nachfrage aus dem Gleichgewicht geraten ist. Nein, Sie sind nicht im falschen Buch gelandet. Es geht nicht um einen Grundkurs in Ökonomie. Wir sprechen von der Energie – der Lebensenergie, wenn Sie so wollen –, also von den Mitochondrien.

Konkret: Das Herz fordert vom Körper mehr Energie als dieser zu liefern in der Lage ist. Die Betonung liegt dabei auf »liefern«. Denn ganz ähnlich wie zurzeit bei der Windenergie kommt es nicht allein darauf an, die vom Körper angeforderte Energie zu erzeugen, sie muss auch dorthin transportiert werden, wo sie gebraucht wird. Dabei spielt, wie wir alle wissen, das Blut als Transporteur eine zentrale Rolle. Je mehr Blut unser Herz-Kreislauf-System im Körper zu verteilen vermag, desto mehr Energie gelangt in jede einzelne Körperzelle. Später werden wir darauf noch einmal genauer eingehen, aber erst einmal geht es ums Prinzip.

Im Ruhezustand durchströmen pro Minute vier bis fünf Liter Blut unser Herz. Steigt die Belastung (wird also mehr Energie angefordert) steigert sich dieses »Herzzeitvolumen« entsprechend – bei Leistungssportlern auf bis zu 30 Liter pro Minute.

Nun müssen (und sollten) wir als »normale« Menschen in diese Leistungsbereiche gar nicht vordringen, aber unser Herz muss doch in der Lage sein, eine den alltäglichen Leistungsanforderungen entsprechende Energiemenge zu transportieren. Schon das ist – spätestens wenn man die 40 oder 50 überschritten hat – alles andere als selbstverständlich. Da können ein mittlerer Hügel beim Fahrradfahren oder eine etwas zu schnell erklommene Treppe schnell zu vorübergehender Kurzatmigkeit führen.

Wenn bereits solche kleineren Anstrengungen Schmerzen im Brustkorb zur Folge haben und/oder ein Gefühl der Enge,

Wenn die Transportwege für das »aufgeladene« Blut zu eng werden

dann sollte man dem Ganzen doch ein wenig mehr Aufmerksamkeit schenken. Denn es zeigt uns, dass unser Herz aktuell nicht so viel leisten kann, wie es eigentlich müsste, dass es weniger Blut, weniger Sauerstoff bekommt, als es bräuchte, um die notwendige Energie erzeugen zu können.

Das Problem ist dabei nicht unbedingt die Muskelkraft des Herzens – die mag noch ausreichend sein. Es sind vielmehr die zuliefernden Blutgefäße, die an ihre Leistungsgrenze stoßen – so ist es jedenfalls meistens. Es ist wie auf der Autobahn: Wenn das Verkehrsaufkommen plötzlich ansteigt, mag das für eine sechsspurige Autobahn kein Problem sein, für eine zweispurige Bundesstraße aber sehr wohl.

Nun, der Vergleich hinkt ein wenig, denn im Prinzip sind unsere Blutgefäße durchaus darauf eingerichtet, ein plötzlich ansteigendes »Verkehrsaufkommen« zu bewältigen. Sie dehnen sich aus – aus der Bundesstraße wird eine Autobahn. Schaffen die Gefäße das aber nicht mehr, dann wird es im wahren Sinn des Wortes eng: Die Blutgefäße um das Herz herum sind nicht mehr so erweiterungsfähig, dass sie die benötigte Blutmenge transportieren könnten – das »klassische« Bild der Angina pectoris.

Allerdings kann sich diese Enge auf sehr unterschiedliche Weise bemerkbar machen: Es kann tatsächlich ein Gefühl der Enge in der Brust sein, so als würde dort etwas zusammengepresst, es kann aber auch ein Brennen sein oder sogar ein Schmerz, der in alle Richtungen ausstrahlt und sich manchmal gar nicht in der Brust, sondern an einer ganz anderen Stelle (etwa im Kieferbereich) bemerkbar macht. Und Frauen empfinden die Angina pectoris oft noch ganz anders, etwa als ein Gefühl der Unruhe im Brustbereich (Grafiken Seite 148).

Nach alldem dürfte das Problem auf der Hand liegen: Die Symptome einer Angina pectoris sind so vielfältig und unterschiedlich, dass sie als Warnsignal nur bedingt etwas taugen. Asthmatiker zum Beispiel halten einen Angina pectoris-Anfall oft für einen ihnen ja vertrauten Asthma-Anfall. Oder man

Die Symptome der Angina pectoris sind vielfältig

Schmerzbereiche bei Angina pectoris

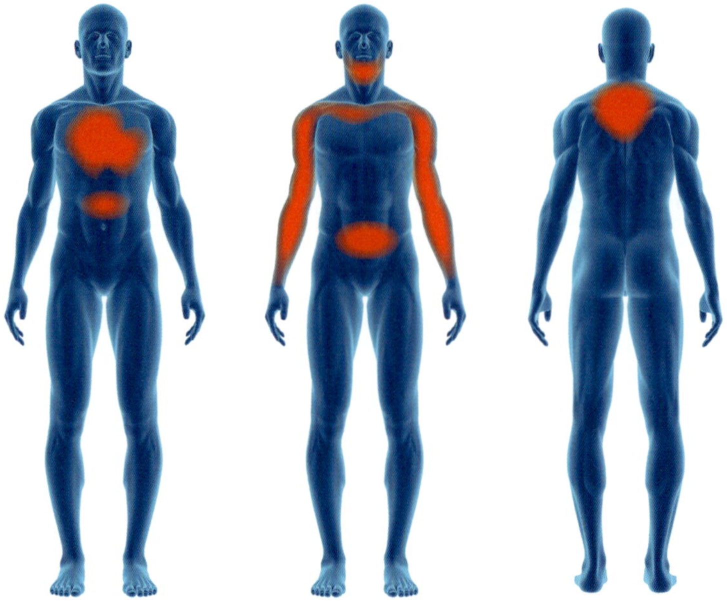

Typisch sind Schmerzen im gesamten Brustraum. Schmerzen im oberen Bauchraum treten eher bei Älteren und bei Frauen auf.

Bei vielen Menschen strahlen die Schmerzen in die Arme (vor allem den linken Arm) und/oder in den Unterkiefer aus. Schmerzen im unteren Bauchbereich sind eher selten.

Es kann aber auch zu Schmerzen im oberen Rückenbereich kommen.

macht ein etwas massiveres Sodbrennen verantwortlich. Es kommt sogar vor, dass sich ein Patient bei seinem Zahnarzt anmeldet, der dann natürlich nichts finden kann.

Insbesondere diese Eigenart, Schmerzen in ganz anderen Körperbereichen als der Brust auszulösen, macht die Angina pectoris zu einer ziemlich heimtückischen Angelegenheit. Eine kleine Hilfe kann es sein, sich klarzumachen, dass Angina pectoris immer zusammen mit erhöhten Belastungen (körperlich oder auch psychisch) auftritt. Wer also immer dann

Zahnschmerzen (oder auch Schmerzen in den Kieferhöhlen) bekommt, wenn er einen Berg hochläuft oder stark unter Stress steht, sollte daran denken, dass es das *Herz* sein könnte, das sich da bemerkbar macht.

Herzinfarkt – Totalverschluss, Schmerzen, Todesangst

Zu allem Überfluss ist es aber nicht nur so, dass sich die Angina pectoris-Symptome auf höchst unterschiedliche Weise bemerkbar machen, manchmal merkt ein Patient sogar *nichts* davon. Insbesondere Diabetiker sind immer in dieser Gefahr. Das kann dann sogar bis zu einem »stummen Herzinfarkt« gehen, einem Herzinfarkt, der komplett unbemerkt bleibt.

Der Herzinfarkt

So viel wissen wir dazu schon: Das Herz will eine angeforderte Leistung erbringen, bekommt aber die dafür benötigte Energie nicht zugeliefert. So weit, so richtig – und genau wie bei einer Angina pectoris. Was den Herzinfarkt so viel schmerzhafter, angstauslösender und lebensbedrohlicher macht, ist, dass es bei der Angina pectoris »nur« zu einer *Verengung* im Bereich der Herzkranzgefäße kommt, bei einem Herzinfarkt aber zu einem plötzlichen *Totalverschluss*.

Deshalb treten auch die Symptome, die wir von der Angina pectoris her bereits kennen, beim Herzinfarkt in einer viel massiveren, dramatischeren Weise auf: Da ist nicht nur dieses bedrückende Gefühl der Enge, sondern die schiere Todesangst. Auch die Schmerzen sind sehr, sehr viel stärker als bei der Angina pectoris.

Beides hängt natürlich miteinander zusammen und verstärkt sich gegenseitig. Die extremen Schmerzen lösen das Gefühl der Todesangst aus, die höchstmögliche Form des Stresses. Das heißt, unser vegetatives Nervensystem wird sofort den Sympathikus »hochfahren«, wozu fatalerweise eine Verengung der Blutgefäße gehört. Kontraproduktiver könnte unser Körper gar nicht reagieren. Auch die ohnehin schon fast unerträglichen Schmerzen werden so noch einmal gesteigert.

Angina pectoris oder Herzinfarkt, die Ursachen sind stets die gleichen

Deshalb ist die wichtigste und wirksamste Erstmaßnahme bei einem Herzinfarkt auch immer die Schmerzbekämpfung. Nur wenn der Schmerz durch das Spritzen von Morphium umgehend bekämpft wird, kann der beschriebene Teufelskreis durchbrochen werden. Kurzum: Im Fall eines Herzinfarkts bleibt also nur, die »112« anzurufen!

Hauptursachen: Arteriosklerose und Sympathikus

Schauen wir etwas genauer auf die Ursachen für den Herzinfarkt und auch für die Angina pectoris:

- Bei der »Enge in der Brust« sind die Blutgefäße um das Herz herum so verengt, so unflexibel, dass sie das Herz bei steigenden Leistungsanforderungen nicht mehr ausreichend versorgen können.
- Ein Herzinfarkt hingegen wird ausgelöst, wenn eines oder mehrere dieser Gefäße von jetzt auf gleich komplett verschlossen werden.

Für beides, für Verengung und Verschluss, kann es im Prinzip zwei unterschiedliche Ursachen geben:

1. Die bekanntere davon ist die Arteriosklerose, also eine Verengung und Versteifung der Arterien. Dabei bilden sich in den Gefäßen Ablagerungen, die sogenannte Plaque. Diese Ablagerungen verengen das Gefäß nicht nur, sondern verringern auch seine Dehnungsfähigkeit und steigern darüber hinaus noch das Risiko, dass sich Blutgerinnsel bilden. Mehr müssen wir im Moment noch nicht darüber wissen; ich komme aber noch einmal ausführlicher darauf zurück.

Dass auch ein »hochgefahrener« Sympathikus Gefäße verengen kann, ist keine Überraschung, schließlich ist das seine Aufgabe. Weniger bewusst ist uns, dass ein dauerhaft angespannter Sympathikus auch zu einer entsprechend längerfristigen Engstellung der Blutgefäße führen kann – und damit auch zu einem Angina pectoris-Anfall.

Der zu aktive Sympathikus allein kann einen Herzinfarkt bewirken

Und wenn es ganz übel kommt, dann kann ein »überbordender« Sympathikus sogar ganz allein (also bei an sich ausreichend flexiblen, erweiterungsfähigen Blutgefäßen) einen kompletten Gefäßverschluss bewirken und damit einen Herzinfarkt auslösen.

2. Die zweite Ursache ist nicht so selten, wie man vielleicht glauben könnte. Bereits 1988 haben New Yorker Wissenschaftler im Rahmen einer umfangreichen Untersuchung aufgezeigt, dass nur bei einem Drittel (!) der an einem Herzinfarkt Erkrankten infarkt-typische Veränderungen an den großen Herzkranzgefäßen zu erkennen waren. Arteriosklerose der großen Gefäße konnte in diesen Fällen als Ursache also nahezu ausgeschlossen werden.[23] Klar ist allerdings, dass zu diesem Thema noch längst nicht alle Fragen abschließend geklärt sind, auch wenn es auf den ersten Blick so scheint.

Der naheliegende Verdacht, dass in nicht wenigen dieser Fälle ein zu dominanter Sympathikus (bei eventuell vorgeschädigten Blutgefäßen des Herzens) die direkte Ursache für Angina pectoris-Anfälle und Herzinfarkte ist, wird unter anderem auch dadurch erhärtet, dass Herzinfarkte oft und gerne in den frühen Morgenstunden (also gegen ungefähr 5.00 Uhr) auftreten – denn:

Die stressmachenden Aufgaben des Tages – und vielleicht auch die Sorgen – melden sich mit dem Aufwachen. Wie heißt es so schön in einem alten Schlager? »Guten Morgen, liebe Sorgen, seid ihr auch schon wieder da?«

23 Ambrose/Tannenbaum/Alexopoulos/Hjemdahl-Monsen/Leavy/Weiss-Borrico/Gorlin/Fuster (1988), Angiographic Progression of Coronary Artery Disease and the Development of Myocardial Infarction

Arteriosklerose und (zu) dominanter Sympathikus

Der Sympathikus wird also nach einer nächtlichen Ruhephase wieder aktiv. Er übernimmt die Herrschaft über das vegetative Nervensystem, die Anspannung im Herz-/Kreislaufsystem wird erhöht, der Blutdruck steigt. Schießt diese an sich ja vernünftige und nützliche Anspannung dann übers Ziel hinaus, kann dies in der Tat zu einer stärkeren Verengung der Blutgefäße führen bis hin zu einem Totalverschluss.

Es sind also nicht immer so greifbare Dinge wie eine Arteriosklerose oder gar ein Blutgerinnsel, die einen Angina pectoris-Anfall oder einen Herzinfarkt auslösen, auch Stress kann ein direkt wirkender Faktor sein. In der Praxis allerdings tritt meist beides zusammen auf:

1. Die Gefäße sind verhärtet und verengt, die Anforderungen an das Herz steigen durch körperliche Anstrengung oder Stress.
2. Der Sympathikus wird angeworfen, will durch Verengung der Gefäße mehr Leistung aus dem Körper herauskitzeln, der Blutdruck steigt noch weiter – wir kennen diesen Teufelskreis bereits.

Aber auch die Kombination Arteriosklerose/Stress führt glücklicherweise nicht immer und zwangsläufig zu Angina pectoris oder gar zu einem Herzinfarkt. Das liegt daran, dass unser Körper über ziemlich schlaue Kompensationsmöglichkeiten verfügt:

Hilfreiche »Umleitungen«

Unser Körper kann eine allmähliche Verengung von Gefäßen dadurch ausgleichen, dass er bereits zart vorhandene »Umleitungen« zu kräftigen Gefäßen umbaut. Das ist mal wieder wie im Straßenverkehr: Wenn die Autobahn verengt oder ganz gesperrt ist, kann die Situation auch dadurch entspannt werden, dass der Verkehr über andere Straßen umgeleitet wird.

Die Entstehung von Kollateralen

Wenn es auf den »Hauptwegen« zu eng wird, helfen Umleitungen

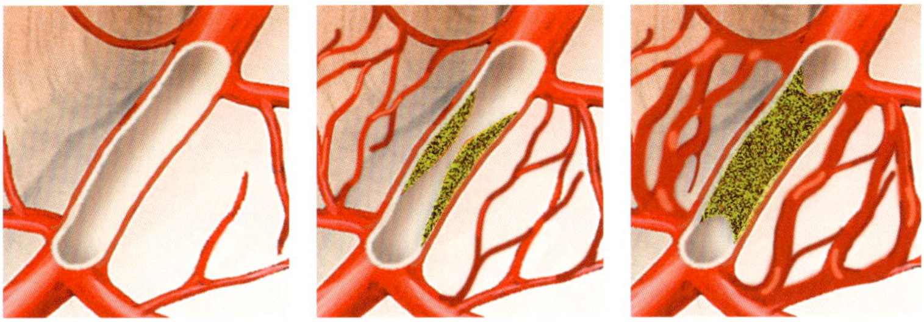

Voll funktionsfähige Herzkranzarterie, mit abzweigenden, kleinen Gefäßen zur Versorgung der Muskulatur »in der Fläche«

Teilweise verschlossene Herzkranzarterie, bei der die Ausbildung von Kollateralen bereits begonnen hat

Komplett verschlossene Herzkranzarterie – die Kollateralen haben die Zirkulationsfunktion vollständig übernommen

Wie gut das funktioniert, hängt natürlich davon ab, wie ausgebaut das Straßennetz ist. Gibt es nur einen holprigen Feldweg als Umleitung, ist ein massiver Stau vorprogrammiert – von flüssigem Verkehr und einer ausreichenden Versorgung kann nicht die Rede sein. Gibt es aber eine komfortable Ausweichstrecke oder alternativ mehrere kleine Umleitungen, sind die Auswirkungen der verengten oder gesperrten Stelle nicht weiter dramatisch.

Genauso ist es auch bei unseren Blutgefäßen: Gibt es ein ausreichend verzweigtes Netz von Gefäßen (Ausdauersportler zum Beispiel haben das sehr oft), dann macht es wenig aus, wenn eines dieser Blutgefäße (aus welchen Gründen auch immer) verengt oder verstopft ist. Unser Körper ist darüber hinaus potenziell in der Lage, über einen Zeitraum von einigen Wochen oder Monaten neue Umleitungen zu schaffen, wenn sich an irgendeiner Stelle eine Verengung ankündigt – medizinisch korrekt heißen diese Umleitungen, ich erwähnte es schon, »Kollaterale«.

Merken wir uns also jetzt schon einmal: Alles, was die Ausbildung eines Netzes von Kollateralen fördert, ist gut für uns,

Jeder Angina pectoris-Anfall bewirkt eine Schädigung des Herzmuskels

vor allem aber eine hervorragende Vorbeugung gegen Angina pectoris und Herzinfarkt. Kurz und knapp:

- Je besser ausgebaut das Netz der Blutgefäße/Kollaterale ist, desto weniger gefährlich sind mehr oder weniger plötzlich auftretende Engstellen.
- Je eher der Körper auf drohende Verengungen reagieren kann, desto besser stehen die Chancen, dass er noch rechtzeitig Kollaterale anlegen kann.

Schädigung des Herzmuskels verhindern

Es gibt noch etwas, das wir nicht außer Acht lassen dürfen: Bei jedem Angina pectoris-Anfall kommt es neben der Gefäßverengung und den damit verbundenen Symptomen auch zu winzigen Schädigungen des Herzmuskels. Jede einzelne dieser Schädigungen ist nicht weiter schlimm, in der Summe aber führt dieser Prozess zu einer Schwächung des Herzens (mehr dazu im Kapitel ab Seite 198).

Konkret heißt das für Arzt und Patient: Selbstverständlich muss es immer Ziel einer langfristigen Therapie sein, das Auftreten von Angina pectoris-Anfällen ganz zu vermeiden, aber wenn es zu einem akuten Anfall kommt, dann muss es vor allem darum gehen, die dadurch ausgelösten Schädigungen des Herzmuskels möglichst gering zu halten. Anders ausgedrückt: Ist es akut, dann sollte der Angina pectoris-Anfall so schnell wie möglich beendet werden.

Das dafür wirksamste Mittel ist der Nitro-Spray. Unter die Zunge gesprüht, sorgt der enthaltene Wirkstoff dafür, dass umgehend die Blutgefäße im Körper weit gestellt werden. Der Wirkstoff übernimmt also die Rolle des entspannenden Parasympathikus, wenn im Zuge eines Angina pectoris-Anfalls der anspannende, die Blutgefäße verengende Sympathikus übermächtig geworden ist, und wenn der Parasympathikus allein es nicht schafft, gegenzusteuern.

Ehe wir uns im übernächsten Kapitel einige spannende und hier in Deutschland nur wenig bekannte Therapiemöglichkeiten genauer anschauen, müssen wir erst noch einen Blick auf eine Diagnose-/Behandlungsmethode werfen, die inzwischen bei fast allen Herzproblemen zum Einsatz kommt. Ich spreche vom Herzkatheter oder genauer von Herzkatheter-*Untersuchungen*, die einerseits ein wahrer Segen sind und wirklich viele Leben gerettet haben, andererseits aber auch kritisch hinterfragt werden müssen. Aber ich will nicht vorgreifen. Machen Sie sich selbst ein Bild …

Herzkatheter-untersuchungen – einerseits ein Segen, andererseits …

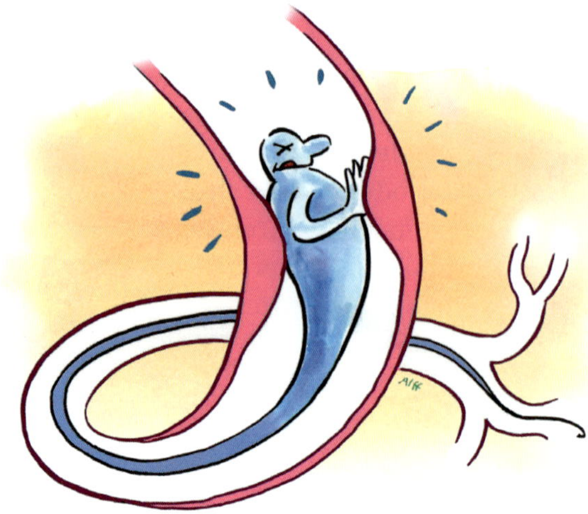

»Allzweckwaffe« Herzkatheter?

Egal, ob sich ein Blutgefäß irgendwo im Umfeld des Herzens verengt (= Angina pectoris) oder sich sogar komplett verschlossen hat (= Herzinfarkt), egal auch, aus welchen Gründen dies geschehen ist, medizinisch muss etwas unternommen werden. Heutzutage wird dazu regelmäßig ein Herzkatheter eingesetzt.

Das ist mittlerweile – jedenfalls in Deutschland – schon deshalb keine große Sache mehr, weil es hierzulande ein dichtes Netz medizinischer Einrichtungen gibt, die dazu rund um die Uhr in der Lage sind.

Um es gleich vorab unmissverständlich klarzustellen: Der Herzkatheter ist eine der größten medizinischen Errungenschaften der letzten 50 Jahre! Ganz ohne Frage hat er vielen, vielen Menschen das Leben gerettet. Und das ist so, weil es im Fall eines akuten Herzinfarkts entscheidend darauf ankommt, möglichst schnell die Versorgung des betroffenen Herzmuskels mit Blut wieder sicherzustellen.

Herzkatheter im Praxiseinsatz

Routineeingriff mit geringem Risiko

Zunächst muss die verengte oder verschlossene Stelle genau lokalisiert werden. Ein Röntgengerät kann ein Blutgefäß allerdings nur dann sichtbar machen, wenn das strömende Blut mit einem Kontrastmittel angereichert wird. Dafür braucht es eine dünne »Rohrleitung«, durch die das Kontrastmittel gezielt in eine der beiden Herzkranzarterien gepumpt werden kann.

Um das zu ermöglichen, wird ein »Zugang« zu einer Arterie gelegt, eine »Schleuse«, die es einerseits erlaubt, einen Katheter in die Arterie zu schieben, und die andererseits verhindert, dass Blut aus der geöffneten Arterie heraussprudelt, etwa wenn der Katheter wieder herausgezogen wird.

Durch diese Schleuse wird dann ein dünnes Röhrchen – der Katheter – durch das verzweigte System der Arterien bis in die Nähe des Herzens geschoben. Das hört sich ziemlich kompliziert und vielleicht sogar gefährlich an, aber der Katheter ist erstens passend zum Verlauf der Arterien vorgeformt (sodass er quasi »von allein« den richtigen Weg findet) und ist zweitens so flexibel, dass es zu Verletzungen der Gefäßwände eigentlich nicht kommen kann. Kurzum: Die Herzkatheter-Untersuchung ist in der Tat und seit langem eine Routineuntersuchung mit geringem – wenn auch nicht ganz ohne – Risiko.

Ausgangspunkt für diese Untersuchung ist heute nahezu immer die Handgelenksarterie und nicht mehr – wie früher – eine Arterie in der Leistengegend.

Sobald der Katheter am Eingang zum Beispiel der linken Herzarterie angekommen ist, wird durch ihn das Kontrastmittel eingespritzt. Danach wird das Gleiche mit einem anders vorgeformten Katheter bei der anderen Herzarterie wiederholt.

Ehe der andere Katheter zum Einsatz kommt, wird der Kardiologe jedoch durch den ersten Katheter einen »Führungsdraht« schieben, über den dann ein eventuell folgender

Untersuchung und Behandlung direkt »vor Ort«

Herzkatheter im Einsatz

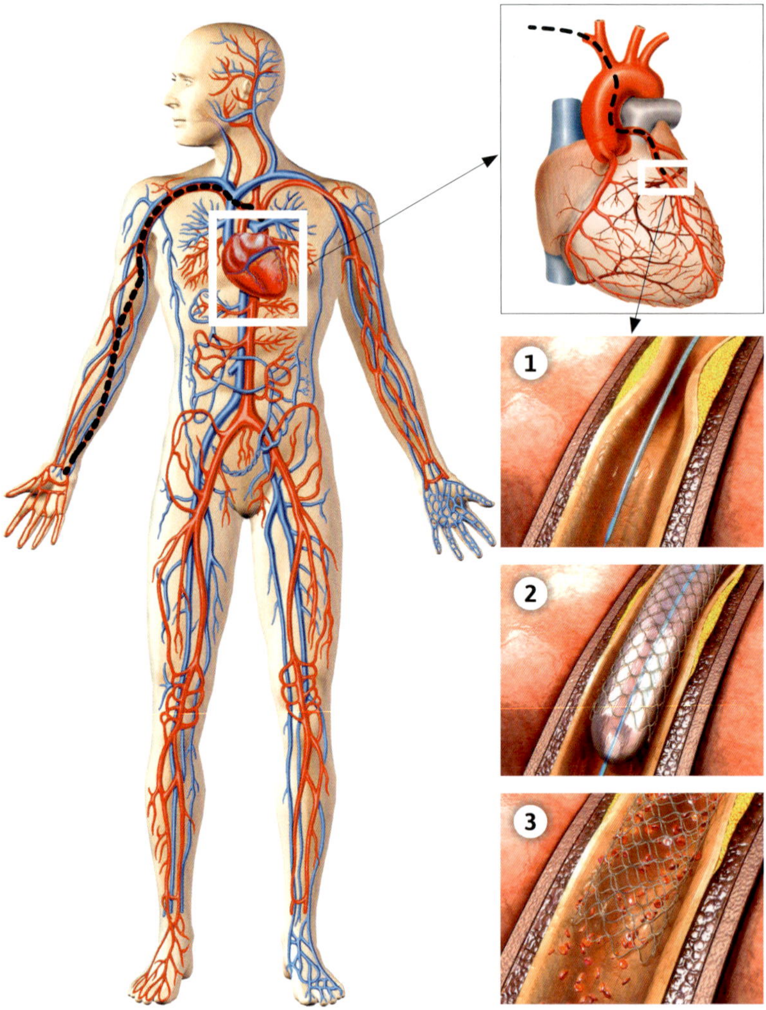

Der Herzkatheter wird üblicherweise in die Arterie am Handgelenk eingeführt und von dort zur Aorta und weiter in einer der beiden großen Herzarterien bis zur Engstelle geführt. Der sehr dünne Diagnosekatheter wird dann durch einen etwas festeren »Werkzeug«-Katheter ersetzt (1), über den der »Ballon« zum Aufweiten der Engstelle vor Ort geleitet wird (2). Zugleich damit wird der Stent gesetzt, der die Arterie wieder durchgängig macht (3).

mehrfacher Katheterwechsel viel leichter und nahezu ohne Risiko möglich ist.

Herzkatheteruntersuchung – im akuten Notfall unverzichtbar und lebensrettend

Der Kardiologe kann jetzt also sehr genau sehen, welche Arterie wo verengt oder verschlossen ist. Findet er eine behandlungsbedürftige Engstelle oder einen Verschluss, dann ersetzt er den dünnen Diagnose-Katheter durch einen etwas stärkeren. Der bisherige Führungsdraht wird entfernt und durch einen neuen ersetzt, der zwar flexibel, aber doch fest genug ist, um (unter laufender Röntgenkontrolle) bis zu der Eng- oder Verschlussstelle geführt werden zu können und diese dann zu weiten. Damit ist eine Art Schiene gelegt, über die ein festerer und dickerer »Werkzeugdraht« (der sogenannte Dilatationskatheter) bis zu seinem Einsatzort gelangen kann.

Auf diesem Weg kann dann beispielsweise ein winziger »Ballon« in eine Eng- oder Verschlussstelle geschoben und dort mit Flüssigkeit aufgepumpt werden, um so die Arterie zu dehnen. Unter Umständen wird zur Stabilisierung dieser Erweiterung auch noch ein Stent platziert, ein Drahtgeflecht, das sich dort zu einer Röhre erweitert, die die Arterie dauerhaft offenhalten soll (Grafik Seite 158).

Auf diese raffinierte Art und Weise kann ein akuter Herzinfarkt in einem Arbeitsgang *lokalisiert* und *behandelt* werden – ein Verfahren, das in punkto Schnelligkeit und Sicherheit unschlagbar ist. Also noch einmal: Im Fall eines akuten Herzinfarkts ist der Einsatz eines Herzkatheters das Mittel der Wahl und sehr oft lebensrettend!

Nach dieser (hochverdienten) Lobeshymne folgt allerdings – Sie ahnten es schon – ein ziemlich großes »Aber«.

Herzkatheter immer sinnvoll?

Von den rund 750 000 Herzkatheter-Einsätzen pro Jahr in Deutschland dienen bei weitem nicht alle der Behandlung eines akuten Herzinfarkts. Oft wird der Herzkatheter zu rein diagnostischen Zwecken verwendet, etwa um die beginnende

Alternative Diagnose- und Therapie-möglichkeiten

Verengung eines Herzgefäßes frühzeitig zu erkennen. Tatsächlich ist es aber so, dass nur bei 20 Prozent dieser Herzkatheter-Einsätze auch ein Stent eingesetzt wird. Im Umkehrschluss heißt das, dass bei 80 Prozent der Herzkatheter-Patienten *keine Engstelle* und erst recht *kein Verschluss* vorliegt – jedenfalls nicht an den größeren Herzgefäßen.

Da fragt man sich doch, wie es dazu kommen kann, dass so oft zum aufwändigen, teuren und durchaus nicht risikofreien Mittel der Herzkatheter-Untersuchung gegriffen wird, obwohl sich das im Nachhinein bei vier Fünftel (!) aller Fälle als eigentlich unnötig herausstellt.

Nun, der Weg bis zum Einsatz des Herzkatheters sieht in der Regel so aus: Im Rahmen erster Untersuchungen zeigt zum Beispiel ein Belastungs-EKG, dass das Herz eines Patienten offensichtlich nicht in der Lage ist, auf eine erhöhte Belastung – also auf gesteigerte Leistungsanforderungen – entsprechend kraftvoll zu reagieren. Das führt zu der durchaus begründeten Vermutung, dass dafür eine Engstelle in den Herzkranzgefäßen verantwortlich sei. Also wird eine Herzkatheter-Untersuchung verordnet.

Die erste Frage, die sich hier stellt, ist also die, ob es nicht weniger aufwändige und invasive Möglichkeiten gibt, um herauszufinden, ob ein Infarkt oder eine Angina pectoris vorliegen und ob ein Herzkatheter-Einsatz überhaupt notwendig ist (dazu gleich noch mehr).

Es gibt aber noch einen zweiten wichtigen Grund, hinter eine allzu rasch verordnete Herzkatheter-Untersuchung ein großes Fragezeichen zu setzen: Selbst wenn diese Untersuchung *keinen* behandlungsbedürftigen Befund ergibt (was ja fast schon der Regelfall ist), so heißt das *nicht* zwingend, dass alles in Ordnung ist. Es heißt nur, dass die Ursache für das Schwächeln des Herzens mit Hilfe *der Herzkatheter-Untersuchung* nicht gefunden werden konnte. Und das hat den schlichten Grund, dass mit dieser Methode nur Probleme in den großen Herzgefäßen sichtbar gemacht werden können:

»Sichtbarkeits«-Grenzen bei der Herzkatheter-Untersuchung

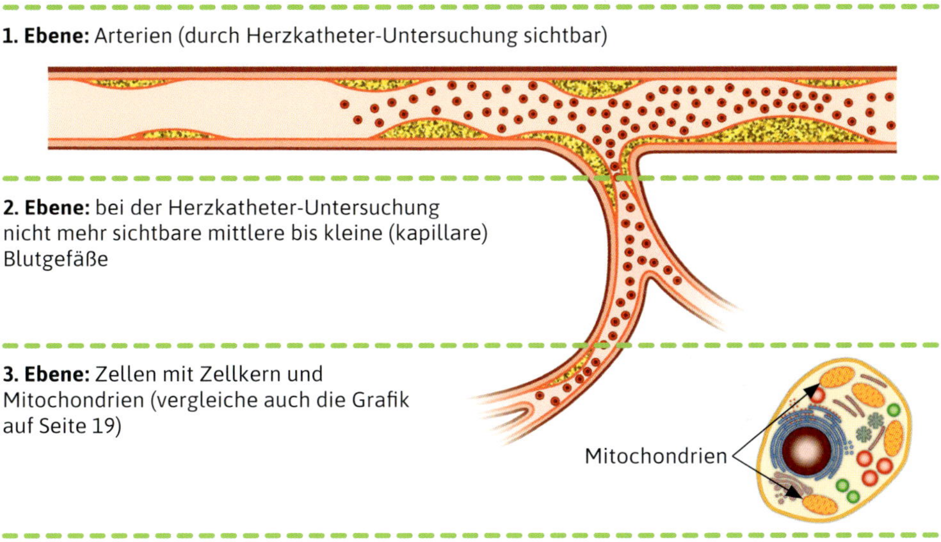

Keine Beseitigung der eigentlichen Ursachen

Aber kehren wir zunächst zu den Fällen zurück, in denen durch die Herzkatheter-Untersuchung in einer oder meist sogar in mehreren größeren Arterien des Herzens Engstellen entdeckt wurden, die möglicherweise über kurz oder lang zu Angina pectoris-Anfällen oder zu einem Herzinfarkt führen werden. Um dem vorzubeugen, werden diese Engstellen mit Hilfe des Herzkatheters geweitet und vielleicht auch mit einem Stent stabilisiert. Das klingt nach einer guten Idee ...

Das Problem liegt nur darin, dass eine solche mechanische Aufweitung eines Blutgefäßes meist nicht lange vorhält – und außerdem nicht unerhebliche Nebenwirkungen haben kann. Kurzum:

Als akute Behandlung ist der Herzkatheter unverzichtbar, oft sogar lebensrettend, für eine langfristig wirkende Besserung der eigentlichen Ursachen aber taugt er kaum.

Was kurzfristig hilft, muss langfristig nicht unbedingt sinnvoll sein

Wir erinnern uns: Es gibt vielfältige Gründe dafür, dass sich Blutgefäße des Herzens (und nicht nur die des Herzens) verengen oder sogar komplett verschließen. Aber welche dieser Ursachen im Einzelfall auch immer zutreffen mag, sie wird durch die mechanische Aufweitung und Stabilisierung eines Blutgefäßes am Herzen überhaupt nicht beeinflusst. Und selbst wenn der eingesetzte Stent an seinem Ort die Arterie dauerhaft offen halten sollte (was durchaus nicht immer so ist), so kann er doch auf keinen Fall verhindern, dass an einer anderen Stelle der Herzgefäße eine neue Engstelle entsteht, die sich zum Totalverschluss entwickeln kann. Schließlich wurden die Ursachen für diese Entwicklung durch Katheter und Stent ja nicht beseitigt …

Und das ist nicht alles: Immer wieder wird bei der Behandlung akuter Herzinfarkte durch Herzkatheter/Stent festgestellt, dass es in der Folge bisweilen zu schwierig zu behandelnden Herzrhythmusstörungen kommt. Nicht selten konnte zudem beobachtet werden, dass ein ungleichmäßig durchblutetes Herz nach der Wiederherstellung der Durchblutung (durch einen Stent) entgegen den Erwartungen seinen ungestörten Betrieb nicht gleich wieder aufgenommen hat, sondern dass es eine ganze Weile gedauert hat, bis die gewünschte Wirkung endlich auftrat.

Als dieser überraschende Effekt näher erforscht wurde, stellte man dann übrigens fest, dass die Zellen des Herzens ihre Aufgabe, sich zusammenzuziehen und wieder locker zu lassen (also den Herzmuskel arbeiten zu lassen), trotz der wiederhergestellten Durchblutung einfach nicht mehr erfüllen konnten.

Die Zellen – oder vielmehr die in ihnen wirkenden Mitochondrien – waren zu sehr geschwächt.

Sie erinnern sich: Die Zellen des Herzens enthalten besonders viele der Mini-Kraftwerke und sind deshalb auch besonders betroffen, wenn diese ihre Arbeit nicht mehr ordnungsgemäß erledigen können.

Um es noch einmal zu betonen: Auch dieser Befund ändert nichts daran, dass bei einem akuten Herzinfarkt der Einsatz eines Herzkatheters alternativlos ist. Geht es jedoch *allein* um die *Diagnose* der Erkrankung, dann sieht das ganz anders aus. Es gilt also, nach Alternativen zu suchen.

Alternative Diagnose-»Werkzeuge«

Weitere Untersuchungsmethoden

Vor allem die Computertomographie (CT), die eine zweidimensionale Darstellung etwaiger Verkalkungen liefert, gewinnt immer mehr an Bedeutung. Allerdings erscheinen Ablagerungen im Computertomogramm oft wuchtiger, als sie in Wirklichkeit sind, weil es bei dieser Darstellung eben immer auch auf den Betrachtungswinkel ankommt. Die Gewichtung, ob es sich im konkreten Fall um eine ausgeprägte oder eher geringfügige Verengung handelt, macht also (noch) große Schwierigkeiten. Dennoch wird die CT den Herzkatheter als Diagnosewerkzeug wohl immer öfter ersetzen, zumal sie auch immer präzisere und detailliertere Bilder liefert.

Dabei sollten wir aber nicht vergessen, dass die sowohl bei Herzkatheter-Untersuchungen als auch bei der CT eingesetzten Kontrastmittel nicht immer und von jedem problemlos vertragen werden. Die Strahlenbelastung allerdings ist bei der CT inzwischen geringer als bei einer Herzkatheter-Untersuchung.

Neben diesen beiden Untersuchungsmethoden gibt es inzwischen aber auch eine ganz neue Möglichkeit einer tiefblickenden, raschen und risikolosen Diagnostik: die Cardiogoniometrie (cardio = das Herz betreffend, Goniometrie = Rechnen mit Winkelfunktionen). Dabei handelt es sich um eine auch in Fachkreisen noch weitgehend unbekannte Weiterentwicklung des EKGs.

Die Cardiogoniometrie arbeitet, wie das EKG auch, mit der Erfassung der elektrischen Herzströme, erlaubt es jedoch, durch den Einsatz spezieller mathematischer Verfahren in

Möglichkeiten der Cardiogoniometrie

Der obere Teil der Bildschirmansicht zeigt das klassische EKG – hier eines gesunden jungen Mannes. Darunter sind die Ergebnisse des »dreidimensionalen EKGs« zu sehen.

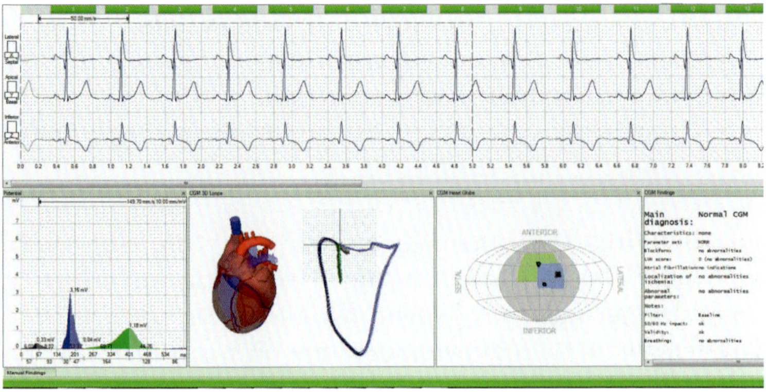

Vergleich der Ergebnisse eines jungen, gesunden Mannes mit denen eines schwer Herzkranken

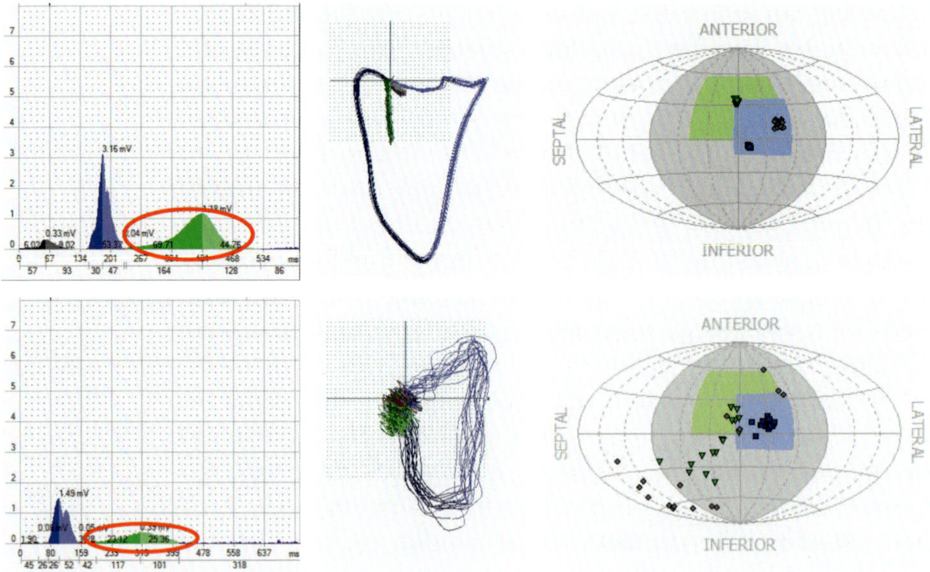

Diese Grafik zeigt die »Power« des Herzens – deutlich erkennbar, wie schwach die Energie des herzkranken Patienten nur noch ist.

Jede Linie zeigt die Charakteristik eines Herzschlags – je größer die »Streuung«, desto schwächer das Herz.

Die einzelnen Messpunkte sollten sich dicht beieinander in der grünen und der blauen Fläche befinden, wie das im oberen Bild zu sehen ist, und keinesfalls so weit streuen wie beim unteren Bild.

Sekundenschnelle zu erkennen, ob ein Herz *grundsätzlich* ruhig und geordnet arbeitet, oder ob es – zum Beispiel wegen Sauerstoffmangels (Ischämie) – unter Stress steht.

Cardiogoniometrie liefert ein Gesamtbild zum Zustand des Herzens

Anders als bei einer Herzkatheter-Untersuchung und/oder einer Computertomographie – die ja nur Probleme mit den großen Gefäßen sichtbar machen können – kann die Cardiogoniometrie ein *Gesamtbild* aller Gefäße und des Stoffwechsels in den Herzzellen (eingeschlossen den Zustand der Mitochondrien) liefern, was mit Blick auf eine längerfristig wirksame Therapie außerordentlich wichtig ist.

Andererseits – und das darf nicht verschwiegen werden – hat die Cardiogoniometrie gegenüber der CT und der Herzkatheter-Untersuchung neben großen Vorteilen (sie funktioniert schnell, nebenwirkungsarm und preiswert) auch den Nachteil, dass sie uns nicht *genau* sagen kann, an welchem Ort des Herzens das auslösende Problem zu finden ist, und ob es sich um ein Gefäßproblem oder um eines der Mitochondrien handelt.

So ist die Cardiogoniometrie vor allem für die Eingangsdiagnostik und als rasch durchführbare Überprüfung im Therapieverlauf geeignet. Es lohnt sich also, einen näheren Blick zu riskieren. Auf der Seite 164 können Sie sich einen Eindruck von dem verschaffen, was diese Methode zu »liefern« in der Lage ist

Unsere gemeinsame Erkenntnisreise hat uns damit schon sehr weit geführt – vom Innersten einer Körperzelle über die diversen mehr oder weniger konventionellen Therapieansätze bis hin zum Gesamtblick auf das Herz-/Kreislaufsystem. Es ist also an der Zeit, eine Therapieform kennenzulernen, die zwar alles andere als neu, hierzulande aber noch fast unbekannt ist. Sie dürfen gespannt sein …

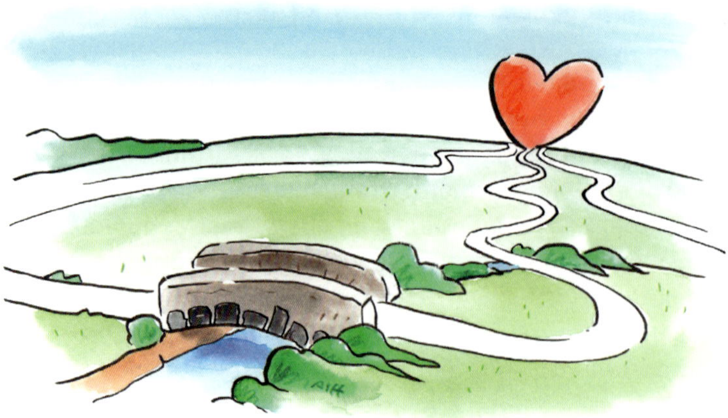

Die EECP-Therapie – klassisch und erweitert

Die folgende Situation kennen Sie ja schon, wenn auch hoffentlich nicht aus eigener Erfahrung:

Einer der Transportwege, über die das Herz mit den benötigten »Lebensmitteln« – den Brennstoffen, wenn man so will – versorgt wird, ist zu eng geworden, um den beträchtlichen Energiebedarf der Herzmuskeln (deren Zellen immerhin zu einem Drittel aus Mitochondrien bestehen) zu befriedigen. Oder so ein Transportweg ist komplett verschlossen, ein Teil der Herzmuskeln also komplett von der Brennstoffzufuhr abgeschnitten.

Kommt so etwas sehr plötzlich, dann können die Folgen, wie wir wissen, dramatisch sein: Angina pectoris oder – ganz übel – Herzinfarkt. Üblicherweise wird dann die Verengung oder der Verschluss im Rahmen einer Herzkatheter-Untersuchung aufgeweitet und diese Erweiterung vielleicht auch noch durch einen Stent stabilisiert.

In schweren Fällen kann auch eine Bypass-Operation nötig werden. Dabei wird dann ein Stück einer körpereigenen Vene oder Arterie irgendwo entnommen und als Umleitung in das System der Herzgefäße eingefügt – was eine aufwändige Operation erfordert.

Der Körper kann »biologische Bypässe« anlegen

Solche Bypässe kann unser Körper, wenn er genügend Zeit hat, aber auch selbst anlegen – das sind die sogenannten Kollaterale, von denen wir ja schon gesprochen haben. Aber erstmal ein kurzer Blick zurück:

Bezogen auf den Bluthochdruck haben wir uns bisher, grob zusammengefasst, mit zwei Therapieansätzen beschäftigt …

1. Medikamente, die den zu hohen Blutdruck allgemein herunterregulieren und dadurch eventuell gefährlich werdende Druckspitzen vermeiden.
2. Maßnahmen zur Stärkung unseres Energiehaushalts (also der Mitochondrien); wenn es denn nötig ist, was meist der Fall sein wird, weil ein geschwächter Energiehaushalt eine recht häufige Ursache für Bluthochdruck ist. Außerdem ist eine Stärkung des Energiehaushalts eigentlich immer nützlich.

Zur Behandlung der Angina pectoris brauchen wir aber noch einen weiteren Therapieansatz:

3. Unser Körper muss dazu angeregt werden, schon vorsorgend in seinem Gefäßsystem so viele Umleitungen anzulegen wie möglich – körpereigene »biologische Bypässe«, wenn Sie so wollen. Je zahlreicher und ausgebauter diese Kollaterale sind, desto besser die Chancen, dass eine Verengung oder gar der Verschluss eines Blutgefäßes nicht dazu führt, dass Teile des Herzens ganz von der Brennstoffzufuhr abgeschnitten werden.

Damit hätten wir dann die wichtigsten Bausteine einer langfristig wirksamen Herztherapie beisammen, wobei es uns im Folgenden nun um Therapieansatz Nummer 3 gehen soll.

EECP-Therapie, in Deutschland noch kaum bekannt

Die klassische EECP-Therapie

EECP heißt: Enhanced External Counter Pulsation-Therapie. Das klingt ja schon mal ziemlich eindrucksvoll. Was es auf Deutsch bedeutet, muss ich ein wenig aufdröseln:

- enhanced = verstärkend
- external = von außen wirkend
- counter = entgegen arbeitend
- pulsation = Pulsschlag

Klingt etwas verwirrend, beschreibt aber eigentlich recht gut, worum es dabei geht: eine Therapie, die von *außen* (also ohne Eingriff wirkend) *gegen* die normale *Pulsrichtung* arbeitet. Wobei eine solche Gegenpulsation durchaus auch schon von Natur aus da ist, aber durch die EECP-Therapie deutlich *verstärkt* wird.

So. Eine ungefähre Ahnung, worum es dabei gehen könnte, haben Sie damit vielleicht schon, aber etwas ausführlicher muss ich wohl doch noch werden:

Bei der EECP-Therapie – die übrigens bereits vor über 50 Jahren in den USA entwickelt wurde – wird der Patient von den Knöcheln bis zum Becken in aufblasbare Manschetten gesteckt. Diese Manschetten werden dann im Rhythmus des Pulsschlags aufgeblasen und wieder entspannt (ein bisschen ähnlich wie bei der Manschette, die zum Blutdruckmessen benutzt wird – nur viel größer, schneller und kräftiger).

Über diese Therapieform gibt es mittlerweile sehr umfangreiche internationale Literatur, die ihre Wirksamkeit beschreibt, einschließlich einer Doppelblindstudie. Ich erwähne das hier nur deshalb, weil immer wieder behauptet wird, dass es für die EECP-Therapie keinen Wirksamkeitsnachweis gäbe.

Gesteuert wird das Aufblasen und Ablassen durch ein parallel laufendes EKG. Das vom Herzen kommende Blut pulsiert also ganz »normal« hinunter in die Beine in Richtung kleiner

EECP-Technik, schematisch

Automatische Druckluftmanschetten erzeugen eine Gegenpulsation

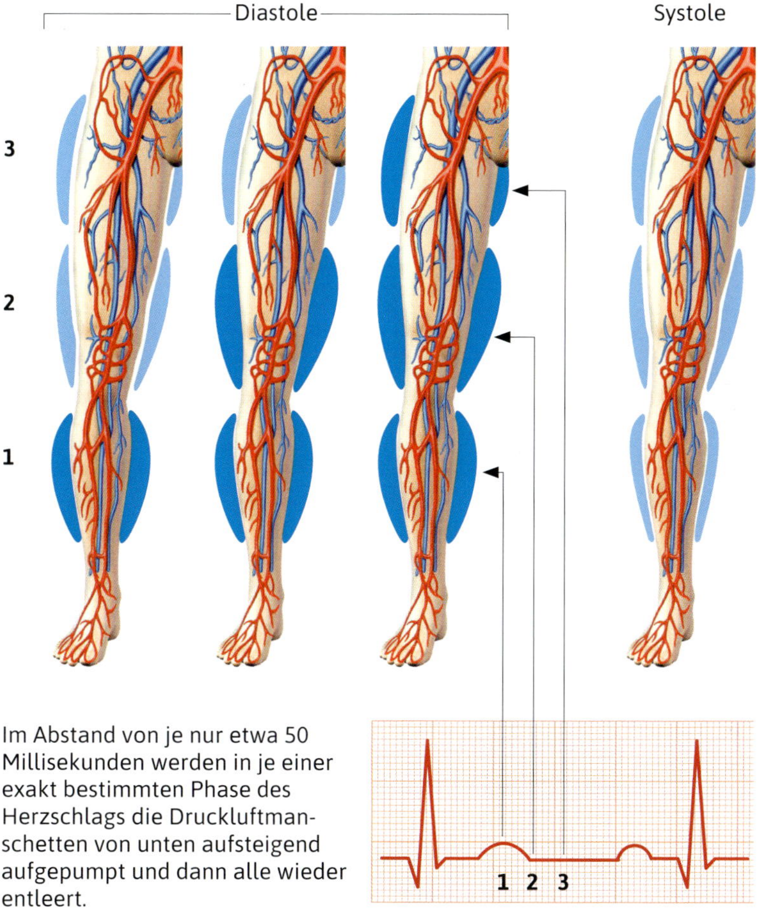

Im Abstand von je nur etwa 50 Millisekunden werden in je einer exakt bestimmten Phase des Herzschlags die Druckluftmanschetten von unten aufsteigend aufgepumpt und dann alle wieder entleert.

Zeh – das ist die Druckphase (= systolischer Blutdruck). Jedes Mal, wenn der Herzmuskel wieder nachgibt (= diastolischer Blutdruck), wird in der EECP-Maschinerie ein Impuls ausgelöst, und die Manschetten blasen sich blitzschnell von unten nach oben hochsteigend auf. Auf diese Weise wird in den Arterien eine zusätzliche pulsierende Strömung erzeugt.

Die Pulsation der Blutgefäße an den Beinen wirkt auf das gesamte Gefäßsystem

Und so sieht die EECP-Maschinerie »in echt« aus:

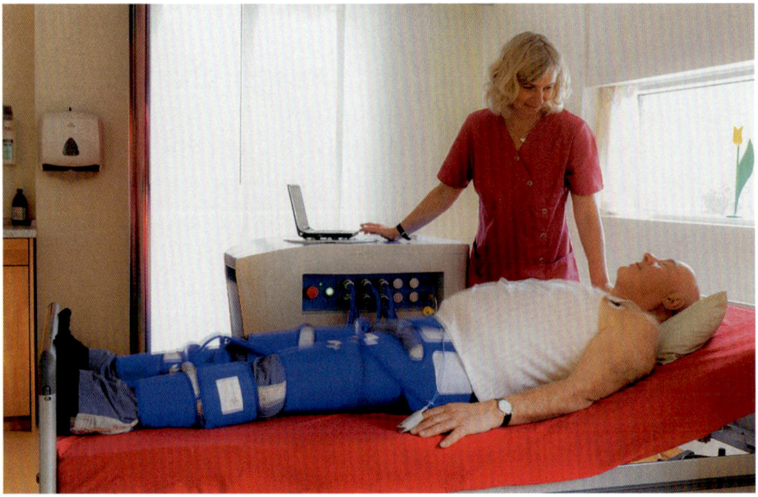

Wirkung der Gegenpulsation

Wir haben es also während der EECP-Behandlung in den Arterien der Beine mit zwei gegeneinander arbeitenden Strömungen zu tun, die sich durch das ganze Gefäßsystem fortsetzen und massierend auf die Innenwände der Arterien einwirken.

Diese Gegenpulsation hat auf die Gefäßinnenwände zunächst einen »mechanischen« Effekt. Engstellen im gesamten Gefäßsystem werden im Rhythmus des Herzschlags immer wieder ein wenig geweitet.

Gleichzeitig überträgt sich dieser Effekt auf das engmaschige Netz all der Zellen, aus denen die Arterienwände aufgebaut sind und wirkt damit auf jede einzelne dieser Zellen mit all ihren Organellen (insbesondere auf die Mitochondrien, siehe ab Seite 17).

Das funktioniert wie bei einem Maschendraht: Rüttle ich an einer Stelle, dann setzt sich diese Bewegung über das ganze Drahtgeflecht fort. Für die Zell-Organellen heißt das, dass sie allesamt – bis in die tieferen Gewebeschichten hinein – von dieser mechanischen Wirkung erfasst werden. In der Biophysik wird diese Eigenschaft übrigens – höchst technisch klingend – »Mechanotransduktion« genannt.

Die EECP-Massage löst chemische Zellprozesse aus

Die tatsächliche Wirkung geht aber weit über das rein Mechanische hinaus:

Insbesondere der Zellkern wird durch die pulsierende Gegenströmung angeregt, aktiver zu werden und bestimmte biochemische Prozesse in Gang zu bringen. Diese nützen nicht nur den Mitochondrien, sondern sie wirken auch heilend auf die stille, chronische Entzündung in den Gefäßwänden, mit der wir ja fast alle zu tun haben, auch wenn wir meist nichts davon merken.

Sie erinnern sich: Es ist diese stille, chronische Entzündung, die letztlich dafür verantwortlich ist, dass unsere Blutgefäße mit zunehmendem Alter immer steifer und unelastischer werden – bis hin zu Verengungen oder Verschlüssen. Die Wirkung der Gegenpulsation ist also eine mehrfache:

- Die Gefäßwände werden durch die massageähnlich verstärkte Pulsation rein mechanisch immer wieder gedehnt.
- Dadurch werden biochemische Prozesse ausgelöst, durch die die Zellstruktur der Gefäßwände dazu angeregt wird, nach und nach die verlorengegangene Elastizität wiederherzustellen.
- Und nicht zuletzt werden biochemische Prozesse angeregt, die eine ausgeprägte Regeneration der Mitochondrien bewirken.

Eine solche Wirkungskette (*mechanische Belastung* → *biochemische Prozesse* → *gezielte Wachstumsentwicklung*) ist an sich auch gar nichts Ungewöhnliches, sondern in der Biologie seit langem bekannt und vielfältig nachgewiesen.

Es kommt aber noch etwas außerordentlich Wichtiges hinzu: Durch die EECP-Therapie werden nicht nur Gefäße wieder erweitert und »geglättet«, es wird auch die Bildung neuer

Kollateral-vermehrung durch EECP

Ziel der EECP-Therapie

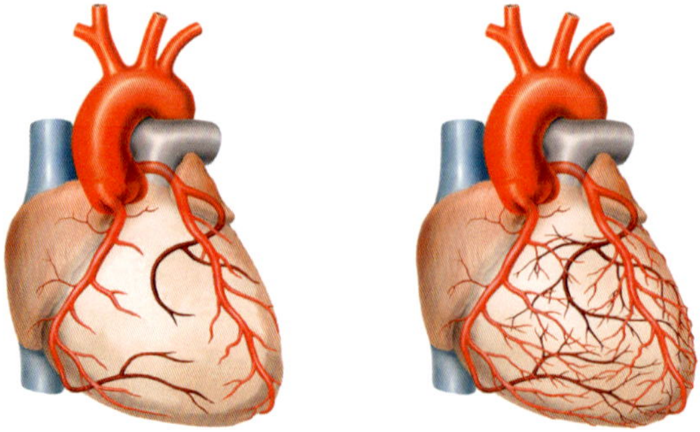

Ziel der EECP-Therapie (zusammen mit den anderen in diesem Buch beschriebenen Therapien) ist es, die erneute Ausbildung mittlerer und kleiner Blutgefäße zu fördern, um so die Versorgung der Herzmuskulatur sicherzustellen, aber auch um die Bildung von Kollateralen (»Umleitungen«) zu fördern.

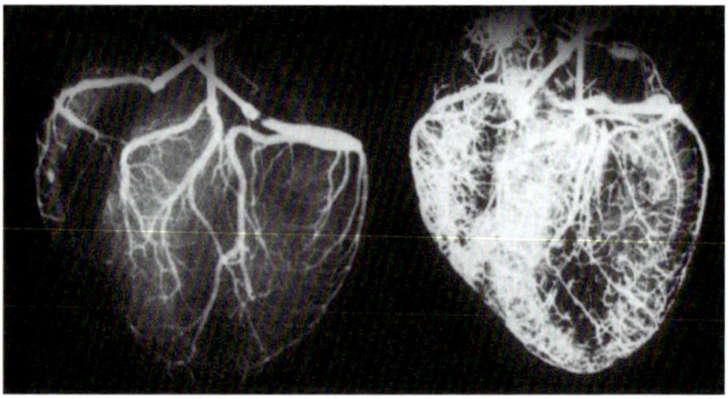

Ein Experiment mit einem Hund zeigte schon 1963 deutlich, wie eine längerfristige EECP-Therapie die Ausbildung von Kollateralen fördern kann.

Gefäße, neuer Kollaterale, angeregt, die dann – wenn es nötig wird – als zusätzliche Bluttransportwege bereit stehen. Sie kennen das schon.

Weil das nun wirklich wichtig (und ja auch ziemlich kompliziert) ist, fasse ich das bisher Gesagte noch einmal etwas anders zusammen:

- Die mechanische Gegenpulsation hat allein bereits eine positive Wirkung auf die Gefäßinnenhaut,
- zusätzlich löst sie biochemische Prozesse aus,
- die dann eine Gesundung der Gefäßinnenwände fördern (Abbau von Ablagerungen) sowie
- die Bildung von Kollateralen unterstützen und
- auf das gesamte Gefäßsystem wirken, vom kleinen Zeh bis ins Gehirn.

Die EECP-Wirkung erstreckt sich auch auf mittlere und kleinste Blutgefäße

Wobei Letzteres von gar nicht zu überschätzender Bedeutung ist, denn die EECP-Therapie wirkt nicht nur auf die großen Blutgefäße, sondern bis hinein in die kleinsten Gefäße, die Kapillaren. Das ist deshalb so wichtig, weil Arteriosklerose ja durchaus nicht nur bei den großen, sondern auch bei den mittleren und kleinen Arterien auftritt, die dann für die Blutverteilung nicht oder nur in eingeschränktem Umfang zur Verfügung stehen.

Mit den konventionellen Therapien – von der Herzkatheter-Behandlung bis zur Bypass-Operation – können schon rein technisch nur Engstellen in den *großen* Blutgefäßen aufgespürt und behandelt werden, und das oft nicht einmal mit wirklich nachhaltigem Erfolg. Die EECP-Therapie hingegen wirkt *gesundend* auf das *komplette* Gefäßsystem (siehe dazu die Grafik auf Seite 174)! Was entscheidend ist, denn schließlich ist es ja auch das komplette Gefäßsystem, das unter stiller Entzündung und Arteriosklerose leidet.

Nicht verschwiegen werden soll, dass es auch Gründe gibt, die EECP-Therapie *nicht* anzuwenden. Dazu gehören zum Beispiel eine höhergradige Undichtigkeit der Aortenklappe oder eine krankhafte Erweiterung der Aorta.

Die »erweiterte« EECP-Therapie

Bis hierhin habe ich nur die »klassische« EECP-Therapie beschrieben (klassisch allerdings nur in den USA, in Kanada und

Für beide Therapiemöglichkeiten gibt es Einsatzgrenzen

EECP oder Katheter? Einsatzmöglichkeiten und -grenzen

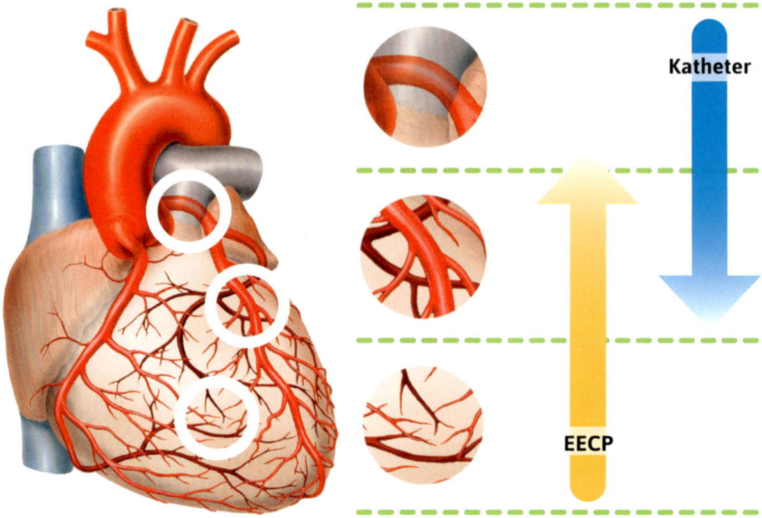

Wenn sich in den großen Arterien eine Engstelle bildet, dann wird man um einen Kathetereinsatz nicht herumkommen – gleichwohl wirkt die EECP-Therapie auch dort positiv auf die längerfristige Gesundung. Umgekehrt gilt, dass die kleineren Gefäße durch einen Katheter gar nicht erreicht werden können, sondern dass dort allein die EECP-Therapie (und natürlich eine Lebensstilveränderung) wirken kann.

Asien, nicht jedoch bei uns), die für sich genommen schon einen höchst spannenden Zuwachs der bei uns üblichen Therapiemethoden darstellt. Sie lässt sich aber durchaus noch verbessern und erweitern. Und das habe ich versucht, in meiner praktischen Arbeit zu tun.

Mein Grundgedanke dabei war eigentlich ein wirklich nahe liegender:

Wenn man schon relativ aufwändig therapiert – denn aufwändig ist die EECP-Therapie, das lässt sich nicht leugnen – dann lohnt es sich doch, mal darüber nachzudenken, ob sich nicht parallel mehrere üblicherweise getrennt praktizierte Therapien miteinander kombinieren lassen. Zum einen, um

Zeit zu sparen, vor allem aber weil die so kombinierten Therapien sich gegenseitig ergänzen und in ihrer Wirksamkeit steigern könnten.

Die Wirkung der EECP-Therapie kann durch zusätzliche Therapien noch verstärkt werden

Aus meiner Sicht ist es deshalb sinnvoll (und dieses Vorgehen hat sich in meiner praktischen Arbeit auch vielfach bewährt), die EECP-Therapie mit folgenden Therapien zu kombinieren:

- Sauerstoff-Mehrschritt-Therapie nach Prof. Ardenne
- Oxyvenierungs-Therapie nach Dr. Regelsberger
- komplexe Infusionen mit Vitaminen, Mineralien und Heilmitteln aus der ganzheitlichen Medizin

Dahinter stecken folgende Überlegungen:

1. Durch die EECP-Anwendung wird sowohl akut als auch langfristig die Durchblutung verbessert. Lässt man den Patienten zusätzlich noch Sauerstoff atmen, ergänzen sich diese beiden Therapien und steigern sich gegenseitig in ihrer Wirksamkeit. Es wird Sie inzwischen auch nicht mehr überraschen, dass das insbesondere den Mitochondrien zugutekommt.
2. Zugleich wird noch Sauerstoff in winzigsten Mengen direkt in den Kreislauf gegeben, was unmittelbar antientzündlich wirkt und die Erweiterung der Gefäße unterstützt.[24]
3. Zum Dritten sorgen individuell konzipierte Infusionen dafür, dass die Mitochondrien noch einmal mehr unterstützt und zum Wachstum angeregt werden – und zwar in einer Situation, in der der Körper durch die EECP-Therapie und die Zufuhr von Sauerstoff besonders aufnahmefähig für diese Wirkstoffe ist.

24 Anmerkung für Fachleute: Durch die Sauerstofftherapie nach Dr. Regelsberger wird unter anderem die Freisetzung von Prostazyklinen gefördert; ein Botenstoff, der antientzündlich, gefäßerweiternd und antiarteriosklerotisch wirkt.

Übersicht zu den drei wichtigsten Therapieansätzen

Es versteht sich von selbst, dass Grundlage dieser Gesamttherapie eine besonders sorgfältige Diagnostik sein muss – damit haben wir uns ja schon ausgiebig beschäftigt. Das ist nicht nur nötig, um abschätzen zu können, was therapeutisch zu tun und zu unterlassen ist, sondern es muss ja beispielsweise auch entschieden werden, ob vor der erweiterten EECP-Therapie zunächst noch eine Abklärung mittels Herzkatheter oder durch Computertomographie erfolgen sollte. Das ab der Seite 163 beschriebene dreidimensionale EKG (die Cardiogoniometrie) bietet danach die Möglichkeit, den Fortschritt der Therapie laufend zu beobachten und zu dokumentieren.

Die drei wichtigsten Therapieansätze im Überblick und Vergleich:

1. Stent oder Bypass-Operation

(+) Rasch wirksam, unter Umständen lebensrettend. Wenn es sich nicht um einen Herzinfarkt gehandelt hat, ist der Patient in der Regel nach wenigen Tagen wieder voll belastbar.

(−) Eine Methode der Akutmedizin, die nur das örtliche Problem löst und nur vorübergehend hilft. Wird lediglich bei höhergradigen Verengungen angewendet. Es besteht die Gefahr eines erneuten Verschlusses, wenn nicht nachfolgend die unter Punkt 2 und 3 aufgeführten Methoden angewendet werden.

2. Erweiterte EECP-Therapie

(+) Verbessert die Durchblutung im gesamten arteriellen System, wirkt auch bei geringeren, aber dennoch problematischen Verengungen. Verbessert die Versorgung in allen – also großen, mittleren und kleinen – Gefäßen sowie in den Mitochondrien.

(−) Wirkt bei lebensbedrohlichen Verengungen nicht schnell genug; der zeitliche Aufwand liegt bei einigen Wochen.

3. Lebensstilverändernde Maßnahmen

➕ kann unter Umständen langfristig jegliche Therapie unnötig machen (jedenfalls dann, wenn noch keine massiven Organschädigungen vorliegen).

➖ Dauert lange und braucht daher Geduld und Ausdauer.

Ergänzende Therapien (Lebensstilveränderung) sind immer nötig

Je nachdem, welche Ergebnisse die intensive Diagnostik erbracht hat, werden zur erweiterten EECP-Therapie so gut wie immer noch die Therapieansätze hinzukommen, über die wir schon mehrfach gesprochen haben und zu denen es auch je eigene Kapitel hier im Buch gibt:

- Herztraining, um eine gesunde Balance zwischen Sympathikus und Parasympathikus aufzubauen (Seite 93)
- Ernährungsberatung, um den Fett- und Zuckerstoffwechsel zu verbessern (ab Seite 137)
- Bewegungstherapie mit dem Ziel, wieder Freude an Bewegung und deren heilsamer Wirkung erleben zu können (ab Seite 128)
- Psychokardiologie, um Themen der eigenen Biographie zu lösen, die einem das Herz »zugeschnürt« haben (ab Seite 68)

Sie sehen: Auch die EECP-Therapie bewirkt keine Wunder – Sie bleiben als Patient zu einem wesentlichen Teil selbst verantwortlich für Ihre Gesundung, indem Sie daran mitwirken, die der jeweiligen Erkrankung letztlich zugrundeliegende Lebensweise nachhaltig zu verändern. Eine auf langfristige Wirkung angelegte Therapie wird also *immer* einen gesünderen Lebensstil zum Ziel haben.

Es gibt allerdings auch bestimmte Fälle, in denen es eigentlich keine Alternative zu EECP gibt:

Allein-stellungs-merkmale der EECP-Therapie

In welchen Fällen gibt es (fast) keine Alternative zu EECP?

Die (erweiterte) EECP-Therapie ist nahezu immer ***nützlich***, wenn es um Arteriosklerose und Probleme mit den Herzkranzgefäßen geht – zumindest als begleitende und verstärkende Maßnahme. In bestimmten Fällen aber ist sie die ***einzige noch mögliche*** (und seriöse) Therapie – und zwar immer dann …

1. wenn ein Patient, wie das so unschön heißt, »austherapiert« ist, wenn also die herkömmlichen Therapieoptionen – wie zum Beispiel Stent oder Bypass – ausgeschöpft sind, die Beschwerden (zum Beispiel Angina pectoris) aber dennoch fortbestehen;
2. wenn eine Behandlung mithilfe eines Katheters nicht infrage kommt, etwa wegen einer Kontrastmittelunverträglichkeit, wegen einer schweren Nierenerkrankung oder weil die Arterien bereits so verkalkt sind, dass ein Katheter nicht mehr eingesetzt werden kann;
3. Diabetiker bekommen oft früher oder später erhebliche Probleme mit ihren kleinen Gefäßen (Mikroangiopathie). Und auch in diesen Fällen gibt es zurzeit keine Alternative zu einer EECP-Therapie.

Ich sehe ein, dass die Frage, welche Therapie in welchem Fall die »richtige« ist – sei es allein oder kombiniert – alles andere als einfach ist. Aber das gilt nicht nur für Sie als (vielleicht irgendwann einmal) betroffener Patient, sondern auch für den behandelnden Arzt.

Wahrscheinlich habe ich Sie auch in meinem Bemühen, die verschiedenen Aspekte von allen Seiten zu betrachten, manchmal mehr verwirrt als aufgeklärt. Das ließ sich nicht vermeiden – oder zumindest habe ich keinen Weg gesehen, es zu vermeiden. Denn letztlich handelt es sich um eine Frage, die nur im Einzelfall zwischen Patient und Arzt besprochen und entschieden werden kann.

Ein besonderer Fall

Erste Hinweise durch Belastungs-EKG

Zum Schluss dieses Kapitels möchte ich Ihnen deshalb einen wirklich ganz besonderen Fall vorstellen:

Es war im Mai vor einigen Jahren, als ein Patient zu mir kam, weil sich bei ihm – wie eigentlich immer um diese Jahreszeit – sein allergisches Asthma wieder gemeldet hatte.

Schon beim einleitenden Gespräch kommen mir Zweifel, dass da die Ursache für seine Luftnot zu suchen sei. Die üblichen Untersuchungen bringen noch keine Klarheit, erst das Belastungs-EKG zeigt in aller Deutlichkeit, womit ich es hier wirklich zu tun habe:

Belastungs-EKG

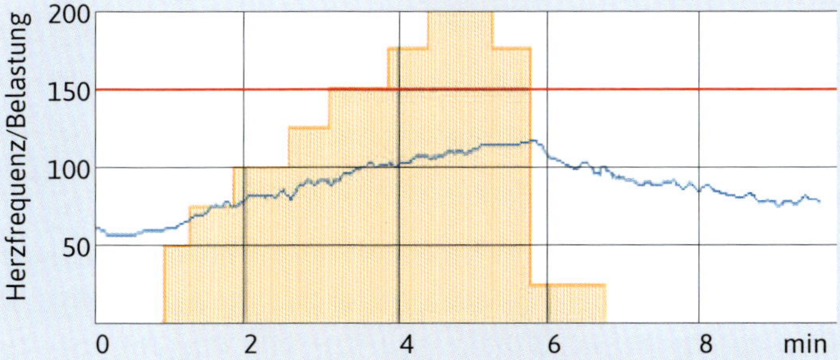

Das orangene Feld zeigt die stufenweise Steigerung der Belastung, die am Ende der siebten Minute abgebrochen werden muss. Die blaue Linie zeigt die Herzfrequenz, die bei der höchsten Belastung eigentlich die 150er-Grenze hätte überschreiten müssen, was aber nicht gelang.

Hier ist zu sehen, dass der Patient kräftig genug ist, um eine Leistung von 200 Watt ohne weiteres zu erbringen, wenn auch – da kaum trainiert – nicht über einen längeren Zeitraum. Soweit ist das nichts Besonderes. Erst die Betrachtung der unterschiedlichen Messwerte, die die einzelnen Messpunkte (Elektroden) erbracht haben, alarmiert mich.

Genaue Auswertung zeigt hohes Risiko

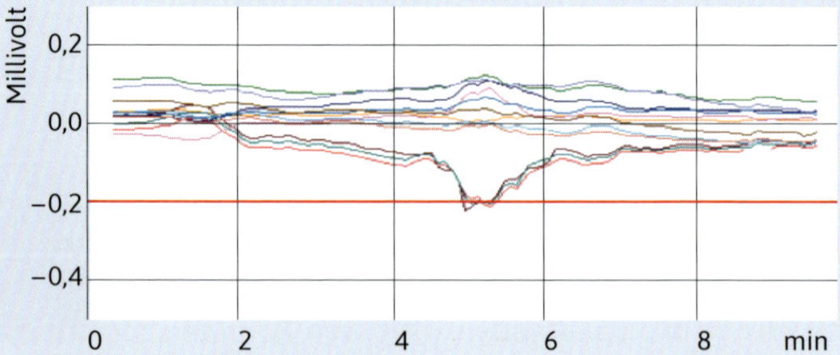

Jede dieser Linien zeigt die durch eine der angelegten Elektroden in Millivolt gemessene Energieableitung. Deutlich zu erkennen ist, dass drei der Messlinien – und zwar die für die hintere Herzwand zuständigen – zum Zeitpunkt der höchsten Belastung deutliche Ausreißer nach unten zeigen, und zwar bis an die rote »Alarmlinie« von −0,2 mV (= akute Herzinfarktgefahr) heran.

Wirklich auf Trab bringt mich jedoch Folgendes: Die Linien, die die Herzrückwand repräsentieren, zeigen bei höherer Belastung einen deutlichen Knick nach unten und damit eine dramatisch schlechte Sauerstoffversorgung dieses Herzbereichs.

Dazu passt, dass der Patient bereits ab einer Belastung von 150 Watt deutliche Angina pectoris-Symptome aufweist. Die Belastung muss deshalb abgebrochen und Nitrospray gegeben werden.

Ich erkläre dem Patienten daraufhin, dass bei ihm ein erhebliches Herzinfarktrisiko bestehe und er umgehend zu einer Katheteruntersuchung/-behandlung ins Krankenhaus gebracht werden müsse.

Um es kurz zu machen: Der Patient weigert sich energisch und will stattdessen in meiner Praxis behandelt werden. Wir beginnen sofort mit einer täglichen, erweiterten EECP-Therapie, begleitet von naturheilkundlichen Medikamenten (unter anderem: Magnesiumorotat, Homviotensin). Bereits nach zwei Tagen zeigt sich eine deutliche Besserung, nach

Erweiterte EECP-Therapie bringt erstaunliche Erfolge

zehn Tagen ist der Patient nahezu beschwerdefrei – und das Belastungs-EKG sieht so aus:

Belastungs-EKG am 10. Tag der EECP-Therapie

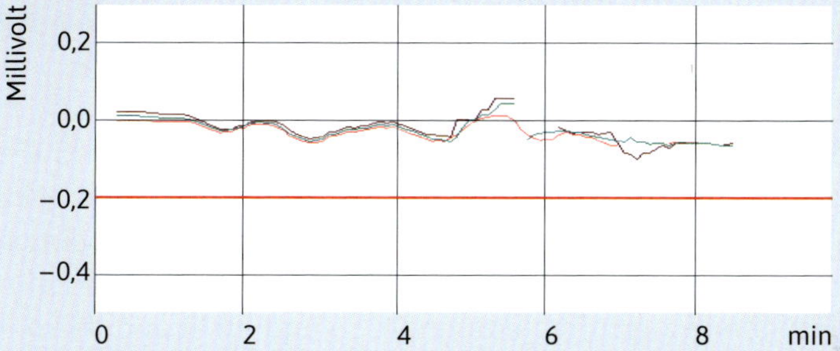

Hier wird der besseren Übersicht wegen nur noch der Verlauf der drei kritischen Linien gezeigt. Zu erkennen ist, dass das Ergebnis zwar noch nicht optimal, aber deutlich besser geworden ist – und vor allem schon klar von der roten »Alarmlinie« entfernt.

Und so sieht es nach etwa 40 (!) Behandlungen aus:

Belastungs-EKG am Ende der EECP-Therapie

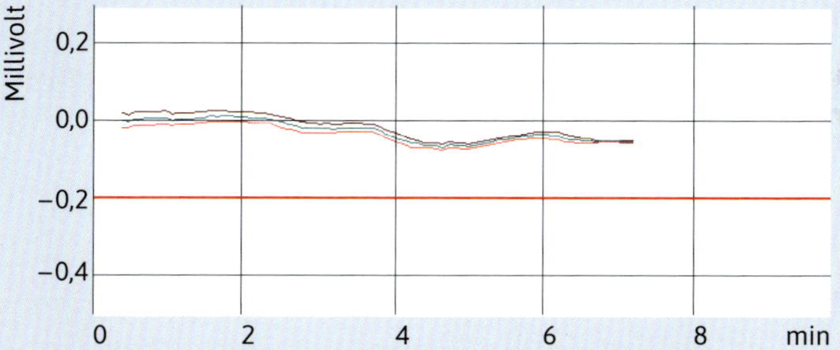

Das gesamte Belastungs-EKG, insbesondere aber die drei kritischen Linien, zeigen einen nahezu normalen Verlauf.
Die EECP-Therapie kann beendet werden. Dieses Ergebnis war mutmaßlich nur zu erreichen, weil der Patient bei allen die EECP-Therapie begleitenden Maßnahmen (Lebensstilveränderung, naturheilkundliche Medikamente) eine beispielhafte Disziplin gezeigt hat.

Breit gefächerte Therapie und eiserne Disziplin

Abschließend muss ich wohl noch dazu sagen, dass der ganze Fall sehr ungewöhnlich verlief, und dass es am Ende wohl nur deshab so gut ausgegangen ist, weil der Patient außerordentlich diszipliniert alle Therapievorgaben befolgt hat: keine Termine, körperliche Schonung mit langsamem Belastungsaufbau, und so weiter.

Es handelt sich hier also sicher nicht um einen Fallverlauf, der verallgemeinert werden könnte, aber doch um einen speziellen Fall, der zeigt, was prinzipiell auch abseits der üblichen Behandlungsmethoden möglich ist – wenn besonders günstige Umstände zusammenkommen. So und nicht anders sollten Sie diesen Fall bitte verstehen.

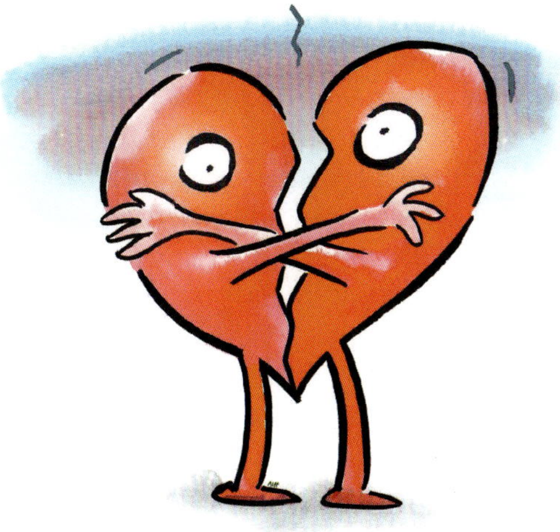

Das »Broken Heart«-Syndrom

Falls Sie bisher angenommen haben sollten, dass das Wort vom »gebrochenen Herzen« nur eine lyrische Erfindung sei, müssen Sie nun umdenken. Es handelt sich um eine sogar außerordentlich schmerzhafte und auch alles andere als ungefährliche Realität. Obwohl der fachmedizinische Name dieser Erkrankung – Stress-Kardiomyopathie – deutlich unromantischer klingt, trifft der Name »Broken Heart« die Sache, um die es geht, doch recht gut.

Um das zu untermauern, ist es wahrscheinlich sinnvoll, wenn ich mit einem Fall aus meiner Praxis beginne, der besonders deutlich zeigt, wie eng emotionale Belastungen und organische Erkrankungen, insbesondere des Herzens, zusammenhängen können:

Eine Patientin von mir – ich sollte vielleicht hinzufügen, dass es sich um eine seelisch besonders empfindsame Persönlichkeit handelt – plant eine Reise nach Polen. Als sie sich am Vorabend ihrer Abreise noch einmal mit den verschiedenen

Blitzartige Vergrößerung der linken Herzkammer

Reisezielen beschäftigt, werden ihr plötzlich Verbindungen zwischen einigen dieser Orte und ihrer Familiengeschichte bewusst, mit der sie sich erst kürzlich intensiver beschäftigt hat. Ihr Vater war – so wurde ihr in diesem Augenblick klar – als hoher SS-Offizier während der Nazi-Diktatur für Verbrechen an KZ-Häftlingen mitverantwortlich. Eine Erkenntnis, die ihr im Sinne des Broken Heart-Syndroms tatsächlich das »Herz brach« …

Was aber passiert medizinisch-nüchtern betrachtet, wenn jemandem das »Herz bricht«?

Fast blitzartig vergrößert sich die linke Herzkammer, ihre Muskulatur verliert also von jetzt auf gleich all ihre Kraft. Verbunden ist das mit einem extrem starken Schmerz, der dem Schmerz eines Herzinfarkts entspricht.

Das »gebrochene« Herz

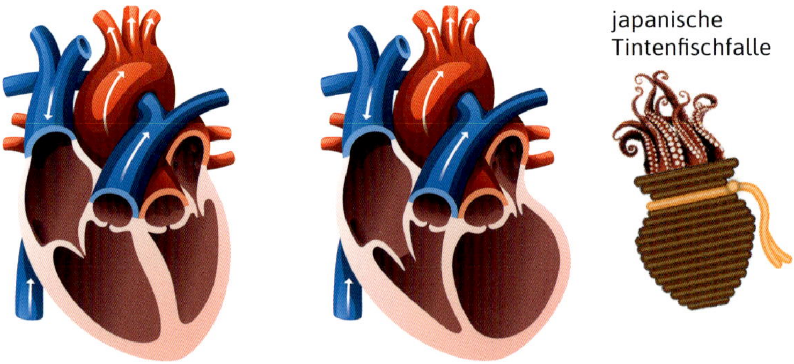

Im Vergleich mit einem gesunden Herzen zeigt die Abbildung in der Mitte, dass sich die linke Herzkammer im oberen Bereich zusammenzieht, während sie sich im unteren Bereich stark vergrößert. Dadurch nimmt sie eine Form an, die an eine japanische Tintenfischfalle (Takotsubo) erinnert, deshalb wird die Erkrankung manchmal auch Takotsubo-Kardiomyopathie genannt.

Auch das EKG-Bild entspricht dem eines Herzinfarktpatienten weitgehend. Lediglich eine Blutuntersuchung kann eventuell

Broken Heart-Syndrom kann ausheilen

Hinweise liefern, dass es sich vielleicht doch nicht um einen typischen Herzinfarkt handelt. Oft allerdings lassen sich diese Abweichungen vom »normalen« Herzinfarkt erst mit einigen Stunden Verspätung feststellen.

Aus diesem Grund wird in solchen Fällen notfallmäßig immer eine Herzkatheter-Untersuchung durchgeführt, die dann aber keine (jedenfalls keine für Herzinfarkte typischen) Veränderungen an den Herzkranzgefäßen zeigt, dafür aber im Röntgenbild die in der Grafik auf Seite 184 dargestellte typische »Aussackung« des Herzens.

Das Broken Heart-Syndrom betrifft etwa zwei bis drei Prozent aller diagnostizierten Herzinfarkte – zu 90 Prozent sind Frauen betroffen, meistens zwischen dem 60. und dem 75. Lebensjahr.

Die gute Nachricht: Wenn es nicht in der akuten Phase zu tödlichen Herzrhythmusstörungen kommt (was eher selten der Fall ist), heilt das »gebrochene Herz« innerhalb weniger Wochen folgenlos aus. Was unter anderem ja auch zeigt, dass das Herz grundsätzlich durchaus in der Lage ist, sich zu regenerieren.

So – auf der nächsten Etappe unserer gemeinsamen Reise will ich aber nun endlich ein Thema anpacken, von dem bisher zwar schon sehr oft die Rede war, das bisher aber doch ein bisschen stiefmütterlich behandelt worden ist. Und das soll ja nicht sein …

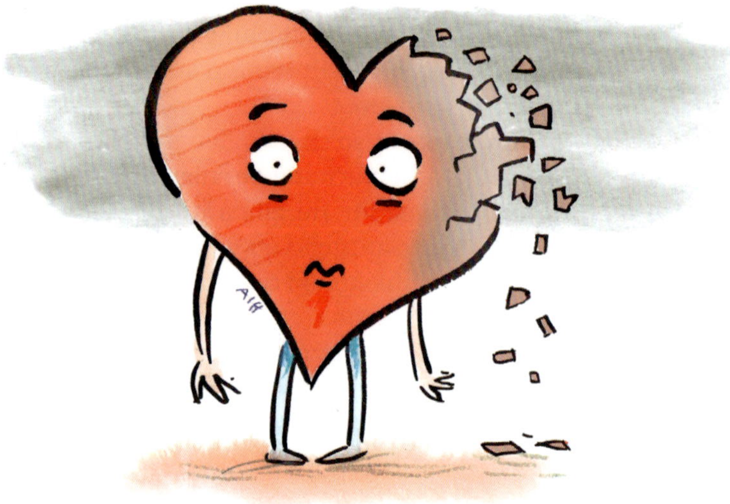

Sie sind doch nicht verkalkt – oder?

Einen Mitmenschen mit der Bemerkung zu konfrontieren: »Du bist wohl schon verkalkt!« ist zwar nicht besonders nett, wird aber doch gerne mal gemacht. Wobei »die Verkalkung« als Synonym für alles Mögliche herhalten muss.

Interessanterweise bekommt man dieses Wort besonders oft zu hören, wenn man mal wieder vergessen hat, wo die Autoschlüssel liegen, oder auch wenn der Gesprächspartner der Meinung ist, man sei ganz allgemein geistig nicht mehr auf der Höhe der Zeit.

Und schließlich wird von Verkalkung gesprochen, wenn anschaulich beschrieben werden soll, dass unsere Arterien ihre Elastizität verloren haben, wenn es also um die Arteriosklerose geht. Dass diese Aspekte des »Verkalktseins« medizinisch durchaus miteinander zusammenhängen, das machen wir uns meist allerdings nicht klar, wenn wir jemandem diese »Diagnose« an den Kopf werfen. Aber dazu komme ich gleich noch.

Die Arteriosklerose

Arteriosklerose bildet Ablagerungen (Plaque) in den Arterien

Jetzt schauen wir uns erst einmal an, was sich denn genau hinter dem Begriff Arteriosklerose[25] verbirgt, der in den bisherigen Kapiteln ja schon mehrmals vorgekommen ist. Das Wichtigste wissen Sie schon: Arteriosklerose meint eine mit dem Alter zunehmende Verengung und Versteifung unserer Arterien, was sowohl bei der Entwicklung eines dauerhaft zu hohen Blutdrucks als auch – in der Folge – bei Angina pectoris und Herzinfarkt eine große (wenn auch nicht die alleinige) Rolle spielt.

Schuld daran sind Ablagerungen, die sich in den Arterien bilden – die sogenannte Plaque. Plaque kennen Sie bisher wahrscheinlich eher von Ihrem Zahnarzt, der Sie mehr oder weniger energisch dazu aufgefordert hat, durch bessere Zahnpflege gegen den kariesverursachenden Belag auf Ihren Zähnen anzugehen. In gewisser Weise handelt es sich auch bei der Plaque in Ihren Arterien (ein bisschen was davon haben Sie ziemlich sicher schon) um einen Belag.

Weil dieser Belag in den Arterien nicht einfach »weggeputzt« werden kann, nimmt er – wenn man nicht dagegen vorgeht – im Laufe der Zeit immer mehr zu und verengt die Arterien nicht nur, sondern verringert auch ihre Elastizität, ihre Dehnungsfähigkeit.

Die Folge: Wenn der Körper, etwa beim Treppensteigen, plötzlich mehr leisten soll, dann muss auch mehr Blut in kürzerer Zeit durch die Arterien fließen, um zum Beispiel die Muskeln mit Nährstoffen zu versorgen.

Damit *mehr* Blut fließen kann, muss nicht nur das Herz einen Zahn zulegen, sondern die Arterien müssen ihren Durchmesser vergrößern, um so das Mehr an Blut abtransportieren zu können. Fehlt die dafür erforderliche Elastizität, bekommt

25 Arteriosklerose, von altgriechisch αρτηρία = artería, deutsch »Ader«, und σκληρός = sklerós, deutsch »hart«

Auf den Ablagerungen bildet sich Schorf

der Körper ein Versorgungsproblem. Sie kommen dann beim Treppensteigen gerne schon mal ins Keuchen.

Das ist aber noch nicht alles: Allmählich wird die Plaque in Ihren Arterien spröde werden und bald auch Risse bekommen. Ihr Körper wird sich dann bemühen, diese Risse wieder zu verschließen, und er wird dafür als Reparatur- und Füllmittel rote Blutkörperchen benutzen (Blutplättchen, Thrombozyten). Es bildet sich also auf der Innenwand der Arterien eine Art Schorf.

Und irgendwann kommt es dann, wie es kommen muss: Hat dieser Schorf eine gewisse Dicke erreicht, so werden Teile davon durch den Blutstrom ab- und mitgerissen und können (weil die Arterien in ihrem Verlauf ja immer kleiner werden) später dann ein Blutgefäß komplett verschließen. Wenn man Pech hat, handelt es sich dabei um ein Herzkranzgefäß und man bekommt einen Herzinfarkt.

Riskante Reparatur

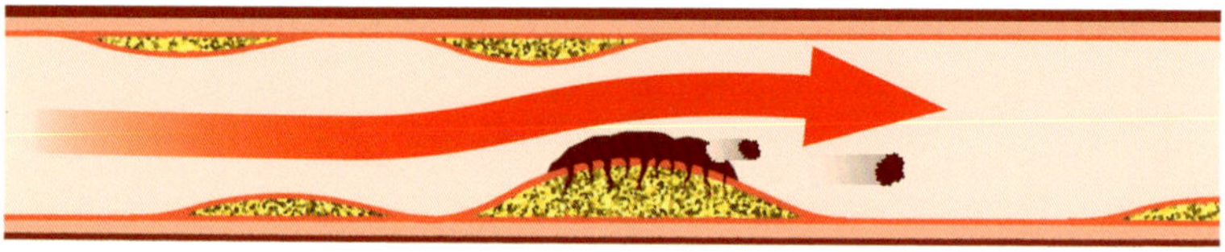

Vorbeugend wird deshalb bei diagnostizierter Arteriosklerose inklusive Sklerose der Herzkranzgefäße oft »ASS 100« verschrieben, das generell das Zusammenklumpen der Blutplättchen verhindert. Die in diesem Fall positive Folge: Es können sich auf der Plaque einer verhärteten Arterie nicht mehr so leicht Blutgerinnsel bilden.[26]

Das ist natürlich erst einmal nicht schlecht, aber – Sie kennen mich inzwischen ja recht gut – so richtig zufriedenstellen

26 Die negativen Konsequenzen kennen Sie sicher: Das Blut verliert an Gerinnungsfähigkeit (siehe auch ab Seite 254).

Wahre Ursachen der Arteriosklerose sind immer noch unbekannt

kann mich das nicht. Ich möchte, wann immer das möglich ist, an die Wurzel eines Übels herankommen. Was in diesem Fall allerdings alles andere als einfach ist. Denn nicht nur ich, sondern fast alle Ärzte auf diesem Planeten würden die Frage nach den tatsächlichen *Ursachen* für das Entstehen einer Arteriosklerose zu gerne beantworten, können es aber nicht.

Die aktuelle Antwort auf die Frage nach den wahren Ursachen der Arteriosklerose lautet also immer noch ebenso kurz wie unbefriedigend: Wir wissen, dass es sie gibt und wie sie aussieht und wie sie sich verhält, aber wir wissen nicht, warum!

Das mag Sie verblüffen, aber es ist so. Zwar gibt es einige Theorien, aber tatsächlich befriedigend sind sie meist nicht. Wäre das anders, so hätte das Unternehmen Google zusammen mit der American Heart Association wohl kaum einen 75-Millionen-Dollar-Preis für die Gruppe von Wissenschaftlern ausgesetzt, die begründet darstellen kann, dass sie in der Lage sein wird, die Ursache(n) der Arteriosklerose zu finden und effektive Verfahren zur Vorbeugung zu entwickeln.

Die bekannten Risikofaktoren

Die wirklichen Ursachen liegen also noch weitgehend im Dunkeln. Aber wir kennen einige *Risikofaktoren* und Sie kennen diese auch schon (und können möglicherweise bereits jetzt ein gequältes Stöhnen nicht unterdrücken). Ja, es sind die üblichen Verdächtigen …

Dazu gehören vor allem bestimmte Ernährungsgewohnheiten, die nachgewiesenermaßen das Entstehen einer Arteriosklerose fördern können. Der Haken: Das ist nicht bei jedem der Fall. Es gibt nicht wenige Menschen, die sehr schlechte Ernährungsgewohnheiten haben und deren Arterien trotzdem wunderbar elastisch sind. Sicher ist da nichts.

Außerdem wissen wir (um bei diesem Beispiel zu bleiben), dass die Ernährungsgewohnheiten der Menschen vor hundert

Arteriosklerose ist eine Folge des »westlichen« Lebensstils

Jahren sicher alles andere als optimal waren – Arteriosklerose aber hatten sie deutlich seltener als wir heute. Aber auch für die heutige Zeit können wir sagen: Arteriosklerose ist nur dort zu einem Problem geworden, wo sich der »westlich-abendländische« Lebensstil durchgesetzt hat.

In Asien beispielsweise kannte man Arteriosklerose bis in die 1990er Jahre hinein fast nur vom Hörensagen. Heute sieht das anders aus – die Herzinfarktrate ist auch dort dramatisch angestiegen.

»Westlich-abendländischer Lebensstil« heißt – Sie ahnen es – zu kalorienreiche Ernährung, zu wenig Bewegung, dazu noch Rauchen, Alkohol, Stress ...

Außerdem spielt das Phänomen der stillen, chronischen Entzündung, die wir ja auch schon gut kennengelernt haben (ab Seite 33), in diesem Zusammenhang eine ohne Frage sehr wichtige Rolle.

Die stille, chronische Entzündung betrifft nämlich vor allem die Innenwände unserer Arterien. Kommt es dort zu einer Entzündung, reagiert der Körper mit der Bildung sogenannter Schaumzellen. Besser sollte man vielleicht sagen: Die Zellen der Gefäßinnenwände quellen auf, ganz ähnlich wie unsere Haut, wenn wir zu lange in der Badewanne gelegen haben. Diese »schaumig« gewordenen, aufgequollenen Zellen sind der ideale Untergrund, auf dem sich oxidierte Cholesterinkristalle als Beginn einer sich entwickelnden Arteriosklerose ablagern können.

Das entspricht ja auch der besonders weit verbreiteten Theorie vom Cholesterin als dem Verursacher der Arteriosklerose. Einen Zusammenhang zwischen Cholesterin und Arteriosklerose gibt es ziemlich sicher auch tatsächlich. Ebenso sicher wäre es aber viel zu kurz gegriffen, hier die *zentrale* Ursache zu sehen – und wie der erwähnte 75-Millionen-Dollar-Preis zeigt, stehe ich mit dieser Auffassung nicht allein.
Eher schon scheint mir die Ursache (oder doch *eine* wesentliche Ursache) eben in der chronischen Entzündung der Gefäß-

innenwände zu liegen. Denn gäbe es die durch die Entzündung aufgequollene Zellschicht nicht, würden sich auch die Cholesterinkristalle dort nicht ablagern können. Wahrscheinlich jedenfalls ist das so. Ich drücke mich da absichtlich so gewunden aus – denn wäre ich sicher, dann hätte ich bestimmt schon mal bei Google angeklopft …

Arteriosklerose tritt oft zusammen mit der Mitochondriopathie auf

Bemerkenswert ist auch, dass Arteriosklerose in aller Regel zusammen mit einer Schädigung der Mitochondrien auftritt. Aber auch hier gilt: Wie dieser Zusammenhang genau aussieht – was ist Ursache, was ist Wirkung? was ist Henne, was ist Ei? –, da stochern wir immer noch im Nebel herum.

Noch etwas geheimnisvoller wird das Ganze, wenn wir uns vor Augen führen, dass es bestimmte Arterien gibt, die komplett frei sind von Arteriosklerose – ohne dass wir auch nur eine Ahnung hätten, *warum* das so ist. Was wir wissen, ist lediglich, dass es sehr viele unterschiedliche Faktoren sind, die Arteriosklerose auslösen oder fördern – ansonsten gilt das Brecht-Zitat, mit dem seinerzeit Marcel Reich-Ranicki seine Literatursendungen abschloss: »Und so sehen wir betroffen, den Vorhang zu und alle Fragen offen …«

Alzheimer oder vaskuläre Demenz?

Kommen wir zu einem weiteren mit der Arteriosklerose zusammenhängenden Thema, das zwar nicht ganz zu den Kernthemen dieses Buches gehört, aber besonders spannend ist. »Verkalkung«, so hieß es am Anfang des Kapitels, ist auch ein Synonym für geistige Unbeweglichkeit und zunehmende Vergesslichkeit.

Nun ist »Verkalkung« zwar eine medizinisch nicht ganz korrekte Beschreibung der Arteriosklerose, den darin ausgedrückten Zusammenhang zwischen Arteriosklerose und Demenz gibt es aber durchaus.

Wenn Sie beispielsweise die folgende Auflistung von Symptomen lesen, was ist Ihre erste Vermutung?

Vaskuläre Demenz oder Alzheimer?

- Schwierigkeiten beim Lernen neuer Dinge oder bei der Anpassung an neue Gegebenheiten
- ein schlechtes Kurzzeitgedächtnis
- eine verringerte geistige Ausdauer (etwa beim Lesen eines Buches, beim Anschauen eines Films oder beim Verfolgen der Argumente eines Gesprächspartners)
- Schwierigkeiten, das richtige Wort zu finden
- Denken an ein Wort, aber Aussprechen eines anderen

Ja, ich sehe es geradezu vor mir, wie Sie besorgt den Kopf wiegen: »Oh, oh, wenn das man nicht Alzheimer ist …«

Lassen wir diese Frage noch ein bisschen in der Schwebe und beginnen (ganz kurz) von vorne – also:

Es bildet sich Plaque in den Arterien – und zwar in vielen Arterien unseres Körpers vom kleinen Zeh bis hoch zum Gehirn. Wir unterscheiden dabei drei große Bereiche: das Herz, das Gehirn und die »Peripherie« (also den ganzen »Rest«).

Aber wo auch immer sich Ablagerungen gebildet haben: Die Plaque wird irgendwann spröde, kleine Risse werden durch Blutplättchen abgedichtet, die eine Art Schorf bilden, der dann abreißen und irgendwo anders eine kleinere Arterie verschließen kann – ein Prozess, der überall passieren kann, also auch im Gehirn. Denn auch dort gibt es sklerotische Veränderungen, die zu Mini-Infarkten führen können. Es gehört nicht viel Phantasie dazu, sich vorzustellen, dass diese Mini-Infarkte zu einer Art Demenz führen – zu einer »vaskulären«[27] Demenz.

Obwohl die Beweisführung naturgemäß schwierig ist, spricht also einiges dafür, dass so manche Demenz im Alter gar kein »echtes« Alzheimer ist, sondern eine *vaskuläre Demenz*. Warum ist das spannend?

Ganz einfach: Gegen Alzheimer ist noch kaum ein Kraut gewachsen, gegen die vaskuläre Demenz aber durchaus. Denn

27 vaskulär = zu den Blutgefäßen gehörend

alles, was gegen Arteriosklerose (und gegen Bluthochdruck und gegen Angina pectoris und gegen Herzinfarkt, und, und, und …) hilft, hilft auch bei der vaskulären Demenz. Falls Sie die Gegenmaßnahmen noch nicht auswendig aufsagen können, schauen Sie doch in den bisherigen Kapiteln noch einmal nach. Wobei ich auch hier ein besonderes Schwergewicht auf die Stärkung der Mitochondrien lege.

Durchblutungsprobleme in den Beinen – die »Schaufensterkrankheit«

Die periphere arterielle Verschlusskrankheit

Die periphere arterielle Verschlusskrankheit (pAKV) ist mal wieder eine etwas hinterhältige Angelegenheit. Vor allem das erste Stadium, denn davon merkt man eigentlich gar nichts. Allenfalls könnte einem auffallen, dass man ständig kalte Füße hat. Aber das ist – vor allem Frauen wissen das – kein besonders auffälliges Symptom.

Einen deutlicheren Hinweis bietet da schon das zweite Stadium: Man muss öfter mal stehenbleiben, weil die Beine wehtun – was auch als »Schaufensterkrankheit« bekannt ist. Manchmal dauert es nur ein paar Sekunden, ehe man weitergehen kann, manchmal ein paar Minuten – bis zum nächsten Mal.

Im dritten Stadium treten diese Schmerzen dann auch in Ruhe auf, etwa im Bett. Intuitiv lassen die meisten Menschen dann ihre Beine aus dem Bett hängen, die Schmerzen verschwinden, die Beine werden wieder hochgenommen, die Schmerzen setzen wieder ein. Ziemlich zermürbend.

Das ist dann nicht nur (spätestens) der Zeitpunkt, an dem man sich doch überlegt, mal zum Arzt zu gehen, sondern man könnte jetzt auch ahnen, was diese merkwürdigen Schmerzen auslöst:

Die Beine werden schlichtweg nicht mehr ausreichend durchblutet. Sobald die Beine aus dem Bett hängen, fließt das Blut wieder, werden sie erneut hochgelegt, stockt der Blutnachschub.

Wenn die Arterien sich langsam verschließen

Stadien der peripheren arteriellen Verschlusskrankheit

Stadium 1:
Erste Gefäßveränderungen und geringe Engstellen treten auf, aber noch keine Beschwerden. Beginnende periphere arterielle Verschlusskrankheit (PAVK) ist meist ein Zufallsbefund. Gelegentliche Schmerzen in den Beinen sollten ernst genommen werden!

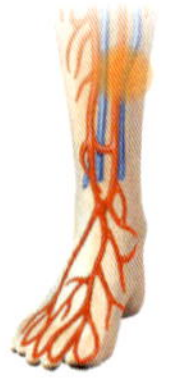

erste, geringe Plaquebildung

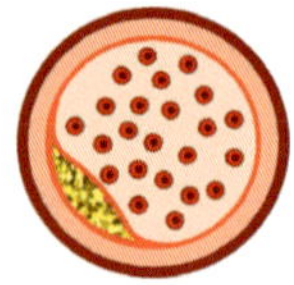

Stadium 2:
Es kommt zu Beschwerden unter Belastung. Schmerzen in Waden, Gesäß oder Oberschenkel sind Alarmzeichen. Schmerzfreies Gehen ist über längere Strecken nicht mehr möglich, in der Weiterentwicklung Schmerzen auch bei Strecken unter 200 Metern.

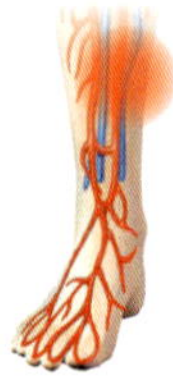

Plaquebildung nimmt zu

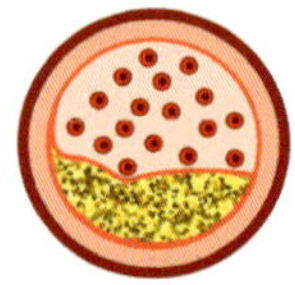

Stadium 3:
Es kommt zu Schmerzen in Füßen und Zehen auch in Ruhe, vor allem im Liegen.

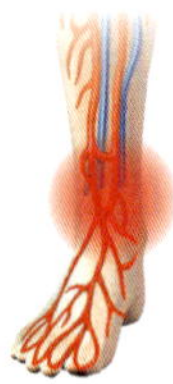

fortgeschrittene Plaquebildung

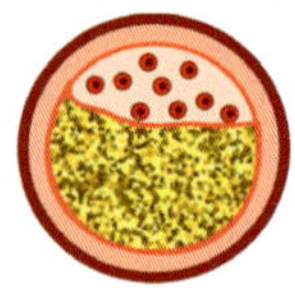

Stadium 4:
Teile des betroffenen Körperteils (Bein, Arm) beginnen abzusterben. Das Gewebe ist geschädigt, es bilden sich Geschwüre.
Eine Amputation kann notwendig werden.

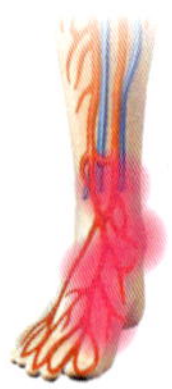

fast verschlossene Arterie

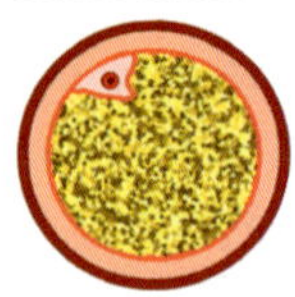

Dann folgt – wie Sie oben gut sehen können – das vierte Stadium mit wirklich ernsten Konsequenzen. Arterien in der »Peripherie«, zunächst also in den Zehen, werden überhaupt nicht mehr durchblutet, das betroffene Gewebe bleibt unversorgt und stirbt ab. Es verfärbt sich blaurot, droht zu verfaulen und muss letztlich amputiert werden, um zu retten, was noch zu retten ist.

Hauptrisikofaktoren: Diabetes und Rauchen

Ich will jetzt nicht all die Risikofaktoren wiederholen, die auch für das Entstehen der peripheren arteriellen Verschlusskrankheit verantwortlich sind – es sind wieder einmal die üblichen Verdächtigen.

In diesem Fall aber stechen doch zwei Risikofaktoren besonders hervor: Diabetes und Rauchen – wobei das Rauchen ohne Frage der entscheidende Faktor ist. Sie kennen ja bestimmt schon (wenn auch hoffentlich nicht aus eigener Erfahrung) das berühmt-berüchtigte Raucherbein. Wie das am Ende aussieht, können Sie heute auf einigen Zigarettenschachteln »bewundern« – nicht ohne Grund (wenn auch wohl ohne besonderen Effekt). Denn immer noch gibt es in diesem Zusammenhang allein in Deutschland pro Jahr über 40 000 Amputationen.

Ist im schleichenden Prozess der peripheren arteriellen Verschlusskrankheit erst einmal dieses Stadium erreicht, dann kommt es oft zu dem, was zynisch »Amputation in Salamitaktik« genannt wird. Zunächst werden »nur« ein paar Zehen abgenommen, dann folgt eine Teilamputation nach der anderen, bis schließlich der Körper insgesamt nicht mehr mitmacht und der Patient stirbt.

Je rechtzeitiger die Krankheit also erkannt wird und je konsequenter vor allem der Patient selbst gegen die Krankheit angeht, desto besser sind die Heilungschancen. Es fällt mir deshalb auch sehr schwer zu verstehen, dass es nicht wenige Patienten gibt, die in einem bereits weit fortgeschrittenen Stadium der peripheren arteriellen Verschlusskrankheit im Rollstuhl vor den Krankenhauseingang rollen, um – zur Entspannung nach der ersten Amputation – erst einmal eine Zigarette zu rauchen …

Was helfen kann, wissen Sie inzwischen genauso gut wie ich: Es muss alles getan werden, um erstens die Risikofaktoren auszuschalten (das muss allerdings der Patient großenteils selbst tun und *tun wollen*) und zweitens die Durchblutung, also vor allem auch die Mitochondrien, wieder in Schwung zu

Wenn es schon sein muss, dann »richtig« amputieren

bringen. Um zu erkennen, dass dafür neben einem täglichen Bewegungsprogramm und einer Änderung der Ernährungsgewohnheiten (ab Seite 137) die EECP-Therapie eine ergänzende Option ist, braucht man kein Medizinstudium, es genügt der gesunde Menschenverstand.

Angemerkt sei an dieser Stelle nur, dass im Fall einer peripheren arteriellen Verschlusskrankheit die EECP-Therapie etwas anders durchgeführt werden muss, als bei Beschwerden am Herzen.

Und schließlich kann man – selbst wenn das Stadium, in dem amputiert werden muss, bereits erreicht sein sollte – zumindest etwas dafür tun, diese grässlichen Salami-Amputationen (die ja im Grunde nichts anderes sind als die »Versuch-und-Irrtum«-Methode) zu vermeiden.

Die moderne Gefäßchirurgie verfügt heute durchaus über Möglichkeiten, genau und bis in die Tiefe des Gewebes hinein messen zu können, bis zu welcher Stelle eine Durchblutung noch gesichert werden kann – nach dem zugegeben auch nicht schön klingenden Motto: Wenn schon amputieren, dann wenigstens richtig und nicht scheibchenweise.

Wenn die »Manneskraft« nachlässt

Zum Schluss noch ein Thema, das zwar weit weniger dramatisch ist, aber meist als etwas peinlich empfunden und jedenfalls nicht gerne öffentlich diskutiert wird: die »erektile Dysfunktion«. Kurz: Mit der Erektion funktioniert es nicht mehr so richtig, »er« kommt nicht mehr hoch.

Das kann zwei Gründe haben: Entweder die Hormone spielen nicht mehr mit, oder es steckt eine Arteriosklerose vor allem der kleineren Blutgefäße (auch Mikroangiopathie genannt) dahinter.

Lassen sich die Hormone als verantwortliche Bösewichter ausschließen, bleibt eigentlich nur die Arteriosklerose als Verursacher übrig. Man kann es auch so sagen: Männer tragen einen »Zeiger« mit sich herum, der ziemlich verlässlich Auskunft gibt über den allgemeinen Zustand ihrer Blutgefäße – je weiter dieser Zeiger nach unten weist (jedenfalls dann, wenn das eigentlich anders gewünscht ist), desto bedenklicher ist deren Zustand.

Wenn »er« beharrlich nach unten zeigt

Nicht selten kommen also Männer in Arztpraxen, weil es »im Bett nicht mehr funktioniert« und verlassen sie mit der Diagnose, sie seien mehr oder weniger herzinfarktgefährdet.

Das Gute daran: Wenn es gelingt, den Zustand der Blutgefäße allgemein zu verbessern, dann funktioniert es auch wieder mit der Erektion (vorausgesetzt natürlich, dass nicht doch die Hormone verantwortlich sind).

Schwächelt die Manneskraft, dann kann also auch eine EECP-Behandlung zusammen mit einer Ernährungsumstellung durchaus hilfreich sein, was sich bisweilen bereits während der Behandlung mehr oder weniger deutlich zeigt.

Apropos »Schwächeln« – genau da machen wir im nächsten Kapitel weiter, dann allerdings wieder allein aufs Herz bezogen …

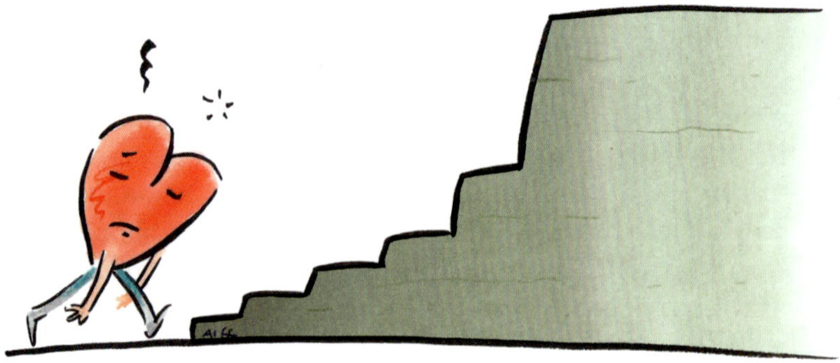

Lassen Sie Ihr Herz nicht in die Knie gehen!

Nach allem, womit wir uns auf den bisherigen Stationen unserer Erkenntnisreise bereits beschäftigt haben, hört sich »Herzschwäche« (oder auch »Herzinsuffizienz«) – das Thema dieses Kapitels – nicht einmal so schlimm an. Tatsächlich aber handelt es sich um eine sehr ernst zu nehmende Erkrankung.

Wobei wir einige verschiedene Arten der Herzschwäche auseinanderhalten müssen: zunächst einmal die *akute* und die *chronische* Herzinsuffizienz und bei der letzteren dann noch einmal die *systolische* und die *diastolische*.

Die akute Herzinsuffizienz

Mit der akuten Herzschwäche müssen wir uns hier nicht allzu lange aufhalten. Nicht etwa, weil sie harmlos wäre, sondern weil es dabei meist ähnlich ist, wie bei einem Herzinfarkt: Notarzt und ab ins Krankenhaus (die Notrufnummer 112 gilt europaweit)!

»Herzschwäche« ist da also eine verharmlosende Bezeichnung, denn »akut« heißt in diesem Fall, dass das Herz und damit auch sein Besitzer von einem Augenblick zum nächsten

Akute Herzschwäche – immer ein Fall für den Notarzt

buchstäblich in die Knie gehen. Die Herzfunktionen versagen mehr oder weniger sofort und komplett. Wir haben es also eher mit einem »akuten Herzversagen«[28] zu tun.

Aber wie auch immer – entscheidender als der Name ist natürlich die Frage, was im Fall des Falles ein solches akutes Herzversagen auslöst. Da kann es etliche Faktoren geben – diese hier sind die häufigsten:

- Herzrhythmusstörungen (ab 📖 Seite 218)
- eine Bluthochdruckkrise (📖 Seite 44)
- eine Herzklappe geht infolge einer Entzündung oder wegen »Verkalkung« von jetzt auf gleich schlichtweg kaputt
- die »Aufhängung« einer Herzklappe zerreißt, die Herzklappe funktioniert blitzartig nicht mehr

Wie macht sich nun eine akute Herzschwäche (ich bleibe mal bei der am häufigsten gebrauchten Bezeichnung) bemerkbar? Auf jeden Fall dramatisch! Sie erinnern sich vielleicht an die Geschichte von meinem Auto, das auf der Autobahn wegen Versagens des Turboladers schlagartig stark an Geschwindigkeit verloren hatte – von 160 herunter auf 90 km/h.

Genauso ist es auch bei einer akuten Herzschwäche, nur weit schlimmer. Da geht es in einem Augenblick von 160 auf fast null herunter. Der Patient fällt praktisch in sich zusammen. Nichts geht mehr, »rien ne va plus«.

Das ist das Hauptsymptom. Schmerzen können ebenfalls auftreten, mehr aber noch starke Unruhe und Angstgefühle. Das erinnert Sie bestimmt an die Symptome eines Herzinfarkts, und in der Tat werden beide Erkrankungen manchmal verwechselt oder treten im Extremfall sogar zusammen auf.

Das ist aber aus Patientensicht nicht so problematisch, wie es zunächst klingt, denn in dem einen wie dem anderen Fall

28 Ein Begriff, der allerdings auch häufig für den »plötzlichen Herztod«, den »Sekundentod«, gebraucht wird – da werden die verschiedenen Begriffe nicht einheitlich verwendet.

Akute Herzschwäche bei Menschen über 65 besonders häufig

Aufbau des Herzens

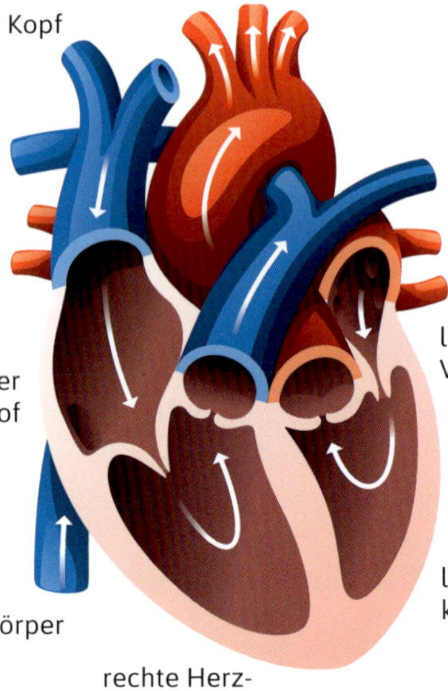

muss umgehend der Notarzt alarmiert werden, und der wird dann schon erkennen, was wirklich los ist. Genügend Erfahrung dürfte er haben, denn – man mag es kaum glauben – bei Menschen über 65 ist die akute Herzschwäche der häufigste Grund für eine Einweisung ins Krankenhaus.

Viel Raum für Diskussionen, ob »es sich lohnt«, den Notarzt zu alarmieren, gibt es im Fall einer akuten Herzschwäche in aller Regel auch nicht. Die Symptome sind, wie gesagt, hinreichend dramatisch.

Um uns das plastisch vorstellen zu können, sollten Sie sich zunächst den Aufbau des Herzens genau anschauen, um sich dann etwas klar zu machen, was meistens für selbstverständlich und deshalb für nicht weiter erwähnenswert gehalten wird:

Das Blut staut sich vor dem Herzen

Das Herz ist ja unter anderem ein »Umschlagplatz« für den Bluttransport durch unseren Körper. Sprich: Alles, was auf der einen Seite ins Herz hineinfließt, muss auf der anderen Seite auch wieder herausfließen. Schafft das Herz das nicht, dann kommt es innerhalb nur weniger Herzschläge zu einem üblen Stau vor dem »Eingang« zum Herzen.

Als Konsequenz aus diesem Stau sammelt sich – und zwar schneller, als man meinen sollte! – Flüssigkeit, entweder in der Lunge oder in den Beinen oder in beidem. Das können Sie sich gut vorstellen, wenn Sie einmal den Weg des Blutes durch den Körper verfolgen, so wie er in der Grafik auf Seite 202 schematisch dargestellt ist.

Dramatisch ist natürlich vor allem ein Flüssigkeitsstau in der Lunge. In der Brust rasselt es deutlich hörbar und der Patient ringt verzweifelt nach Luft. Deshalb wird die Herzschwäche auch Asthma cardiale, also Asthma des Herzens genannt.

Nicht selten entwickelt sich in der Fortsetzung einer akuten (und erfolgreich behandelten) Herzschwäche dann eine chronische. Auch diese sollte keinesfalls leicht genommen werden, etwa nach dem Motto: »Wenn mein Herz ein bisschen schwächelt, dann trete ich eben etwas kürzer ...« Denn wenn sich eine chronische Herzschwäche erst einmal entwickelt hat, stehen die Chancen für eine komplette Gesundung nicht gut. Das muss so unumwunden gesagt werden ...

Die chronische diastolische Herzinsuffizienz

Das entscheidende Merkmal einer voll entwickelten diastolischen Herzschwäche besteht darin, dass das Herz infolge chronischer Entzündungen und daraus resultierendem Energiemangel seine *Elastizität* verloren hat und *nicht* in erster Linie die für seine Arbeit nötige *Kraft*!

Und dagegen richten leistungssteigernde Mittel natürlich überhaupt nichts aus. Heute wissen wir, dass künstliche Leistungssteigerung auch bei der *systolischen* Herzschwäche keine

Der Weg des Bluts durch den Körper

Kreislauf, schematisch

Die Venen aus Körper und Kopf bringen sauerstoffarmes Blut (blaue Linien) zum Vorhof der rechten Herzseite (Achtung: diese wie alle Darstellungen des Herzens ist »von vorne« gesehen, die rechte Herzseite befindet sich in der Grafik also links). Von da fließt das Blut in die Herzkammer und weiter in die Lungen. Dort findet der »äußere Gasaustausch« (CO_2 gegen Sauerstoff) statt. Das mit Sauerstoff gesättigte Blut (rot) fließt zur linken Herzseite und von da aus über die großen Arterien wieder zum Kopf und in den gesamten Körper, wo der Sauerstoff verbraucht und das CO_2 (»innerer Gasaustausch«) erneut zum Vorhof der rechten Herzseite transportiert wird.

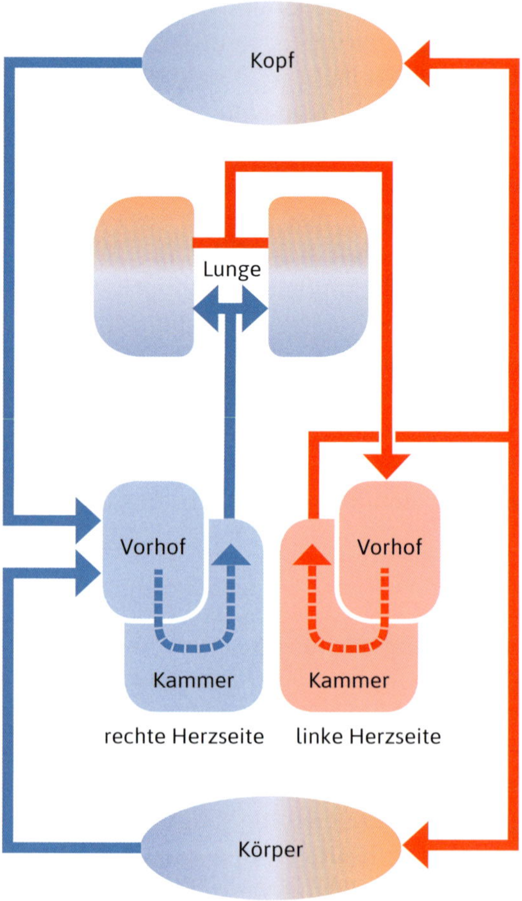

gute Idee ist, aber immerhin hat sie in diesen Fällen meist mehr genützt als geschadet. Fehlt es der Herzmuskulatur aber »nur« an Elastizität, dann erreicht man durch Leistungsstimulierung *nichts*. Erst gegen Ende des letzten Jahrtausends wurde dieses Phänomen genauer erforscht – die diastolische Herzinsuffizienz war entdeckt.

Auch die Blutaufnahme durch Vorhof und Kammer ist ein aktiver Prozess

Oft stellen wir uns die Arbeit des Herzens ja so vor, dass das Herz sich zusammenzieht und auf diese Weise das angesammelte Blut in die großen Arterien hineindrückt, die das Blut dann – übrigens mit beeindruckender Geschwindigkeit – durch immer feiner werdende Gefäße weitertransportieren bis zur letzten Körperzelle in Ihrem linken kleinen Zeh. Nach dieser Druckphase (der Systole) erschlaffen die Herzmuskeln, um das von der Lunge oder aus dem großen Körperkreislauf nachdrängende Blut (siehe Abbildung auf Seite 202) aufnehmen zu können.

Dieser Vorstellung nach wäre aber die »Aufnahmephase« des Herzschlags (die Diastole) ein rein passiver Vorgang. Dem ist jedoch nicht so: Die Herzmuskulatur gibt vielmehr dem einströmenden Blut *aktiv* Raum. Das Herz wird also nicht etwa gedehnt, sondern es *dehnt sich*.

Die Herzmuskulatur weitet sich und macht der nächsten Füllung des Herzens Platz. Wenn das nicht mehr richtig funktioniert, wenn also die für die Ausdehnung des Herzens zuständigen Muskeln sich nicht mehr (oder zumindest nicht mehr schnell genug) weit machen können, dann kommt es genau wie bei der systolischen Herzinsuffizienz zu einem chronischen Blutstau vor dem Herzen – wenn auch nicht in so dramatischer Weise wie bei der akuten Herzschwäche.

Die Ursache dafür kennen wir schon von der Arteriosklerose. Unser Körper neigt mit zunehmendem Alter ganz allgemein dazu, Muskeln in Bindegewebe umzuwandeln, und jede in Bindegewebe umgewandelte Muskelzelle hat die Fähigkeit verloren, aktiv etwas zu tun – also zum Beispiel dazu beizutragen, dass unsere Herzmuskulatur sich weitet.

Herzschwäche beginnt mit der diastolischen Relaxationsstörung

Damit sollte auch klar sein, dass sich eine solche diastolische Herzinsuffizienz meistens nicht von jetzt auf gleich herausbildet, sondern erst im Verlauf eines länger andauernden Prozesses. Eines Prozesses, der in der Regel mit dem allmählichen Entstehen einer »diastolischen Relaxationsstörung« (= diastolische Entspannungsstörung) beginnt.

Dadurch, dass die Herzmuskulatur starrer und steifer wird, verlangsamt sich die Aufweitung des Herzens und mit ihr auch die Aufnahme des anströmenden Blutes durch das Herz. Womit der Körper aber meist und zunächst noch einigermaßen zurechtkommen kann.

Aber sobald eine körperliche Anstrengung hinzukommt, gibt es einen (wenn auch im Vergleich zur akuten Herzschwäche bei weitem nicht so dramatischen) Blutstau vor dem Herzen, mit den Ihnen schon bekannten Folgen. Geht dieser Prozess dann weiter – und das ist der Regelfall – entwickelt sich aus der diastolischen Relaxationsstörung fast unausweichlich eine diastolische Herzinsuffizienz, bei der das Herz es dann dauerhaft (also auch im Ruhezustand) nicht mehr schafft, sich für die Aufnahme des anströmenden Blutes ausreichend zu weiten.

(K)ein Kraut dagegen gewachsen?

Ich habe nun eine gute und eine schlechte Nachricht für Sie. Die schlechte Nachricht ist, dass es in der Schulmedizin bis heute keine gut wirksame Therapie gegen die *diastolische* Herzinsuffizienz gibt. Die gute Nachricht ist, dass das aus meiner Sicht so nicht bleiben muss. Ich sage es mal so: Es gibt meiner Erfahrung nach durchaus Möglichkeiten, auch eine diastolische Herzinsuffizienz langfristig erfolgreich zu behandeln – wenngleich diese schulmedizinisch noch nicht anerkannt sind.

Ich vermute stark, dass Sie schon ahnen, wohin unser Zug jetzt fährt. Aber ehe wir schauen, ob Sie richtig liegen, müssen wir erst noch etwas tiefer verstehen, was bei einer diastolischen Herzinsuffizienz ganz genau passiert.

Bewegung hilft auch bei Herzschwäche

Bei einer Ultraschalluntersuchung des Herzens könnten wir in so einem Fall sehen, dass sich eine oder beide Herzkammern zu *langsam* mit Blut füllen. Die Herzmuskeln verhalten sich – ich habe es schon angedeutet – ein bisschen so, wie es den meisten von uns am Morgen geht: Man ist erst noch ein bisschen steif, muss sich dehnen und recken, um »in Gang zu kommen«.

So ist das auch bei einem nicht mehr ganz elastische Herz – allerdings nicht nur vorübergehend zu Tagesbeginn, sondern bei *jedem* Herzschlag aufs Neue:

Das Herz schafft es wegen des größer gewordenen Anteils an Bindegewebe einfach nicht, sich schnell genug zu weiten, um das anströmende Blut in ausreichender Menge aufzunehmen. Die Folge: Stau vor dem Herzen, klar.

Genau da liegt denn auch – Sie haben es doch geahnt – die mögliche Lösung für unser Problem, und Sie ahnen sicher auch, wie das Zauberwort in diesem Zusammenhang lautet: Bewegung! Die Zeiten, in denen Patienten mit Herzschwäche geraten wurde, sich zu schonen, sind lange vorbei (übrigens für beide Typen der Herzschwäche).

Das hängt damit zusammen, dass die allmähliche Umwandlung von Muskeln in Bindegewebe im Herzen und im ganzen Körper parallel abläuft und miteinander verbunden ist. Sprich:

Wenn Sie allgemein etwas dafür tun, den Umbau Ihrer Muskeln in Bindegewebe zu stoppen oder sogar wieder ein Stück zurückzudrehen (was leider nur in sehr begrenztem Maße möglich ist), dann kommt das immer auch Ihrem Herzen zugute.

Sich darum zu bemühen, lohnt sich, da man schneller in eine Abwärtsspirale hin zu einer totalen Herzinsuffizienz geraten kann, als man vielleicht meint. Diese Erfahrung musste ich als Arzt schon häufig machen:

Selbst aktiv etwas gegen die Erkrankung zu tun, ist wichtig

In meine Praxis kommen oft Patienten mit der Diagnose »diastolische Relaxationsstörung«. Die Schulmedizin kennt dazu keine wirklich wirksame Therapie. Der bisher behandelnde Arzt (manchmal auch mehrere Ärzte) wusste(n) dann meist nicht recht, was dagegen zu tun sei. Nichts zu unternehmen führt allerdings oft in eine diastolische Herzinsuffizienz. Der Patient wird schwächer und schwächer, seine Herzmuskeln ebenfalls. Zur diastolischen Herzinsuffizienz kommt die systolische hinzu – Herzinsuffizienz total! Es geht stetig weiter bergab …

Wenn Sie diesen »point of no return« nicht erreichen wollen (und wer will das schon?), so können und müssen Sie bereits bei den *ersten* Anzeichen gegensteuern – vor allem, wie schon gesagt, durch Bewegung. Auch und gerade dann, wenn das schon nicht mehr ganz so leichtfallen sollte. So »schlimm« ist es ja auch gar nicht: Eine halbe bis dreiviertel Stunde am Tag einfach nur gehen, das wäre schon mal ein Anfang!

Nicht unterschätzen darf man nämlich, wie wichtig für eine Gesundung das Gefühl ist, *selbst aktiv* etwas gegen seine Krankheit zu tun. Gerade die Herzschwäche wird oft von depressiven Phasen begleitet. Man fühlt sich schwach, alles ist so mühsam, man mag nicht mehr, man japst ständig nach Luft und – das ist mit entscheidend – man sieht keine wirkliche Perspektive. Und da wirkt es oft Wunder, wenn man sich durch Aktivwerden selbst ein Stück aus diesem »Jammertal« herausarbeiten kann.

Merken wir uns also: Die entscheidende Weichenstellung passiert in dem Augenblick, in dem irgendwie, irgendwo ärztlicherseits der Begriff »diastolische Relaxationsstörung« fällt. Es mag sein, dass die behandelnden Ärzte diese Diagnose ein wenig herunterspielen, weil sie keine wirklich überzeugende Antwort darauf haben. Aber *Sie* sollten das keinesfalls auf die leichte Schulter nehmen!

Weil das so überaus wichtig ist, treten wir noch einmal einen Schritt zurück und betrachten die diastolische Entspannungsstörung etwas genauer:

Anspannung und Ruhe müssen in einem ausgewogenen Verhältnis stehen

Sympathikus und Parasympathikus, Spannung und Entspannung, das sind die Pole, zwischen denen sich unser Leben abspielt. Gut geht es uns, wenn Anspannung und Ruhe im richtigen Verhältnis zueinander stehen. Und wie dieses Verhältnis optimalerweise aussehen sollte, das macht uns das Herz selbst bei jedem Pulsschlag vor: Spannung, Entspannung (als aktive Entspannung!) und dann eine kurze Pause.

Die Tag- und Nachtseite des Herzens

Ein anderer Ansatz für ein tieferes Verständnis ist, dass unser Herz sozusagen eine Tag- und eine Nachtseite hat. Die Systole repräsentiert dabei – das wird Sie nicht überraschen – die Tagseite, die Diastole hingegen die Nachtseite. So wie sich in der Nacht unsere Seele weitet, um Kontakt zur »geistigen Welt«, zu unserem »Schutzengel«, zum »Himmel« – wie immer Sie das nennen wollen – aufzunehmen, so weitet sich in der Diastole auch unser Herz. Und beides scheint eng miteinander verzahnt zu sein. Das jedenfalls beobachte ich oft in meiner Praxis.

Patienten, die an einer diastolischen Relaxationsstörung leiden, deren Herz sich also nicht mehr genügend weiten kann, haben auch oft Probleme damit, ihre *Seele* weit werden zu lassen. Das heißt, sie können schlecht einschlafen. Die Tagseite wirkt weiter, die Nachtseite ist nicht stark genug, um die Entspannung wirksam werden zu lassen.

Nun werden Sie vielleicht einwenden, dass das beileibe nicht nur für Patienten mit einer diastolischen Relaxationsstörung gilt, sondern mehr oder weniger für »den modernen Menschen« schlechthin. Das ist richtig! Aber im Zusammenhang mit der diastolischen Relaxationsstörung ist dieses Phänomen besonders auffällig. Insoweit gilt also all das, was ich

Wenn die Muskeln des Herzens schwach werden

zum gesunden Schlaf schon gesagt habe (ab Seite 90), in besonderer Weise für den Patienten mit einer diastolischen Relaxationsstörung.

Der Einsatz von Magnesiumorotat (Seite 114) hat sich in dieser Hinsicht ebenfalls bewährt, oft auch Kalium (das aber bitte nur unter Kontrolle durch einen Arzt oder Heilpraktiker, siehe Seite 115). Wärme ist ebenfalls ein wichtiger Faktor – Wärme und Entspannung gehen nun einmal Hand in Hand.

Die chronische systolische Herzinsuffizienz

Was die systolische Herzinsuffizienz ausmacht und woran sie zu erkennen ist, wissen Sie bereits und Sie kennen auch die Symptome: vor allem Kurzatmigkeit und allgemeine Erschöpfung als Folge eines chronischen Blutstaus vor dem Herzen.

Kann das Herz bei der *diastolischen* Herzinsuffizienz das ankommende Blut nicht vollständig und/oder nicht schnell genug aufnehmen, so fehlt ihm bei der *systolischen* Herzinsuffizienz schlichtweg die Muskelkraft, um das in ihm angekommene Blut wieder herauszudrücken. Es kann seine Kammern also nicht mehr so weit entleeren, wie es für einen funktionierenden Blutkreislauf erforderlich wäre.

Diese sogenannte »Auswurfleistung« des Herzens lässt sich messen. Sie sollte im Normalfall oberhalb von 55 Prozent liegen. Vielleicht fragen Sie nun: Was, »nur« 55 Prozent? Es erstaunt viele Menschen, dass sich unsere Herzkammern bei jedem Schlag nur gut zur Hälfte entleeren (und entsprechend wieder aufgefüllt werden) – und dass das ausreicht. Irgendwie hat man ja doch die Vorstellung, das Herz würde seine Kammern komplett entleeren, so wie es eine mechanische Pumpe täte ... Wenn Ihr Kardiologe Ihnen also mitteilt, dass Ihr Herz eine Auswurfleistung von 60 Prozent hat, dann ist das keine schlechte Nachricht – im Gegenteil.

Zu einem Blutstau vor dem Herzen kommt es immer erst, wenn die Auswurfleistung um einiges *unter* 50 Prozent liegt.

Die zwei Hauptformen der Herzschwäche

Die diastolische Fehlfunktion des Herzens

Bei der diastolischen Herzschwäche haben die Herzkammern ihre ***Elastizität*** weitgehend verloren und sind oft nicht nur steifer, sondern auch dicker geworden. Sie können das von den Vorhöfen anströmende Blut nicht vollständig aufnehmen und transportieren deshalb zu wenig Blut weiter in den Kreislauf.

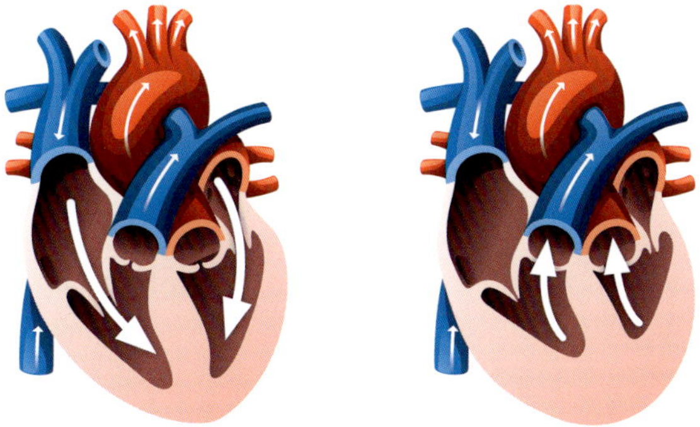

Die systolische Fehlfunktion des Herzens

Bei der systolischen Herzschwäche haben die Herzkammern ihre ***Kraft*** weitgehend verloren und können das von den Vorhöfen her anströmende Blut nicht im erforderlichen Umfang weitertransportieren.

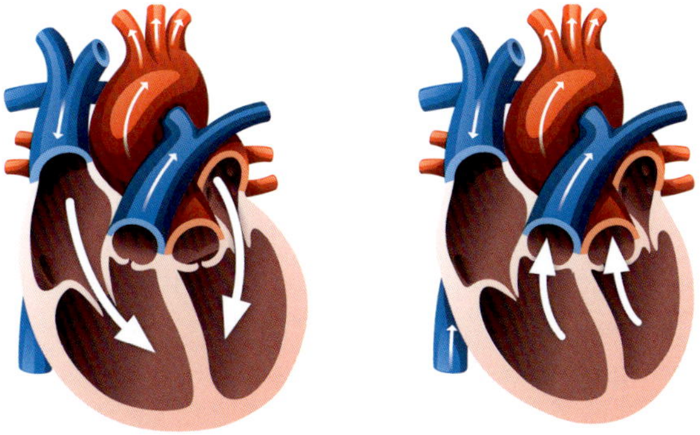

»Alles recht interessant«, werden Sie vielleicht denken, »aber was mich wirklich interessiert, ist doch die Frage, was denn konkret zu tun ist?« Nun, klassisch-schulmedizinisch kommen

Das geschwächte Herz muss vor dem Sympathikus geschützt werden

bei der systolischen Herzinsuffizienz zunächst sogenannte Diuretika (Seite 100), also entwässernde Medikamente, zum Einsatz. Sie helfen dem Körper dabei, die Flüssigkeit auszuscheiden, die wegen der Herzschwäche nicht mehr im Kreislauf gehalten werden kann, und die sich deshalb irgendwo – gerne zum Beispiel im Bereich der Knöchel – im Gewebe ablagert. Auch wird so die Gesamtflüssigkeitsmenge verringert, die der Blutkreislauf bewältigen muss. Wie stark sie verringert werden muss, kann dabei je nach Witterung schwanken. Bei feucht-warmem Wetter muss es deutlich mehr sein als bei trocken-kühlem.

Zum Zweiten wird ein Betablocker gegeben (Seite 99). Sie staunen? Nun, in der Tat: Hätte ein Stationsarzt in den 1980er Jahren einem Patienten, der mit Herzschwäche ins Krankenhaus eingeliefert wurde, einen Betablocker gegeben, dann hätte diese Therapie wohl zumindest einiges Erstaunen ausgelöst. Denn Stand des medizinischen Wissens war damals, dass ein Patient mit schwachem Herzen leistungs*steigernde* Mittel braucht und keine, die das Herz *dämpfen*. Für die Patienten allerdings war diese Behandlung oft alles andere als hilfreich.

Man musste also genauer hinschauen und irgendwann wurde den behandelnden Ärzten dann auch klar, dass der Sympathikus ihrer Patienten bereits von sich aus eifrig dabei war, auf das Herz einzupeitschen. Kam nun noch eine weitere, medikamentös herbeigeführte Leistungsstimulierung hinzu, gab das einem geschwächten Herzen nur allzu oft den Rest.

Kurzum: Das geschwächte Herz muss vor dem hochgefahrenen Sympathikus geschützt werden und braucht daher keine zusätzliche Stimulation, sondern das Gegenteil. Seit gut zwanzig Jahren gilt es deshalb als ärztlicher Kunstfehler, bei einer Herzschwäche *keinen* Betablocker zu geben – so ändern sich die Zeiten.

Nun, vielleicht wird Sie das ein wenig wundern – aber: Ja, auch ich halte Betablocker im Falle einer systolischen Herzinsuffizienz (die ja oft noch Arm in Arm mit einer diastolischen daherkommt), ebenso wie bei Herzrhythmusstörungen und bei bestimmten Formen der Angina pectoris, für absolut sinnvoll! Zu den Herzrhythmusstörungen kommen wir im nächsten Kapitel, aber im Fall einer systolischen Herzinsuffizienz sind Betablocker schon deshalb angebracht, weil sie unter anderem den Herzschlag *verlangsamen*.

Das geschwächte Herz braucht mehr Zeit für seine Arbeit

Das heißt, das Herz bekommt schlicht mehr Zeit, um seine Arbeit zu tun. Wenn das Herz es bei einem durch die Herzschwäche erhöhten Puls von sagen wir mal 100 Schlägen pro Minute nicht schafft, die bei ihm ankommende Blutmenge weiter zu transportieren, dann hilft es durchaus, ihm für diese Tätigkeit *mehr Zeit* zu geben. Das Herz ist dann zwar nach wie vor schwach, aber es kann seine *Auswurfleistung* dennoch steigern – einfach, weil es mehr Zeit für Aufnahme und Abtransport des Blutes hat.

Da wir nun schon dabei sind, die auch von mir oft kritisch gesehene Chemie ein Stück weit zu rehabilitieren: Ein weiteres bei systolischer Herzinsuffizienz eingesetztes klassisches Herzmedikament sind die *ACE-Hemmer* (Seite 101). Sie blockieren bestimmte herzaktive Hormone, die im Krankheitsfall die Situation weiter verschlimmern. Außerdem können sie auch eine regenerierende Wirkung haben. Sie können also unter günstigen Umständen und in engen Grenzen Reparaturmechanismen in den Zellen der Herzmuskulatur anstoßen. Gleiches gilt für AT1-Blocker und Aldosteronantagonisten (schauen Sie hierzu noch einmal auf die Seite 101).

Erwähnen will ich auch, dass es noch ein ganz neues Mittel gibt, bekannt unter dem Namen *»Entresto«*, das eine gute Wirkung bei Herzinsuffizienz zu haben scheint. Für eine tiefer gehende Beurteilung dieses Mittels ist jedoch seit Markteinführung noch nicht genug Zeit verstrichen.

Die drei oben genannten Mittel sind im Fall einer chronischen Herzinsuffizienz also immer sinnvoll, weil sie sozusagen Druck aus dem System nehmen. Aber (und Sie haben doch

Herzschwäche und schwache Mitochondrien

bestimmt schon auf ein »Aber« gewartet, geben Sie's zu) wie so oft sorgen diese Medikamente »nur« dafür, dass die überaus unangenehmen und manchmal auch lebensgefährlichen Symptome zunächst einmal gebändigt werden: Die zu bewältigende Flüssigkeitsmenge wird verringert, das Herz bekommt mehr Zeit, seine Auswurfleistung zu erbringen.

Zu schwach ist das Herz jedoch immer noch! All die genannten Maßnahmen – die auch ich, wie gesagt, befürworte und anwende – *verwalten* die Krankheit also im Grunde nur. Sie sorgen dafür, dass sich die Herzschwäche nicht verschlechtert. Deren eigentliche Ursachen aber werden durch diese Therapie nicht berührt. Ein Problem, das Ihnen hier ja nicht zum ersten Mal begegnet.

Die Mitochondrien und die chronische Herzschwäche

Vielleicht haben Sie sie in diesem Kapitel schon ein wenig vermisst, unsere kleinen Kraftwerke, die vor allem in den Zellen des Herzens eine gar nicht zu überschätzende Rolle spielen? Schließlich signalisiert ja eigentlich schon das Wort »Herzschwäche«, warum die Mitochondrien auch in diesem Fall eine zentrale Rolle spielen:

Die Herzmuskeln sind (extrem) geschwächt. Die Kraftwerke in den Zellen des Herzens, die Mitochondrien, funktionieren also ebenfalls sehr, sehr schlecht. Eine Ursache für die Herzschwäche (ebenso übrigens für Herzrhythmusstörungen) ist deshalb immer auch die Erkrankung der Mitochondrien.

Spannend ist nun, dass das sowohl für die systolische als auch für die diastolische Herzschwäche gilt:

1. Bei der chronischen systolischen Herzschwäche sind die Herzmuskeln zu schwach. Die »klassische« Therapie antwortet darauf, indem sie dem Herzen seine Arbeit erleichtert. Die Herzmuskeln wieder zu *stärken*, worauf es ja eigentlich ankäme, das gelingt aber nur, wenn sich die

Mitochondrien wieder *regenerieren* und wenn auch die *Anzahl* der Mitochondrien in den Herzzellen wieder deutlich gesteigert wird.

Betablocker können dem geschwächten Herz helfen

2. Bei der chronischen diastolischen Herzschwäche sind die Herzmuskeln zu starr, zu steif geworden, weil sich ein Teil der Muskelzellen in Bindegewebe umgebaut hat. Dieser Umbau lässt sich leider nur in engen Grenzen wieder rückgängig machen. Auf jeden Fall ist es aber möglich, die *verbliebenen* Herzmuskelzellen wieder stärker zu machen.

Auch hier müssen wir genau hinschauen, um zu verstehen, warum es gerade bei der chronischen Herzschwäche so wichtig ist, die Mitochondrien wieder auf Trab zu bringen.

Bei jedem Herzschlag ziehen sich die Herzmuskeln und jede einzelne Herzmuskelzelle zusammen (Systole) und weiten sich wieder (Diastole). Zieht sich ein Muskel zusammen, dann wird das *in ihm* enthaltene Blut herausgedrückt. Das können Sie sich leicht vorstellen, wenn Sie Ihre Faust ballen: Sie wird weiß(er). Lösen Sie die Faust wieder, werden die Muskeln neu durchblutet, die Faust nimmt wieder ihre natürliche Farbe an. Das heißt, in dem Augenblick, in dem sich die Herzmuskeln zusammenziehen, werden sie (fast) blutleer – und die Nahrungszufuhr für die Zellen und damit auch für die Mitochondrien ist für einen Moment gedrosselt. Die Mitochondrien können in der Systole ihre Aufgabe der Energiebereitstellung also vorübergehend nicht erfüllen.

Das ist bei einem gesunden Menschen überhaupt kein Problem, denn die Diastole folgt ja »auf dem Fuße«. Der Muskel wird wieder durchblutet, Zelle und Mitochondrien werden versorgt und können ihre Arbeit tun.

Wenn aber die Mitochondrien zu sehr *geschwächt* sind, reicht die Phase der Diastole nicht aus, um genügend Energie für eine »ordnungsgemäße« Arbeit der Zellen bereitzustellen – das Herz »schwächelt«. Betablocker helfen dabei, wie gesagt, insoweit, als sie die Zeit, die für die Diastole zur Verfügung

Depression als Warnsignal des Körpers

steht, verlängern. Zumindest mittel- und langfristig ist es aber selbstverständlich sinnvoller, das Problem an der Wurzel zu packen. Das ist nur möglich, indem wir die Mitochondrien wieder stärken und so dafür sorgen, dass die Phase der Zellversorgung, die Diastole, möglichst optimal genutzt wird.

Was zur Unterstützung und Erholung der Mitochondrien getan werden kann und muss, das brauche ich hier nicht noch einmal zu wiederholen (schauen Sie aber gerne auf Seite 95 und ab Seite 114 nach) – nur so viel dazu:

Im Fall einer chronischen Herzschwäche (egal ob es sich um eine systolisch oder eine diastolische handelt) muss all das ohnehin Notwendige noch konsequenter und noch intensiver getan werden, als es dort beschrieben wurde. Dann ist die Höchstdosis angesagt! Denn ohne diese Anstrengung wird ein Patient mit chronischer Herzschwäche meist zwar *überleben*, nicht aber *gesunden*.

Hilfreich ist dabei in jedem Fall auch der Weißdorn (Crataegus), er unterstützt die Kräftigung der Herzmuskulatur und hat keine Nebenwirkungen (siehe ab Seite 122).

Chronische Herzinsuffizienz und Depression

Es gibt – schon oft beobachtet – einen besonders engen Zusammenhang zwischen chronischer Herzinsuffizienz einerseits und einer allgemeinen Erschöpfung mit depressiven Zügen andererseits. Und das ist überraschenderweise nicht nur negativ. Es ist vielmehr so etwas wie eine Notwehrreaktion des Körpers. Das Herz soll durch die gefühlte Erschöpfung davor geschützt werden, sich zu überfordern.

Ich könnte auch sagen: Das Herz selbst schützt sich durch die Erschöpfung davor, überfordert zu werden.

Denn so viel wissen wir: Das Herz ist weit mehr als eine seelen- und geistlose »Pumpe«.[29] Es verfügt über eine Art ei-

29 Dazu darf ich Sie noch einmal hinweisen auf: Markus Peters, Gesundmacher Herz, a.a.O.

gene Intelligenz und wirkt damit sogar steuernd auf unseren Körper ein.

Sanierung der Mitochondrien setzt an der Wurzel des Übels an

Unerklärliche Erschöpfungszustände sind deshalb zuweilen deutliche Hinweise des Herzens auf eine beginnende Schwäche. Die Erschöpfung hat also ihren Sinn. Sie bremst den Menschen aus, um ihn daran zu hindern, sich weiterhin durch zu viel Stress zu schaden.

Gehe ich »mit Gewalt« gegen die Signale der Erschöpfung an, indem ich etwa mein (zu) ehrgeiziges Sportprogramm trotzdem unverändert weiterbetreibe oder sogar noch steigere, dann zwinge ich mein Herz in die Knie. Lernen Sie also, die Signale Ihres Körpers, Ihres Herzens ernst zu nehmen!

Wenn Sie das tun, wenn Sie also *achtsam* mit Ihrem Körper umgehen, dann hat ein sanftes und nur behutsam anspruchsvoller werdendes Bewegungsprogramm gerade bei einer chronischen Herzschwäche eine sehr große Bedeutung.

Das Wichtigste aus diesem Kapitel zusammengefasst …

Dieses Kapitel war ja recht lang und auch nicht unkompliziert. Fassen wir also noch einmal zusammen, worauf es wirklich ankommt:

Die Behandlung mit den üblichen Medikamenten (Diuretika, Betablocker, ACE-Hemmer) ist – ich habe das schon wiederholt betont – in den meisten Fällen von Herzschwäche unumgänglich. Aber – und auch das muss klar sein – diese Therapie *verbessert* die Situation des Patienten *nicht* wirklich. Sie stabilisiert und trägt damit zum Überleben bei (was ja schon eine ganze Menge ist), mehr aber nicht.

Die Mitochondrien-Sanierung hingegen setzt an der *Wurzel* des Übels an und bringt damit eine *echte* Verbesserung. Kommt dann noch die EECP-Therapie hinzu, dann fördert das zusätzlich die Durchblutung der Herzmuskulatur, was zu einer weiteren Verbesserung für den Patienten führt – deutlich spür- und auch messbar.

Ohne konsequente Lebensstilveränderung keine langfristige Gesundung

Kein Einzelfall ist ein Patient mit einer besonders schweren Herzschwäche, der zu Beginn einer Behandlungsperiode mit konzentrierter Mitochondrien- und EECP-Therapie die paar hundert Meter zu meiner Praxis zu Fuß kaum schafft, nach nur zehn Tagen aber schon in der Lage ist, über drei Kilometer am Stück spazieren zu gehen. Was sich natürlich auch »messtechnisch« (etwa am deutlich verbesserten EKG) zeigt.

Das soll jetzt nicht etwa den Eindruck erwecken, als sei mit einer solchen umfassenden Therapie nun alles in Ordnung, und man könne wieder genauso drauflosleben wie vor dem Auftreten der Erkrankung.

Ich will es mal so sagen: Man muss schon dranbleiben! Eine grundlegende Lebensstilveränderung (ab Seite 86) ist unbedingt nötig und auch die Mitochondrien-Sanierung muss zeitlebens fortgesetzt werden. Gemessen an dem Zugewinn an Lebensqualität und der Verbesserung der Überlebenschancen, ist das ein geringer, auf jeden Fall aber ein zumutbarer Preis. Leichter gesagt als getan, klar, aber eben doch wahr, wie auch der folgende Fall zeigt:

Ein Patient, etwa 60 Jahre alt, früher sehr sportlich, ist mit seiner körperlichen Leistungsfähigkeit nach einem vor drei, vier Jahren durchgestandenen Herzinfarkt alles andere als zufrieden – zwei Etagen erklimmen, das reicht schon. Auch sein Belastungs-EKG zeigt eine Herzschwäche (nicht so dramatisch wie bei dem Fall ab *Seite 179**, aber immerhin).*

Die Auswurfleistung des Herzens (also die Blutmenge, die das Herz aus seinen Kammern in den Blutkreislauf weiterleitet, *Seite 208**) liegt statt bei den normalen gut 50 Prozent nur bei 35 bis 40 Prozent. Ich habe es also in diesem Fall eher mit einer allgemeinen Schwäche zu tun und nicht mit einer akuten Gefahrensituation.*

Fitness und »Auswurfleistung« des Herzens

Die EECP-Therapie bietet sich bei einer solchen Herzschwäche immer an, zumal auch der Zustand seiner Herzkranzgefäße alles andere als zufriedenstellend war.

Und tatsächlich: Bereits nach zwei Wochen mit je zwei EECP-Behandlungen am Tag, ist der Patient in der Lage, auf einem Laufband im Fitness-Studio eine Leistung zu erbringen, die der vor seinem Herzinfarkt entspricht. Die Untersuchung zeigt, dass das auch keine leichtfertige Überforderung ist, und dass sich die Auswurfleistung des Herzens tatsächlich normalisiert hat.

So, die Reise geht weiter, auch wenn das geschwächte Herz dieses Kapitels nun im nächsten Kapitel zu allem Überfluss auch noch ins Stolpern kommt. Halten Sie durch!

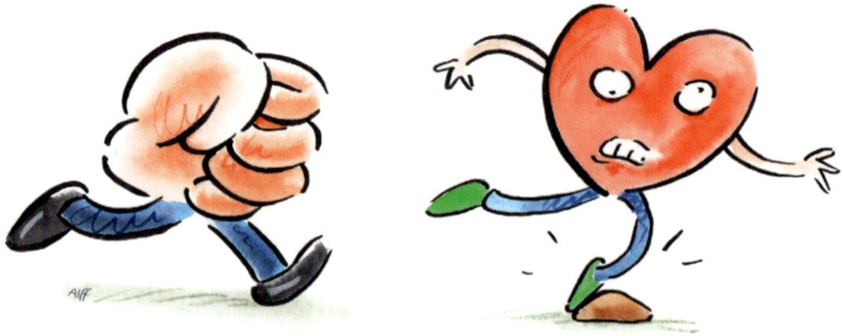

Wenn Ihr Herz aus dem Tritt gerät

Die meisten Menschen glauben, dass ihr Herz ganz gleichmäßig schlägt. Mal schneller, mal langsamer, aber doch in einem exakt gleichmäßigen Rhythmus. Dass dem nicht so ist, wissen Sie schon (ab Seite 45). Die kurze Zeitspanne von einem Herzschlag zum nächsten, die Frequenz des Herzschlags also, variiert ständig, wenn auch nur im Bereich von Sekundenbruchteilen – wir sprechen da von Herzfrequenz-Variabilität.

Es wäre sogar ein Alarmsignal ersten Ranges, schlüge unser Herz ganz »unvariabel« (Seite 51). Das weiß man übrigens schon lange, wie eine uralte Weisheit aus der chinesischen Medizin belegt: »Schlägt das Herz so regelmäßig wie der Specht im Wald klopft oder wie die Regentropfen, die vom Dachrand fallen, dann stirbt der Patient innerhalb von drei Tagen.« Diese Herzfrequenz-Variabilität ist also selbstverständlich nicht gemeint, wenn von Herzrhythmus*störungen* die Rede ist.

Ebenso wenig ist die durchschnittliche Anzahl der Herzschläge pro Minute gemeint. Natürlich gibt es einen generell zu schnellen oder zu langsamen Herzschlag. In der Regel schlägt unser Herz zwischen 60- und 100-mal in der Minute. Liegt der Puls darunter, dann ist das zu langsam, also nicht mehr »normal« – die medizinische Bezeichnung dafür ist Bradykardie (brady = langsam). Liegt der Puls im Ruhezustand bei über 100 Schlägen in der Minute, dann ist das zu schnell und nennt sich Tachykardie (tachy = schnell).

Schwankungen der Herzfrequenz sind »normal«

Ansonsten sind aber selbst ausgeprägte Schwankungen der Herzfrequenz nicht nur normal, sondern geradezu lebensnotwendig. Wenn wir schnell eine Treppe hochgehen oder Sport treiben, muss der Puls rasch auf 160 oder mehr Schläge pro Minute ansteigen, und wenn wir im Tiefschlaf liegen, darf der Puls gerne auch mal auf Werte etwas unterhalb von 60 Schlägen in der Minute sinken.

Bei echten Herzrhythmusstörungen geht es um etwas ganz anderes: Das Herz kommt von Zeit zu Zeit ins Stocken, ins Stolpern oder es legt unvermittelt einen kleinen Zwischenspurt ein. Auch das betrifft – mal mehr, mal weniger – so gut wie jeden von uns. In Grenzen ist also auch das normal.

Ich habe das Wort »normal« in den bisherigen Kapiteln schon häufiger benutzt, aber immer mit einem kleinen Zögern. Sie ahnen, warum. Was heißt schon »normal«? Meistens habe ich den Begriff benutzt, um zu sagen: »Kein Grund zur Sorge, das haben viele Menschen, ohne dass sie deshalb ernsthaft krank wären.« Oft trifft das auch zu – wer bei jeder kleinen Störung gleich in Panik gerät, erweist seiner Gesundheit ziemlich sicher einen Bärendienst.

Andererseits erinnern Sie sich bestimmt an das eine oder andere in diesem Buch beschriebene Fallbeispiel, bei dem das beruhigende »Das ist normal, da machen Sie sich mal keine Sorgen!« nur deshalb zustande kam, weil sich die gegenwärtige Medizin in Fachbereiche aufteilt, die nicht miteinander verknüpft sind, oder weil es schulmedizinisch schlicht keine allgemein anerkannte Therapie gibt, auf die man zurückgreifen könnte (so etwa bei der diastolischen Herzschwäche).

Wie sieht es da bei Herzrhythmusstörungen aus? Wenn Ihr Arzt – sei es im Rahmen einer Routineuntersuchung oder weil Sie gespürt haben, dass mit Ihrem Herzen etwas nicht ganz in Ordnung ist – Herzrhythmusstörungen festgestellt hat, dann wird er Ihnen mit ziemlicher Sicherheit einige mögliche

Für Herzrhythmusstörungen kann es viele Ursachen geben

Ursachen nennen, die nun gezielt untersucht werden müssen – vor allem sind das eine Funktionsstörung der Schilddrüse und ein Mangel an Blutsalzen.

Zu Letzterem wird er vielleicht fragen, ob Sie heftigeren Durchfall gehabt haben. Denn der hätte, ebenso wie übermäßiges Schwitzen, die lebensnotwendigen Blutsalze aus dem Körper gleichsam herausgespült und so die Herzrhythmusstörungen verursachen können. Um diese beiden »Standardursachen« abzuklären, ist nicht mehr als eine Blutuntersuchung nötig.

Die Ursache könnte aber natürlich auch am oder im Herzen selbst liegen. Da wären zum Beispiel:

- Durchblutungsprobleme
- eine bisher unentdeckte Herzschwäche – etwa in Folge einer Überdehnung der Herzkammern
- Entzündungen am und im Herzen

In diesen Fällen wird der Allgemeinarzt Sie zum Kardiologen schicken, der dann die entsprechenden Untersuchungen vornimmt. Das alles ist bewährte und gute Routine. Geht es aber um eine auch langfristig wirkende Therapie, bleibt die klassische Schulmedizin zu oft an der Oberfläche. Zudem gibt es nicht wenige Patienten, bei denen *keine* der üblichen Ursachen aufzuspüren ist, die aber dennoch an Herzrhythmusstörungen leiden.

Wie das Herz seinen Rhythmus findet

Schauen wir zunächst einmal, wie das Herz überhaupt zu seinem normalen, gleichmäßigen Rhythmus findet. Die Herzzellen funktionieren – so dürfen wir uns das vorstellen – wie ein Orchester (oder sie sollten es zumindest tun), und wo es ein Orchester gibt, da gibt es auch einen Dirigenten. Im Herzen ist das der sogenannte Sinusknoten.

Das »elektrische« Herz

Das »Reizleitungssystem« des Herzens

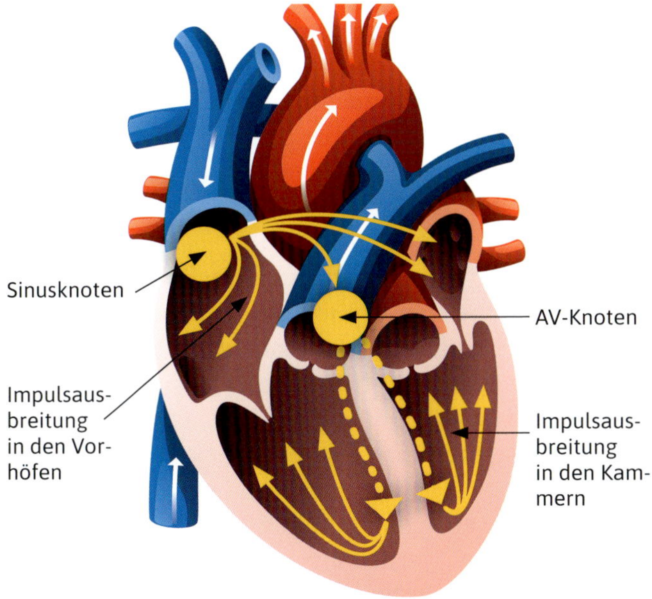

Direkt vom Sinusknoten werden die Muskeln der beiden Herzvorhöfe elektrisch angeregt, dort übernimmt dann der AV-Knoten (Atrioventrikularknoten) die Aufgabe, den vom Sinusknoten vorgegebenen Rhythmus über »Leitungsbahnen« an die Muskulatur der Herzkammern weiterzugeben.

Dieser Sinusknoten ist kein eigenes abgegrenztes Organ, sondern er besteht aus einer Reihe spezialisierter Herzzellen, die in der Lage sind, sich selbst elektrisch zu stimulieren und die so erzeugten Erregungsimpulse an die Arbeitsmuskulatur des Herzens weiterzuleiten.

Diese sich etwa 60- bis 80-mal in der Minute ausbreitende »Erregung« sorgt also für die mehr oder weniger rhythmischen Herzschläge. Wobei der dafür entscheidende Sinusknoten seinerseits beeinflusst wird durch das vegetative Nervensystem, also durch die beiden Gegenspieler Sympathikus (Anspannung) und Parasympathikus (Entspannung).

Herzrhythmusstörungen sind letztlich ein Problem der einzelnen Zelle

Wird nun das fein abgestimmte Zusammenspiel von Sinusknoten, AV-Knoten, Leitungsbahnen und Herzmuskeln gestört – zum Beispiel weil eine größere Zahl von Zellen das vorgegebene Tempo nicht mithalten kann, oder weil plötzlich andere, dafür eigentlich gar nicht zuständige Zellen elektrische Störimpulse an die Herzmuskulatur senden –, dann kommt der Rhythmus des Herzens durcheinander. Ein Thema, mit dem wir uns im Kapitel ab Seite 242 noch intensiver befassen müssen.

Bei alldem spielen natürlich auch die Zell-Kraftwerke, die Mitochondrien, eine Hauptrolle. Denn wenn die Mitochondrien zu stark geschädigt, zu sehr geschwächt sind – was in unserer Zeit ja schon fast der Normalfall ist –, dann steigt selbstverständlich das Risiko, dass dieser rhythmische, auf die Millisekunde abgestimmte Prozess nicht mehr reibungslos funktioniert.

Das dürfen Sie sich ganz bildlich vorstellen: Wenn sich irgendwo am oder im Herzen ein paar Zellen verwundert die Augen reiben, weil da schon wieder ein Erregungsimpuls an ihnen vorbeigerauscht ist, dann kann das nicht ohne Wirkung auf den Rhythmus des schlagenden Herzens bleiben.

Es geht also vor allem auch um die einzelne Herzzelle. Wir müssen uns deshalb mit einigen nicht unkomplizierten Vorgängen in den Zellen unseres Körpers, insbesondere natürlich in den Zellen des Herzens, befassen:

Diastole und Systole – ein Grundprinzip des Lebens

Ausgangspunkt der hier beginnenden Reiseetappe ist also (wieder mal) die einzelne Zelle, denn auch dort findet das im vorigen Kapitel beschriebene Wechselspiel von Weitwerden und Zusammenziehen, von Entspannung und Spannung, »Nacht« und »Tag«, Erholung und Energieaufbau statt – und zwar *synchronisiert* mit Spannung und Entspannung der gesamten Herzmuskulatur.

Eine Tatsache, die enorme Bedeutung hat, denn wenn Diastole und Systole im Kleinen, also in den einzelnen Zellen der Herzmuskulatur, nicht richtig funktionieren, dann gibt es auch im Großen Probleme – eben Herzrhythmusstörungen.

Alles muss in Harmonie sein

Und – wenn wir gerade dabei sind – Sie können Ihr Herz auch ein bisschen »erziehen«:

Der praktische Tipp:

Zeigen Sie Ihrem Herzen, welcher Rhythmus im Hinblick auf Tempo und Gleichmäßigkeit gut für es ist. Ein hervorragendes Mittel dafür ist zügiges, aber weder zu schnelles noch zu langsames Gehen – also Wandern mit einer Geschwindigkeit von vier bis fünf Kilometern in der Stunde.

Der praktische Tipp:

Ein etwas ausgefallenerer Ratschlag ist, Musik zu hören, die Ihrem Herzen hilft, seinen Rhythmus zu finden – und danach dann zu »schreiten«. Besonders geeignet sind Bachs Menuette aus dem Notenbüchlein für Anna Magdalena Bach.

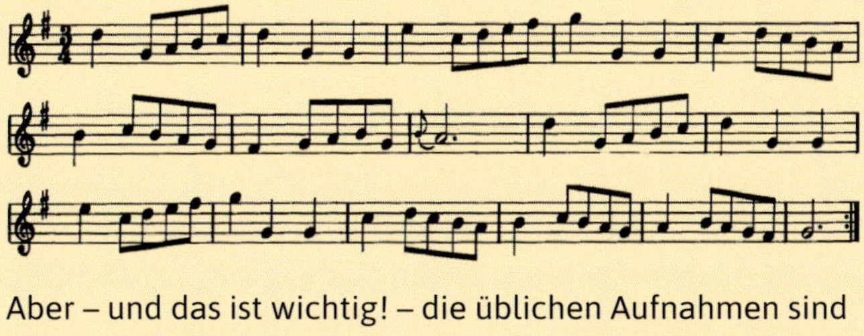

Aber – und das ist wichtig! – die üblichen Aufnahmen sind für ein vielleicht ohnehin zu schnell schlagendes Herz viel zu flott gespielt. Aus diesem Grund – und weil es wirklich so überaus nützlich ist – stelle ich Ihnen auf meiner Website eine Version vor, die genau in dem für das Herz richtigen Tempo aufgenommen wurde.
www.herztherapie-nord.de/service/downloads

Die Zellen – in ständigem Austausch mit ihrer »Umwelt«

Wenn wir Herzrhythmusstörungen, bezogen sowohl auf Ursachen wie auf Therapiemöglichkeiten, richtig verstehen wollen, dann lohnt es sich durchaus, den Vorgängen in und zwischen den einzelnen Körperzellen einmal etwas genauer nachzugehen. Versuchen wir also, uns dieses etwas unwegsame Terrain Schritt für Schritt zu erobern.

Schauen wir, was Wikipedia zum Begriff »Zelle« sagt: »Jede Zelle stellt ein strukturell abgrenzbares, eigenständiges und selbsterhaltendes System dar. Sie ist in der Lage, Nährstoffe aufzunehmen und die darin gebundene Energie durch Stoffwechsel für sich nutzbar zu machen.« So ist es. Aber wir müssen noch weiter ins Detail gehen:

- Eine Zelle grenzt sich nach außen durch eine Membran ab, die der Zelle ihre Form gibt und sie schützt.
- Eine Zelle ist eigenständig und selbsterhaltend. Sie grenzt sich also ab, ist aber nicht etwa unzugänglich. Die Zellgrenze, die Membran, darf nicht undurchdringlich sein, weil sie Nährstoffe von außen aufnehmen können muss. Das klingt nach »Einbahnstraße«, ist es aber nicht und kann es auch nicht sein.
- Denn jede Zelle muss mit ihrer »Außenwelt« in ständigem Austausch stehen – Aufnehmen und Abgeben, Ausgleich und Spannung, Diastole und Systole.

Dieses ununterbrochene Wechselspiel ist: Selbsterhaltung! Oder: Leben! Und dafür wird Kraft, wird Energie gebraucht! Womit wir unversehens schon wieder bei unseren Freunden, den Mitochondrien sind. Denn die sind ja zuständig für die Energiebereitstellung.

Wenn aus Muskeln Bindegewebe wird

Die Aufgaben, auf die eine bestimmte Körperzelle spezialisiert ist, können natürlich höchst unterschiedlich sein:

- Eine Muskelzelle muss sich zusammenziehen und wieder strecken können.
- Eine Nervenzelle muss eine elektrochemisch bei ihr ankommende Information blitzschnell weiterleiten können.
- Eine Darmzelle muss Substanzen aus dem Darminhalt aufnehmen, umwandeln, weitergeben ... und so weiter und so fort.

In Bindegewebe umgewandelte Herzzellen können nicht funktionieren

Aber, wie wir bereits aus dem Kapitel über die Herzinsuffizienz wissen, kommt es aus unterschiedlichen Gründen bei uns allen im Laufe der Zeit zu etwas, das wir »bindegewebigen Umbau« nennen. Das heißt, aus aktiven Muskelzellen werden Bindegewebezellen, die eigentlich nur dafür da sind zu stützen, zu verbinden, zu halten und Kräfte zu übertragen.

Nun liegt es auf der Hand, dass eine solche Umwandlung aktiver Muskelzellen in inaktives Bindegewebe beim Herzen ganz besonders problematisch ist – und seinen Beitrag nicht nur zum Zustandekommen einer Herzschwäche leistet, sondern auch zu einer Störung des Herzrhythmus oder (Vorgriff aufs nächste Kapitel) zum Entstehen des Vorhofflimmerns.

Ich kann Ihnen hier also gar nicht nachdrücklich genug »ans Herz legen«, dieses Thema nicht auf die leichte Schulter zu nehmen. Denn wenn sich Muskelzellen des Herzens erst einmal in Bindegewebe umgewandelt haben, dann lässt sich das nicht mehr rückgängig machen (oder jedenfalls nur in sehr geringem Maße). Die Folge: Es fehlt dem Herzen *dauerhaft* an Kraft – und das zeigt sich nicht nur in Herzrhythmusstörungen ...

Systole und Diastole in der einzelnen Zelle

Kommen wir zurück zu den einzelnen Zellen des Herzens, die hoffentlich doch noch überwiegend Muskelzellen sind, vollgestopft mit Mitochondrien. Damit diese Mitochondrien die von ihrer Zelle benötigten Energiemoleküle erzeugen können,

Wenn Zellen nicht mehr »arbeiten« können

benötigen sie ihrerseits – auch das wissen wir schon – Nährstoffe. Nährstoffe, die von der Zelle durch ihre Membran hindurch aufgenommen werden, damit die Mitochondrien die Energie bereitstellen können, die für die nächste Aktion der Zelle (zum Beispiel für die Anspannung eines Muskels) gebraucht wird. Aber schauen wir uns den Gesamtprozess noch einmal im Zusammenhang an:

1. Unser Körper wandelt Nahrung in Energie um; das geschieht zu einem wesentlichen Teil in den Mitochondrien.
2. Diese Energie ist gebunden in speziellen, extrem kurzlebigen Molekülen (ATP), die sie sofort wieder abgeben (konkret: ein ATP-Molekül wandelt sich um in ein ADP-Molekül) – das kennen Sie schon. (ab Seite 111)
3. Indem diese Energie »Pumpen« auf der Zellmembran antreibt, werden zwischen dem Zellinneren und den Zellzwischenräumen sogenannte Elektrolyte (auch Blutsalze genannt) hin und her »verschoben«. Die wichtigsten Elektrolyte sind Natrium, Kalium, Kalzium und Magnesium.
4. Resultat dieses ständig wiederholten Austauschprozesses ist, dass immer wieder neu ein elektrischer Spannungsunterschied zwischen Zellinnerem und Zelläußerem aufgebaut wird, der nach Ausgleich drängt.
5. Aus diesem Ausgleich (es öffnen sich Abflüsse in der Zellmembran und der Spannungsunterschied wird ausgeglichen) gewinnt die Zelle die Energie, um ihre Aktion ausführen zu können (Muskelkontraktion, Weiterleiten elektrischer Impulse und ähnliches).

Die Zellmembran und Umweltgifte

Dieser erweiterte Blick auf die innersten Vorgänge in den Zellen des Herzens rückt etwas in unseren Fokus, das über lange Zeit auch in der medizinischen Wissenschaft kaum beachtet wurde: die Zellmembran und ihre Anfälligkeit für Umweltgifte.

So eine Membrane ist nämlich geradezu prädestiniert dafür, dass sich Umweltgifte in und auf ihr ablagern – Umweltgifte, die die Struktur der Zellmembran verändern und damit auch ihre Funktionsfähigkeit beeinträchtigen.

Umweltgifte »verdrecken« die Zellmembranen

Ohne eine voll funktionsfähige Zellmembran aber, das wissen wir jetzt, kann eine Zelle ihre Arbeit nicht gut genug erledigen. So können wir plötzlich sehen und verstehen, wie problematisch es ist, wenn eine Zellmembran »verdreckt« ist: Die Zu- und Abflüsse zwischen Zellinnerem und Zellumgebung werden gestört, was dann wiederum einen Entzündungsprozess auslöst, der unter anderem den Umbau von Muskelzellen in Bindegewebe fördert.

Es kommen also wieder zwei gute, alte Bekannte ins Spiel: die chronische Entzündung und der Umbau von Muskelzellen in Bindegewebe.

Wie habe ich ganz zu Beginn dieses Buches gesagt? Alles hängt mit allem zusammen. Dass das so ist, macht das Wunder des Lebens aus, und Leben ist immer auch Rhythmus, Schwingung – was nicht nur für das Herz gilt, sondern für jede einzelne Zelle unseres Körpers. Es ist also sehr wichtig, dass unser Körper die Fähigkeit zu »schwingen« nicht verliert – womit wir beim Thema der nächsten Station unserer Erkenntnisreise sind …

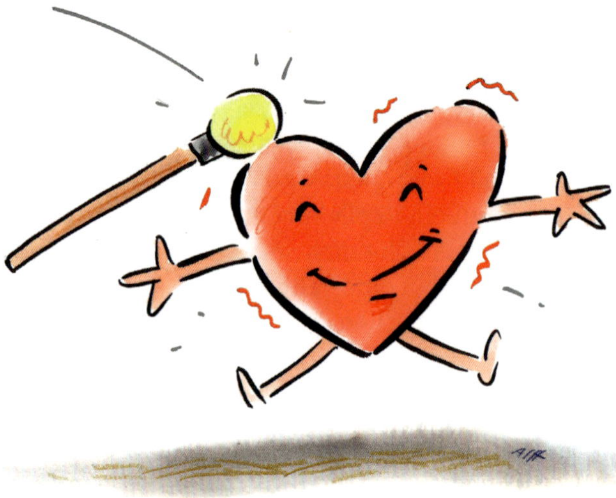

Wenn der Körper klingt und schwingt

Dieses Gastkapitel wurde geschrieben von Karin Jagst, Klangtherapeutin und Heartmath-Trainerin

Wenn wir zwei Gläser leicht zusammenstoßen – »Sehr zum Wohle!« – klingt es. Nicht nur, aber auch deshalb machen wir es so gerne (wobei unsere Leber dankbar ist, wenn wir es nicht zu oft tun – Seite 144).

Der leichte Stoß versetzt die dünne Glaswand in Schwingungen und die Schwingungen erzeugen einen Schall. Dann jedenfalls, wenn die Schwingungen in dem Bereich liegen, den unser Ohr zu hören vermag, also etwa zwischen 16 und 25 000 Hertz (Schwingungen pro Sekunde).

Außerdem wird ein Medium gebraucht, in dem oder durch das sich der Schall verbreiten kann – Luft zum Beispiel (im Vakuum kann Schall nicht übertragen werden – da klingt nichts). Aber auch festere Materie kann Schall übertragen, beispielsweise der Resonanzkörper eines Musikinstruments. Oder unser Körper, der Schall sogar besonders gut übertragen kann, weil er bekanntlich zu etwa 80 Prozent aus Wasser besteht.

Alles im Körper schwingt

Damit sind wir bei unserem Thema: Wenn der Körper einer Schwingung ausgesetzt wird, dann ist das keine oberflächliche Angelegenheit, sondern es geht »durch und durch«. Unser ganzer Körper, jede einzelne Zelle »schwingt« mit. Und weil das so ist, kann Klang auch zu therapeutischen Zwecken eingesetzt werden – ganz besonders, wenn es um Erkrankungen geht, die etwas mit Rhythmus, mit Schwingungen, mit Anspannung und Entspannung, mit Systole und Diastole zu tun haben.

Klang(schalen) und Harmonie

Dass es bei allen Erkrankungen des Herzens und des Kreislaufs letztlich darum geht, das vegetative Nervensystem wieder in ein harmonisches Gleichgewicht zu bringen, wissen Sie längst. Sie können sich sicher auch gut vorstellen, dass es nicht wenige Bluthochdruckpatienten gibt, die bereits seit so vielen Jahren unter starkem Stress stehen, dass ihr Körper gleichsam »vergessen« hat, wie es sich anfühlt, wenn Sympathikus und Parasympathikus friedlich kooperieren, statt dass der Sympathikus den Parasympathikus gnadenlos unterdrückt und beherrscht.

In diesen Fällen ist es tatsächlich hilfreich, den Körper diese *Erfahrung* einfach machen zu lassen; und hier kommt nun wieder der Klang ins Spiel. Klang, der in einer geeigneten Frequenz den ganzen Körper durchdringt, unterstützt ihn dabei, den Sympathikus herunter- und den Parasympathikus hochzuregeln.

Das ist das Geheimnis der Klangmassage. Wobei Klang hier mehr ist als nur eine ganz bestimmte Schwingung. Zunächst muss es sich um eine »geordnete« Schwingung handeln (die Sinuskurve, die dabei entsteht, kennen Sie schon, siehe 📖 Seite 49). Eine solche »ordentliche« Schwingung nennen wir

Die Schwingungen der Klangschale wirken auf jede einzelne Zelle

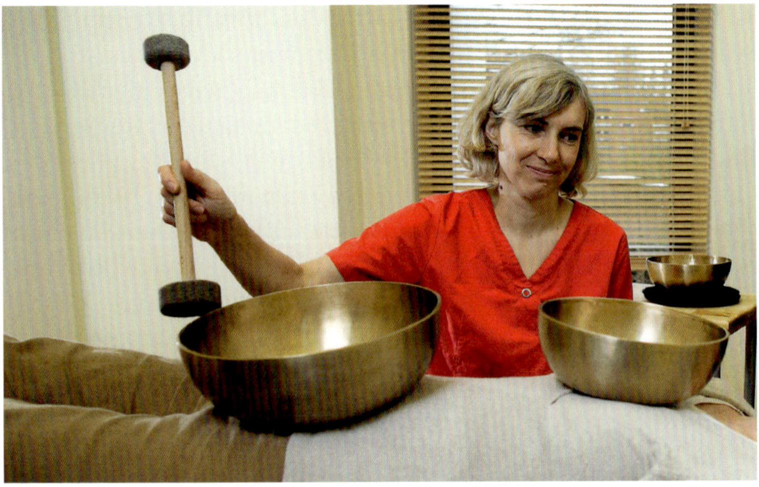

einen Ton (im Gegensatz zum chaotischen Geräusch). Von einem Klang sprechen wir dann, wenn mehrere solche Töne zusammenwirken: Der jeweils tiefste Ton ist der Grundton, der ergänzt wird durch meist mehrere höhere Töne, die Obertöne.

Bei Musikinstrumenten wie zum Beispiel Klavier, Geige oder Gitarre ist das Verhältnis von Grund- zu Obertönen immer harmonisch, das heißt: in etwa ganzzahlig. Ein Grundton von 440 Hertz würde also zum Beispiel ergänzt durch Obertöne von 880 Hertz.

Bei einer Klangschale liegt die Sache etwas anders: Ihr Klang wird zwar immer als harmonisch empfunden, ist es aber im physikalischen Sinne nicht. Das Verhältnis von Grund- zu Obertönen hat bei einer Klangschale immer eine kleine »chaotische« Beimischung. Ihr Klang ist also, so darf man das durchaus sehen, etwas »natürlicher«, »menschlicher« – was wahrscheinlich zu seiner besonderen Wirksamkeit beiträgt.

Klangschalen bestehen im Wesentlichen aus Bronze. Sie werden durch Anschlagen und manchmal auch durch Reibung in Schwingungen versetzt. Höhe und Zusammensetzung des Klangs sind abhängig von Form, Durchmesser und Wanddicke der Schale, aber auch von der genauen Zusammensetzung der Bronzelegierung. Je nachdem, welches Klangbild erreicht werden soll, werden deshalb oft noch weitere Materialien wie zum Beispiel Eisen, Blei, Quecksilber, Gold und Silber beigefügt – zum Teil nur in winzigen Dosen.

Wenn der Körper das richtige Schwingen »vergisst«

Je nachdem, welche Körperbereiche beeinflusst werden sollen, werden Klangschalen mit unterschiedlichen Schwingungsfrequenzen eingesetzt – für Herz und Kreislauf zum Beispiel liegen diese Frequenzen zwischen 207 und 1180 Hertz. Grundlage für diese Festlegungen sind biologisch-physikalische Erkenntnisse über das Schwingungsverhalten bestimmter Körperzellen und langjährig zusammengetragene Erfahrungen aus der therapeutischen Praxis.

Durch Klang den Körper ans Schwingen »erinnern«

Wie schon kurz angedeutet, gibt es viele Beschwerden und Erkrankungen, die etwas damit zu tun haben, dass Körperzellen in ihrem natürlichen Schwingungsverhalten gestört sind – denken Sie beispielsweise an das Phänomen des Vorhofflimmerns (ab 📘 Seite 242). In diesen Fällen kann eine Klangmassage zu einer *Neujustierung* des Schwingungsverhaltens beitragen, indem die betroffenen Zellen daran »erinnert« werden, wie sie sich »richtig« zu verhalten haben.

Neben diesem gezielten Einwirken auf das Schwingungsverhalten von Körperzellen wirkt eine Klangmassage immer auch beruhigend und ausgleichend, was insbesondere bei Herzpatienten (die ja fast immer ein Stressproblem haben) in jedem Fall eine positiv-unterstützende Wirkung hat.

Das ist auch die Aufgabe der Klangmassage: Sie *unterstützt* die in den anderen Kapiteln dieses Buches beschriebenen Therapien, sie *verstärkt* ihre Wirkung und nicht selten bildet sie sogar den *Einstieg* in die »richtige« Therapie.

Leidet ein Patient beispielsweise unter sehr starker Unruhe oder Anspannung, muss er erst einmal zur Ruhe kommen,

Klangmassage hilft auch gegen Erschöpfung

damit die eigentliche Therapie überhaupt Wirkung zeigen kann. Es kommt also häufig vor, dass stark erschöpfte Patienten den Einstieg oder die therapiebegleitende Unterstützung durch die Klangmassage brauchen, um sich erst einmal zu erholen.

Faszinierend ist immer wieder, dass nicht nur der Patient die Wirkungen des Klangs auf seinen Körper spürt, sondern auch der Therapeut. Was nicht ganz so geheimnisvoll ist, wie es vielleicht klingt. Die Schwingungen, die von der Klangschale ausgehen, setzen sich ja – im Idealfall – durch den ganzen Körper fort. Klangtherapie kommt aber üblicherweise nicht zum Einsatz, wenn alles ideal ist, sondern wenn etwas *nicht* richtig schwingt, wenn es an Gleichgewicht *fehlt* – kurz: wenn sich dem Klang etwas in den Weg stellt.

Der Klang wirkt also nicht nur in den Körper hinein, sondern der Körper zeigt auch eine Reaktion, eine Resonanz. Und ein erfahrener Klangtherapeut wird hören und spüren, ob der Klang gleichsam durch den Körper hindurch fließt oder ob er irgendwo »abgebremst« wird – was dann ganz konkret und messbar dazu führt, dass die Schale früher als normal aufhört zu schwingen und oft auch dumpfer klingt. Es gibt also eine Art Dialog zwischen Klangschale und Körper. Die Wirkung ist nicht einseitig, sondern gegenseitig.

Insoweit kann das, was der Klangtherapeut während einer Behandlungseinheit – die in der Regel übrigens um die 45 Minuten dauert – beobachtet und spürt, Wesentliches zur Gesamtdiagnose oder zur Beurteilung von Therapieerfolgen beitragen.

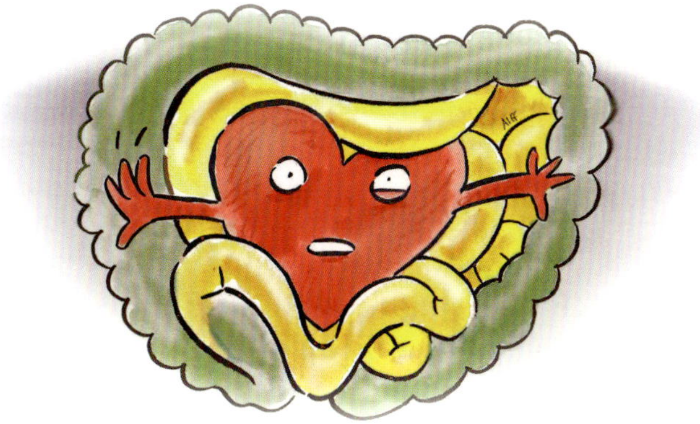

Und dann kommt auch noch der Darm ins Spiel

Als unmittelbar einleuchtend erscheint es vielleicht nicht, dass Darm und Herz(probleme) substanziell etwas miteinander zu tun haben könnten. Es ist aber so. Inzwischen ist dieser Zusammenhang – den ich in meiner Praxis schon seit längerem und immer wieder beobachte – auch Gegenstand medizinischer Forschung und mittlerweile bereits (so gut wie) bewiesen.

Wenn der Darm »undicht« wird

Da ist zum Beispiel das »Sickerdarm«-Syndrom (auch »Leaky Gut«-Syndrom genannt). Das klingt fies und ist es auch – und es ist weiter verbreitet, als man vielleicht meinen könnte.

»Sickerdarm« bedeutet, dass aus dem Darm oder vielmehr durch die Darmwand hindurch Stoffe in die Blutbahn einsickern, die dort zu mehr oder weniger heftigen Alarmreaktionen führen. In welchem Maße es dazu kommt, das hängt sehr stark davon ab, was man aktuell gerade gegessen hat.

Die Organe des Immunsystems befinden sich zu 80 Prozent entlang des Darms

Ein Beispiel: Sie sind zum Essen eingeladen, es gibt zunächst eine extrem scharfe Suppe und zum Abschluss auch noch einen sehr reifen französischen Weichkäse. Dann können Sie, bei entsprechender Empfindlichkeit, mit einiger Sicherheit davon ausgehen, dass in Ihrem Darm Alarmstimmung herrscht. Kartoffelbrei mit etwas Gemüse hingegen wird das Immunsystem Ihres Darms nicht großartig irritieren.

Ob Sie persönlich (und Ihr Darm) so oder vielleicht auch ganz anders auf diese oder jene Nahrung reagieren, ist allerdings wieder einmal eine ganz individuelle Angelegenheit.[30]

Im Normalfall – und wenn Sie nicht dazu neigen, die »Meinungsäußerungen« Ihres Körpers komplett zu ignorieren – dürften Sie aber doch merken, was Ihnen bekommt und was nicht.

Bedenken Sie bei alldem auch, dass die Organe unseres Immunsystems zu 80 Prozent (!) entlang des Darms – vom Mund bis zum After – angesiedelt sind. Das hängt mit dem bereits erwähnten Phänomen zusammen, dass entzündungsähnliche Prozesse im und am Darm der Regelfall sind und nicht – wie beim Rest unseres Körpers – die Ausnahme.

Denn alles, was wir zu uns nehmen, alles, was von außen in unseren Körper eindringt, ist eine Herausforderung für unser Immunsystem. Immer und in jedem Fall muss das Immunsystem neu entscheiden: Lasse ich diesen oder jenen Stoff durch die Darmwand hindurch und in den Körper, also in den Blutkreislauf hinein? Oder muss dieser oder jener Stoff abgeschottet werden, also im Darm verbleiben und den Körper schnellstmöglich wieder verlassen?

Der Darm kann das Herz »unter Druck« setzen

Es muss nicht immer gleich ein massiver Sickerdarm sein, der die Grenzwächter des darm-assoziierten Immunsystems in

30 Giulia Enders, Darm mit Charme; Ullstein Verlag, 2017

Herz und Lunge unter Druck

Ein überblähter Darm verengt den Raum für Lunge und Herz

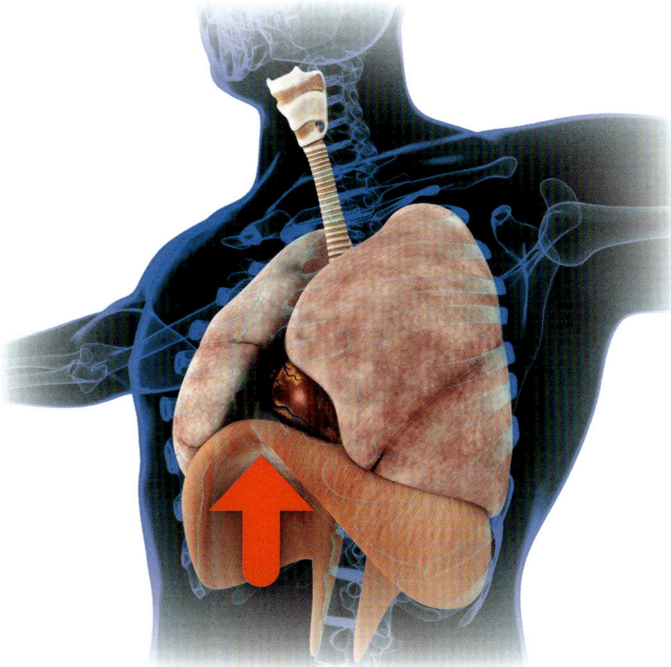

Herz und Lunge einerseits und die Bauchorgane andererseits sind durch das Zwerchfell voneinander getrennt. Das Zwerchfell ist, einem Segel ähnlich, an mehreren Punkten des Knochengerüsts »aufgehängt«: am Brustbein, an den Rippen und an der Wirbelsäule. Wird das Zwerchfell nun vom Darm nach oben gedrückt, dann bringt es Herz und Lunge in Bedrängnis, überträgt diesen Zug aber auch auf seine Aufhängungspunkte, also auf das Knochengerüst. Nicht selten sind dann auch Rückenschmerzen die Folge.

Alarmstimmung versetzt und sie dazu bringt, aus ihren »Kasernen« auszurücken.

Dafür genügt es schon, ich erwähnte es bereits, etwas gegessen zu haben, das einem nicht bekommt. Eine (nur scheinbar) harmlose Folge kann dann – etwa aufgrund unguter Fäulnisprozesse – Luft im Darm sein. Nur scheinbar harmlos sind

Die ungesunde Darmflora ist (fast) schon der Regelfall

diese Blähungen – zwar nicht immer, aber auch nicht selten – aus folgendem Grund:

Nahezu jeder »zivilisierte« Mensch hat heutzutage eine ungesunde Darmflora – mit zahlreichen und gravierenden Folgen. Auf alle kann ich hier nicht eingehen, aber soweit es das Herz betrifft, kann eine ungesunde Darmflora dazu führen, dass der Dickdarm notorisch überbläht ist.

Er drückt dann die Oberbauchorgane (Magen, Leber, Milz) nach oben – es wird eng für Herz und Lunge. Und auf jedweden Druck – sei er rein körperlich oder geistig-seelisch – reagiert das Herz nun mal oft mit »Gegendruck«, also mit erhöhtem Blutdruck oder auch mit Herzrhythmusstörungen – ein Zusammenhang, der nach seinem Erstbeschreiber das Roemheld-Syndrom genannt wird.

Der Darm und die Leber

Spannend ist auch folgendes Phänomen: Kommt es aufgrund einer ungesunden Darmflora zu Fäulnisprozessen im Darm, kann das zu alkoholischen Gärungsprozessen führen – sprich: Im Darm wird Alkohol erzeugt, der dann zur Leber transportiert und dort verarbeitet wird.

Die Folge ist nicht selten, dass selbst Menschen, die keinen oder kaum Alkohol trinken, dennoch eine Fettleber oder andere an sich alkoholtypische Leberschäden entwickeln können. Verschärft wird dieses Problem noch dadurch, dass es sich bei dem im Darm entstehenden Alkohol um einen ziemlich üblen »Fusel« handelt, was bisweilen auch zu riechen ist.

Dieser innerkörperliche Alkoholangriff auf die Leber hat Störungen des Fettstoffwechsels im ganzen Körper zur Folge und fördert so auch die Bildung von Ablagerungen in den Blutgefäßen mit all den bekannten Folgen.

Ich erinnere auch noch einmal an die im Kapitel »Ernährung« (ab Seite 137) erwähnte *nicht-alkoholische Fettleber*, die durch eine zu hohe Zufuhr von Fruchtzucker entsteht.

Gesunder Darm, kranker Darm ...

Es gibt auch eine »nicht-alkoholische Fettleber«

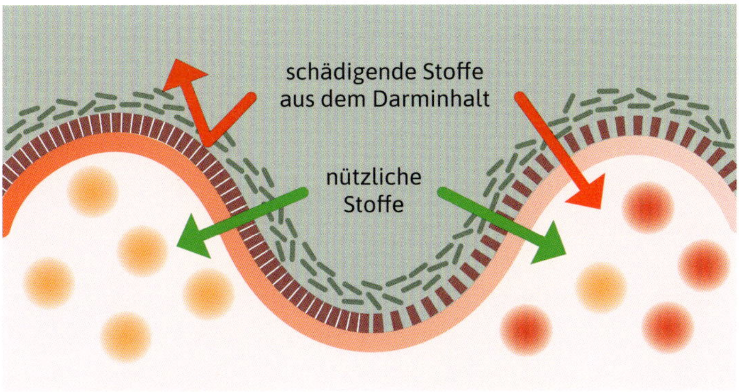

Eine gesunde Darmschleimhaut lässt nur die Stoffe in den Blutkreislauf gelangen, die von den Körperzellen für ihre »Arbeit« benötigt werden, alle anderen Stoffe werden abgewehrt.

Eine kranke, poröse Darmschleimhaut kann schädliche Stoffe aus dem Darminhalt nicht mehr abwehren, was chronische Entzündungsprozesse bewirkt oder zumindest fördert.

Chronische Entzündungsprozesse im und am Darm fördern die Entstehung von Folgeerkrankungen wie Arteriosklerose und vor allem auch Herzrhythmusstörungen. Eine Gesundung des Darmgeschehens unterstützt also alle direkt auf diese Erkrankungen zielenden Therapien.

Dieser Fruchtzucker zwingt dann nämlich ein bestimmtes Enzym in der Leber in die Knie (medizinisch: hepatische Lipase), wodurch chronische Entzündungsprozesse, Fettstoffwechselstörungen und schlussendlich dann Arteriosklerose sowie die Umwandlung von Muskelzellen in Bindegewebe angeschoben werden. Das Problem, um das es dabei geht, wird – das soll noch einmal betont werden – durch zu viel Fruchtzucker gepaart mit zu wenig Bewegung hervorgerufen.

Die Zufuhr von Fruchtzucker unmittelbar vor sportlicher Betätigung oder kräftiger, körperlicher Arbeit ist hingegen kein Problem, weil in diesem Fall der Fruchtzucker in der Muskulatur sofort zu ATP (siehe auch Seite 111) umgewandelt werden kann.

Histamin spielt eine wichtige Rolle bei Herzrhythmusstörungen

Darmprobleme und Herzrhythmusstörungen

Ich stelle immer wieder fest, dass sich Herzrhythmusstörungen bei Patienten, die konsequent für sie schädliche Lebensmittel vermeiden, zumindest deutlich verbessern oder sogar ganz verschwinden – was natürlich mit einer entsprechenden Untersuchung und Sanierung des Darmgeschehens verbunden sein muss.

Eine wichtige Rolle spielt dabei Histamin – bekannt vor allem im Zusammenhang mit allen möglichen und unmöglichen Allergien (die ja letztlich auch eine spezielle Art chronischer Entzündungen darstellen). Ein übermäßiger Anstieg des Histaminspiegels hängt eng zusammen mit dem Auftreten von Herzrhythmusstörungen.

Das heißt nicht, dass Histamin für das Auftreten von Herzrhythmusstörungen direkt verantwortlich wäre. Aber es ist ein deutliches Anzeichen – eine Art »Marker« – dafür, dass ein Patient zu Herzrhythmusstörungen *neigt*, selbst wenn diese noch nicht konkret durch Messungen nachgewiesen sind.

Gelingt es nun, den Darm durch unterschiedliche – und immer individuelle – therapeutische Maßnahmen zu entlasten, werden überschießende, chronische Entzündungsprozesse reduziert, was wiederum am Rückgang des Histaminspiegels im Blut gut gemessen werden kann.

Die eigentlich wichtige Erkenntnis aber ist, dass eine (eventuell vorbeugende) Behandlung von Herzrhythmusstörungen oft am *Darmgeschehen* ansetzen muss. Anders ausgedrückt: Die Ursache von Herzrhythmusstörungen muss und sollte durchaus nicht allein am und im Herzen gesucht werden.

Untersuchung der Darmfunktion

Das Herz kann natürlich von ganz verschiedenen Seiten her in mehr oder weniger arge Bedrängnis geraten und dann mit erhöhtem Blutdruck oder mit Herzrhythmusstörungen darauf reagieren. Immer öfter sind dafür auch nicht-körperliche Ursachen ein auslösender Faktor – vor allem übermäßige geistige Anstrengung, Nervosität, zu viel auf einmal erledigen müssen, kurzum: Stress.

Herzrhythmusstörungen sind ein Zeichen für Schwächen bei der Energieversorgung

Aber insbesondere Herzrhythmusstörungen (Vorhofflimmern inklusive) sind – das haben wir bis hierher erkennen können – immer auch ein Zeichen dafür, dass irgendwo irgendetwas in der elektro-chemischen Balance der Herzzellen nicht stimmt.

Was letztlich heißt, dass bei der Energieversorgung, nicht nur des Herzens, sondern des ganzen Körpers, etwas im Argen liegt – wenn vielleicht auch nur ganz anfänglich. Denn weil das Herz so energieintensiv arbeitet, zeigt sich dort (und am Gehirn und beim Immunsystem) zuallererst, ob die Mitochondrien allgemein zu schwächeln beginnen.

Das wiederum, so haben wir gesehen, hängt eng mit den Geschehnissen im und um den Darm herum zusammen. Wie dieser Zusammenhang im Detail aussieht, das muss allerdings in jedem Einzelfall sehr genau untersucht werden. Früher gab es dafür nur die Möglichkeit, eine Stuhlprobe labortechnisch untersuchen zu lassen, um sehen zu können, wie sich die Darmflora, also die Besiedelung des Darms mit Mikroorganismen, zusammensetzt.

Je genauer das Bild ist, das eine solche Untersuchung zu liefern vermag, desto genauer kann man beispielsweise sagen, ob die Ursache für ein Herzproblem gar nicht so sehr beim Herzen, sondern eher im Darmgeschehen zu suchen ist.

Die übliche Laboruntersuchung kann da nur ein sehr unvollkommenes Bild liefern, denn sie arbeitet ja damit, Mikroorganismen aus der Stuhlprobe auf bestimmten Kulturen anzusetzen und sie dort wachsen zu lassen, um so ihre Existenz und ihre Häufigkeit nachzuweisen. Dabei werden aber erstens bei weitem nicht alle im Darm vorhandenen Bakterien erfasst und zweitens auch nur solche, die unter den vorgegebenen Umständen wachsen können.

Das Mikrobiom umfasst alle Gene aller Mikroorganismen im menschlichen Körper

Neu im Blick: das Mikrobiom

Seit wenigen Jahren gibt es eine deutlich genauere, bislang aber noch weitgehend unbekannte Untersuchungsmethode: die Analyse des sogenannten Mikrobioms. Das Mikrobiom meint die Gesamtheit der Gene *aller* im Menschen (vor allem im Darm) »wohnenden« Kleinstlebewesen. Nach derzeitigem Wissensstand tummeln sich etliche Billionen Bakterien allein in unserem Darm, die etwa 36 000 verschiedenen Arten angehören. Das Mikrobiom eines Menschen umfasst also *alle* Gene aller Mikroorganismen, die (ganz individuell) zu einem einzelnen Menschen gehören.

Dieses Gesamtbild lässt sich nun gleichsam wieder auseinander dividieren in alle Arten von Mikroorganismen, die im Mikrobiom mit ihren Erbanlagen vertreten sind. Während bei der herkömmlichen Laboruntersuchung nur die wichtigsten Arten erfasst werden und entsprechend viele unter den Tisch fallen, gibt die Untersuchung des Mikrobioms zumindest theoretisch einen lückenlosen Gesamtüberblick.

Damit können wir plötzlich sehr viel genauer erkennen, welche Bakterien welchen Einfluss auf das Immunsystem eines Menschen haben – etwa weil es zu viele oder auch zu wenige davon gibt. Denn wie gut oder schlecht unser Immunsystem seinen Job macht, hängt sehr davon ab, mit *welchen* Bakterien es zu tun hat.

So kann es erstens sein, dass das überhöhte Vorkommen einer bestimmten Bakterienart unser Immunsystem in besonderer Weise herausfordert und es »auf Krawall bürstet«. Zweitens werden dadurch möglicherweise chronische Entzündungsprozesse ausgelöst oder zumindest gefördert, was drittens wiederum ein Flimmern der Herzvorhöfe auslösen kann – was wir uns im nächsten Kapitel ganz genau betrachten werden.

Nun hängt das alles selbstverständlich nicht allein vom Darmgeschehen ab. Zu Vorhofflimmern kann es beispielsweise auch kommen, wenn im Darm alles in Ordnung ist. Aber Darmprobleme können – das ist inzwischen bewiesen – dazu einen mehr oder weniger entscheidenden Beitrag leisten. Deshalb lohnt es sich auf jeden Fall, auch an dieser »Front« ganz genau hinzuschauen.

Es lohnt sich immer, das Darmgeschehen im Auge zu behalten

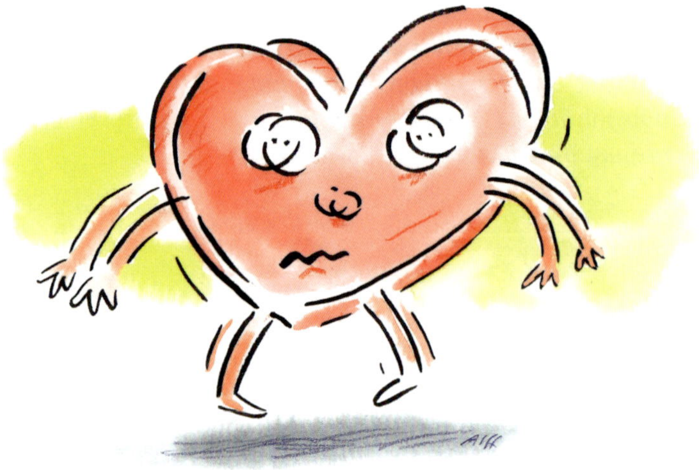

Wenn es im Vorhof flimmert

Vorhofflimmern. Gehört haben Sie wahrscheinlich schon einmal davon. Aber was verbirgt sich genau dahinter? Keine ganz einfache Sache – mal wieder. Es handelt sich im Grunde um eine sehr spezielle Form der Herzrhythmusstörung, was man ja fast schon ahnt, wenn man das Wort nur hört.

Es ist sogar, was man vielleicht nicht ohne weiteres annehmen würde, die häufigste Herzrhythmusstörung und zudem die häufigste Ursache für einen Schlaganfall!

Umso erstaunlicher, dass der Bekanntheitsgrad dieser Erkrankung im umgekehrt proportionalen Verhältnis zu ihrer medizinischen Bedeutung steht. Zumal diese Bedeutung mit dem Älterwerden unserer Gesellschaft noch zunimmt. Denn die Wahrscheinlichkeit, Vorhofflimmern zu bekommen, wächst parallel zum Älterwerden – und damit fatalerweise auch das Schlaganfallrisiko.

Gründe genug, uns mit diesem Thema hier nun ausführlich zu beschäftigen. Was passiert also, wenn die Vorhöfe des Herzens anfangen, zu »flimmern«?

Um das wirklich zu durchschauen, müssen wir noch genauer als bisher die Funktion des Herzens, insbesondere die seiner Vorhöfe und Kammern, verstehen:

Die Zusammenarbeit zwischen Vorhöfen und Herzkammern

Die Arbeitsphasen des gesunden Herzens

Beide Herzseiten (bestehend je aus Vorhof und Herzkammer) funktionieren zwar synchron, aber räumlich komplett voneinander getrennt. So sorgt zum Beispiel die rechte Herzseite dafür, dass das von den Venen aus dem Körper zum Herzen transportierte »verbrauchte« Blut zum »Wiederaufladen« mit Sauerstoff zu den beiden Lungenflügeln weitergeleitet wird.

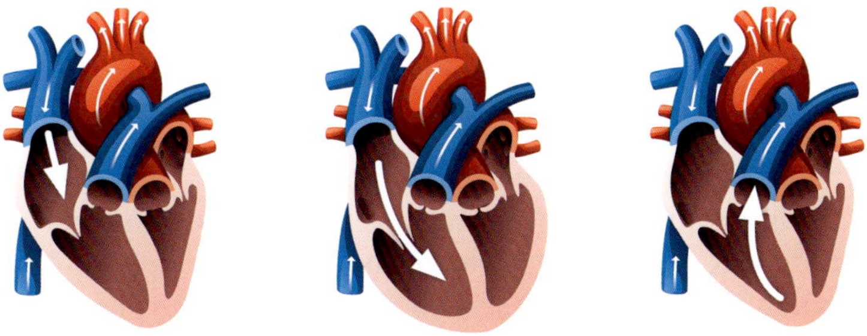

1. Der Vorhof weitet sich, um das anströmende sauerstoffarme Blut aufzunehmen. Die Klappe zwischen Kammer und Vorhof ist geschlossen.

2. Die Kammer weitet sich und »saugt« das Blut durch die sich öffnende Klappe aus dem Vorhof heraus. Die Klappe zur Lungenarterie ist geschlossen.

3. Die Kammer zieht sich zusammen und treibt das Blut in die Lungenarterie(n). Die Klappe zwischen Vorhof und Kammer ist wieder geschlossen.

Die Bilder oben zeigen, wie die Zusammenarbeit zwischen Vorhöfen und Herzkammern funktioniert:

1. Der Vorhof weitet sich, um das (im Beispiel oben aus der Körpervene) ankommende Blut zu sammeln.
2. Hat sich im Vorhof die »richtige« Menge Blut angesammelt, wird ein »elektrischer« Impuls erzeugt (Seite 247).
3. Die Kammermuskeln weiten sich, es entsteht ein Unterdruck, der das Blut aus dem Vorhof gleichsam heraussaugt.

Die Vorhöfe – es geht auch ohne, aber nützlich sind sie doch

4. Nachdem sich die Klappe zwischen Vorhof und Kammer geschlossen hat, zieht sich die Kammer zusammen, um das Blut herauszudrücken und weiterzuschicken.

Was wir als Herzschlag fühlen können, ist also fast allein die kraftvoll pulsierende Arbeit der Herzkammern.

Was nutzen uns die Vorhöfe überhaupt?

Die Frage, ob das Herz nicht auch ohne Vorhöfe auskommen könnte, wäre also durchaus berechtigt. Was soll es schon für einen Unterschied ausmachen, ob die Herzkammer das anströmende Blut aus dem Vorhof oder direkt aus der Körpervene heraussaugt? An dieser Überlegung ist etwas dran, aber ohne Nutzen ist der Vorhof ganz und gar nicht.

Er leistet nämlich eine sogar sehr wichtige Vorarbeit: Er sammelt genau die für den nächsten Herzschlag benötigte Blutmenge und gibt sie dann »beruhigt« und geordnet weiter. Der Vorhof teilt also das anströmende Blut in einzelne, genau abgemessene Mengen auf. In der Physik nennt man einen solchen Vorgang »quanteln« (die Zerlegung einer Gesamtheit in Teile).

Und immerhin beträgt der Anteil der Vorhöfe an der Gesamtleistung des Herzens doch etwa 25 bis 30 Prozent, insofern wundert es nicht, dass sich ein Ausfall der Vorhöfe als Leistungsabfall bemerkbar machen kann.

Wenn die Vorhöfe »flimmern«

Was passiert also, wenn ein Vorhof »flimmert«? Die Antwort liegt auf der Hand: Die Vorhöfe arbeiten nicht mehr im Rhythmus des Herzschlags, sondern ihre Wände *vibrieren* mit einer Frequenz zwischen 350 und 600 kleinen Bewegungen in der Minute. Dass Sie im Fall dieses Falles trotzdem nicht auf der Stelle umfallen würden (wie etwa bei der akuten Herzschwäche, siehe dazu ab Seite 198), liegt daran, dass die Herzkammer auch bei flimmerndem Vorhof immer noch richtig weiterfunktioniert: Sie weitet sich im normalen Herzrhythmus (Diastole), saugt das Blut aus dem Vorhof heraus und leitet es (Systole) weiter.

Vorhofflimmern wird von nicht wenigen Menschen gar nicht bemerkt

Deshalb gibt es auch nicht wenige Menschen, die von ihrem Vorhofflimmern gar nichts merken – oder die Symptome, die darauf hinweisen, geflissentlich übersehen.

So erinnere ich mich an einen Patienten – »natürlich« ein Mann – der auf meine Diagnose Vorhofflimmern nur etwas brummelig antwortet: »Echt? Hab' ich aber nix von gemerkt.« Die daneben sitzende Ehefrau weiß es aber besser: »Aber denk doch mal daran, vor acht Monaten, als wir Wandern waren. Das ging noch gut. Aber als wir dann zu Hause waren, da kamst du zum ersten Mal nicht mehr so gut die Treppe hoch. Und seitdem bist du immer etwas kurzatmig, wenn du Treppen steigst ...«

Dass Ehefrauen so etwas sehr viel eher bemerken als die betroffenen Männer selbst, ist übrigens durchaus typisch. Das habe ich nicht nur einmal erlebt.

Natürlich gibt es auch etliche Menschen, die »auf die Sekunde genau« merken, wann ihre Herzvorhöfe mal wieder die Arbeit einstellen, und die sich dadurch massiv gestört fühlen. Aber egal, ob man nichts merkt oder ob einen die Vorhofkapriolen schier wahnsinnig machen, in jedem Fall bedeutet ein flimmernder Vorhof eine Beeinträchtigung der Herzfunktion. Die Herzkammer wird schlichtweg mehr und irgendwann dann auch überbeansprucht.

Als relativ junger Mensch mit einer noch einigermaßen kraftvollen Herzmuskulatur mag man ein mehr oder weniger häufiges Vorhofflimmern gerade noch so wegstecken, aber zehn oder zwanzig Jahre später, wenn die Kraft der Muskeln nachlässt und wenn Muskelzellen sich zu allem Überfluss

Es gibt zahlreiche verschiedene Ursachen für Vorhofflimmern

dann auch noch allmählich in Bindegewebe umbauen, sieht das schon ganz anders aus.

Interessanterweise verhält es sich beim *Wahrnehmen* des Vorhofflimmerns genau umgekehrt: Junge Menschen fühlen sich durch einen flimmernden Vorhof oft deutlich beeinträchtigt, ältere Menschen hingegen bemerken es oft gar nicht.

Was auf den ersten Blick etwas merkwürdig klingt, hat eine ganz einfache Erklärung: Als alter Mensch fordert man seinen Körper meist nicht mehr so, dass sich die durch das Vorhofflimmern reduzierte Leistungsfähigkeit des Herzens störend bemerkbar machen könnte …

Apropos Muskeln – an dieser Stelle müssen wir uns klar machen, dass der Auslöser für ein Vorhofflimmern nicht unbedingt eine zu schwache Muskulatur der Vorhöfe ist (die ist ja sowieso nicht sehr kräftig). Die Ursachen können auch die gleichen sein, die allgemein zu Herzrhythmusstörungen führen, was aber eher selten der Fall ist. Eine weitere Ursache könnte darin liegen, dass die Klappen zwischen den Vorhöfen und den Herzkammern nicht mehr dicht genug schließen. Das würde dann dazu führen, dass das Blut, das sich bereits in der Herzkammer befindet, beim darauffolgenden Zusammenziehen der Herzkammer (Systole) nicht nur – wie es vorgesehen ist – in die Arterien, sondern teilweise auch zurück in den Vorhof gedrückt wird. Und das wiederum würde eine Dehnung der Vorhöfe bewirken, was ebenfalls Vorhofflimmern auslösen könnte.

Das alles kann es geben, gibt es auch und muss auf jeden Fall abgeklärt werden. Meistens aber ist etwas ganz anderes die Hauptursache für Vorhofflimmern:

»Störsender« Lungenvenen

Die häufigste Ursache für Vorhofflimmern ist eine Störung in der Zusammenarbeit, oder besser in der Koordination zwischen Vorhöfen und Herzkammern.

Das »elektrische« Herz

Der Sinusknoten ist der Rhythmusgeber für das Herz

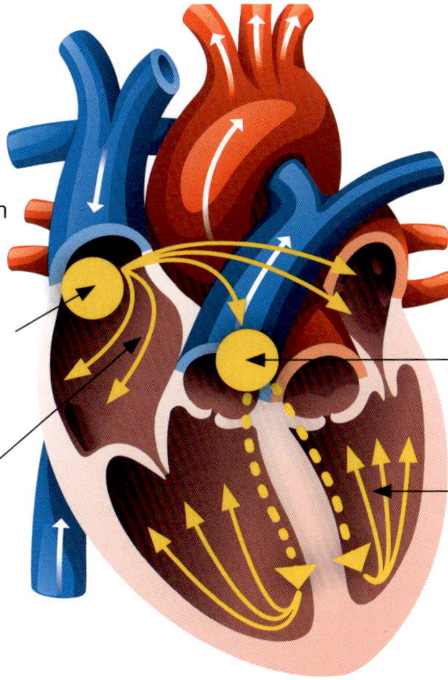

Erinnern Sie sich? Der annähernd gleichmäßige Rhythmus des Herzschlags wird durch einen beim rechten Vorhof angesiedelten Impulsgeber, den sogenannten Sinusknoten, ausgelöst (ab Seite 220). Dieser Knoten ist, wie gesagt, kein »richtiges«, klar einzugrenzendes Organ, sondern besteht aus einigen spezialisierten Herzzellen, die in der Lage sind, sich selbst (beeinflusst durch das vegetative Nervensystem) elektrisch zu stimulieren und die so erzeugten Impulse an die Arbeitsmuskulatur des Herzens weiterzuleiten. Diese Impulse breiten sich dann über die Vorhöfe aus und werden vom sogenannten AV-Knoten (Atrioventrikularknoten[31]) empfangen, der direkt bei der Herzscheidewand liegt. Die Herzscheidewand nimmt

31 »Atrio« bedeutet Vorhof und »ventrikular« meint die Herzkammer (Ventrikel); es handelt sich also um eine Art Relaisstation an der Grenze zwischen Vorhof und Herzkammer.

Der Weg des Blutes durch den Körper

den Rhythmus auf und leitet ihn weiter, sodass er sich über die gesamte Kammermuskulatur ausbreitet – das hatten wir ja schon.

Wenn diese elektrische Impulssteuerung nicht richtig funktioniert, dann haben wir es mit Herzrhythmusstörungen zu tun – oder im Fall unseres Falles eben mit Vorhofflimmern.

Nun stellt sich die Frage, was dazu führt, dass das mit den Impulsen nicht mehr richtig funktioniert. Hier kommen spannenderweise die Lungenvenen ins Spiel. Die Lungenvenen transportieren das mit Sauerstoff aufgeladene Blut zur linken Herzseite. Sie stutzen? Venen mit *sauerstoffreichem* Blut?

Nun ja, im Allgemeinen kennen wir nur das Bild, dass die Venen das »verbrauchte« Blut zum Herzen hin transportieren, und dass die Arterien das »frische« Blut wieder zurück in den Körper leiten. Das stimmt auch, gilt aber nur für den sogenannten Körperkreislauf. Denn zwischen dem Ankommen des verbrauchten Blutes im Herzen und dem Zurückbringen des frischen Blutes muss das Blut ja irgendwie mit Sauerstoff aufgeladen worden sein. Dafür ist in den großen Körperkreislauf noch ein zweiter Kreislauf eingebettet: der Lungenkreislauf.

An dem Schema auf Seite 202 können Sie diesen Weg gut nachvollziehen:

Verbrauchtes Blut aus dem Körper → Körpervenen → rechte Herzseite → Lungenarterie → Lunge → Aufladen mit Sauerstoff → Lungenvene → linke Herzseite → Körperarterie (Aorta)

Die Lungenvenen transportieren also das mit Sauerstoff aufgeladene Blut zur linken Herzseite. Dabei ist es für die Lungenvenen typisch, dass sie ein ungeordnetes, feines Flimmern aufweisen. Dieses Flimmern hat normalerweise mit dem kräftigen Puls des Herzens gar nichts zu tun, beeinflusst ihn also nicht. Manchmal aber (und mit zunehmendem Alter eben immer häufiger) passiert es dann doch, dass das Flimmern der

Lungenvenen wie eine Art Störsender den klaren Rhythmus der Vorhöfe durcheinander bringt – die Vorhöfe ignorieren dann die Impulse des Sinusknotens, »hören« stattdessen auf den Störsender und beginnen zu flimmern.

Die Lungenvenen als »Störsender«

Warum das beim einen Menschen passiert, beim anderen nicht, beim einen früher, beim anderen später, beim einen vorübergehend, beim anderen dauerhaft – darüber wird man als Patient heute oft nicht ausreichend informiert, obwohl es feststeht, dass der entscheidende Faktor dabei der schleichende Umbau aktiver (Muskel-)Zellen in passives Bindegewebe ist.

Jetzt und hier allerdings interessiert uns zunächst etwas ganz anderes:

Wie bringt man den Störsender »zum Schweigen«?

Soll das Vorhofflimmern aufhören – und das sollte es unbedingt und so bald als möglich! –, dann muss es gelingen, die natürliche »Firewall« zwischen flimmernden Lungenvenen und pulsierendem AV-Knoten wieder aufzurichten. Der Störsender darf nicht mehr bis zum Sinusknoten durchdringen.

Anders gesagt: Die ungewollte Verbindung zwischen den flimmernden Zellen der Lungenvenen und den unmittelbar benachbarten Zellen des Sinusknotens (siehe dazu die Abbildung auf Seite 247) muss wieder unterbrochen werden.

Das Zauberwort dabei heißt heute sehr oft Ablation (lateinisch: ablatio = Abtragung, Ablösung). Das bedeutet, dass der Kardiologe durch gezieltes Wegbrennen oder Vereisen von Zellen an den Zugängen der Lungenvenen zum Vorhof eine Art Brandschneise schafft.

Das ist natürlich nicht so einfach, wie es hier klingt, denn kein Kardiologe wird willkürlich irgendwelche Zellen zerstören, in der Hoffnung, dabei mehr oder weniger zufällig auch die richtigen zu erwischen. Die moderne Kardiologie kann heute den Bereich, in dem die unerwünschte »Datenübertragung« zwischen Lungenvenen und Sinusknoten stattfindet,

Kardioversion – der »Störsender« wird beseitigt

sehr genau lokalisieren, um dort mit Hilfe eines speziellen Herzkatheters die identifizierten Zellen gezielt wegzubrennen oder sie neuerdings auch durch Vereisung zu zerstören.

Das funktioniert meistens ganz gut, und auch ich bin nicht grundsätzlich gegen diese vielleicht etwas brutal anmutende Lösung. Aber man sollte zunächst doch versuchen, den Herzrhythmus durch etwas weniger massiv eingreifende Therapien wieder auf Trab zu bringen. Dieses »wieder auf Trab bringen« nennt man übrigens Kardioversion. Die erste Möglichkeit einer Kardioversion ist der Einsatz rhythmusfördernder Medikamente.

Allerdings sind diese Medikamente nicht sicher in ihrem Effekt und haben auch zahlreiche Nebenwirkungen. Die medikamentöse Kardioversion kommt deshalb nur für den kurzzeitigen Einsatz in Frage. Dann aber bewirkt sie gar nicht selten den nötigen Impuls für eine durchaus längere ordnungsgemäße Funktion der Vorhöfe. Der Versuch lohnt sich also auf jeden Fall immer dann, wenn das Vorhofflimmern noch nicht allzu lange besteht.

Als Beispiel fällt mir ein Fall ein, in dem es ein bereits etwas älterer Patient nach einer langen, schweren Grippe plötzlich mit Vorhofflimmern zu tun bekam. Nach ein, zwei Wochen rein medikamentöser Behandlung war das Problem dauerhaft erledigt.

Das gleiche gilt, wenn Vorhofflimmern nach einer größeren Operation oder bei starkem seelischem Stress auftritt. Auch da wäre ein »Wegbrennen« von Herzzellen so, als würde man mit Kanonen auf Spatzen schießen – selbst wenn es von den Krankenkassen anstandslos bezahlt wird.

Nicht immer jedoch gelingt es, mit einer kurzzeitigen, medikamentösen Kardioversion dauerhaften Erfolg zu erzielen. Es kann ebenso auch in eine äußerst fatale »Behandlungsspirale« hineinführen:

Vorhofflimmern muss auf jeden Fall »radikal« behandelt werden

Medikamentöse Kardioversion → ein halbes Jahr herrscht Ruhe und Ordnung im Herzen → erneutes Vorhofflimmern → eine zweite medikamentöse Kardioversion → nach nur einem Vierteljahr erneutes Vorhofflimern → und so weiter …

Wobei die Abstände bis zum nächsten Vorhofflimmern immer kürzer werden. Und dann wäre der nächste Schritt fällig, die *elektrische* Kardioversion: Das Herz bekommt – unter Kurznarkose im Krankenhaus oder manchmal auch in der Praxis eines Kardiologen – einen gezielten Stromstoß, der den Sinusknoten nachdrücklich an seine Pflicht erinnern soll.

Meist sind mehrere Anläufe nötig, weil der Kardiologe zunächst mit einem eher schwachen Stromstoß beginnen wird. Auch das funktioniert in aller Regel recht gut, führt aber meist, wie bei der medikamentösen Kardioversion, ebenfalls in eine Behandlungsspirale hinein – die Abstände bis zum nächsten Auftreten des Vorhofflimmerns werden immer kürzer.

Hinzu kommt, dass jede elektrische Kardioversion für das Herz einen gewaltigen Stress bedeutet – was man sich ja leicht vorstellen kann.

Irgendwann ist es dann also soweit: Die Ablation mithilfe eines speziellen Herzkatheters ist angesagt. Wobei heute die Behandlungsspirale durch medikamentöse und elektrische Kardioversion deutlich kürzer gehalten wird und man schneller zur Behandlung durch Ablation greift.

Vorhofflimmern »radikal« behandeln

Vorhofflimmern macht nicht nur akute Probleme (die manche Menschen ja nicht einmal bemerken), sondern es fördert immer auch Umbauprozesse in der Herzmuskulatur. Sprich: Der ohnehin mit dem Älterwerden verbundene Umbau von aktiven Muskelzellen in passives Bindegewebe wird durch dauerhaftes Vorhofflimmern noch einmal massiv beschleunigt.

Das leuchtet ja auch ein: Vorhofflimmern bedeutet, dass die Muskeln der Vorhöfe ihre Arbeit weitgehend eingestellt

Ohne »radikale« Therapie ist die Gesundheitsprognose eher schlecht

haben und nicht mehr gefordert werden – und auf eine solche Unterforderung reagiert unser Körper immer mit dem Umbau von Muskel- in Bindegewebe.

Und noch eines müssen wir bedenken: Für das Vorhofflimmern sind immer zwei Faktoren entscheidend – ein auslösender Faktor (zum Beispiel Stress) und Faktoren, die für die Fortdauer des Flimmerns verantwortlich sind (zum Beispiel bindegewebiger Umbau).

Keine herkömmliche Therapie kann zurzeit sicher und dauerhaft verhindern, dass sich dieser Prozess immer weiter aufschaukelt, bis dann irgendwann der Punkt erreicht ist, an dem man ärztlicherseits die Waffen strecken muss. Das heißt konkret, dass der Patient sehr wahrscheinlich eine Herzschwäche dazu bekommen wird – wenn er sie nicht schon hat. Er muss zur Eindämmung der Symptome regelmäßig diverse Medikamente nehmen, sich mit dauerhaften Leistungseinbußen abfinden und hoffen, dass nichts Schlimmeres passiert.

Deshalb ist es so überaus wichtig, das Vorhofflimmern *so früh wie möglich* zu erkennen, um es schnell und »radikal« behandeln zu können. Radikal nicht im Sinne einer Ablation, sondern radikal bei den allgemeinen Ursachen ansetzend.

Das sind – Sie ahnen es – mal wieder die üblichen Verdächtigen, die sich summieren: eine Mischung aus langfristigem, unbehandeltem Bluthochdruck, Arteriosklerose, ein eventueller Herzinfarkt, dazu vielleicht eine noch nicht sehr ausgeprägte Herzschwäche, erste Herzrhythmusstörungen, Vorhofflimmern – und am Ende steht dann eine ausgeprägte »globale Herzinsuffizienz«. Man könnte also sagen: Ein solcher Patient hat alle bisherigen Kapitel dieses Buches am eigenen Leib durchleben und durchleiden müssen.

Vorhofflimmern und Schlaganfall

Am Anfang dieses Kapitels war davon die Rede, dass Vorhofflimmern einer der Hauptrisikofaktoren für einen Schlaganfall ist. Immerhin liegt das Risiko, innerhalb etwa eines Jahres nach einem länger anhaltenden Vorhofflimmern einen Schlaganfall zu bekommen, bei 30 Prozent!

Vorhofflimmern als starker Risikofaktor für einen Schlaganfall

Aber das muss ich wohl doch noch etwas erklären: Wenn in den Vorhöfen der Umbau von Muskulatur in Bindegewebe stattfindet, kommt es zu Änderungen der Oberflächenstruktur der Herzinnenhaut.

Diese Veränderung in der Oberflächenstruktur bewirkt eine erhöhte Neigung zur Thrombenbildung. Hinzu kommt noch die rein mechanische Irritation durch das Vorhofflimmern. Beides zusammen führt dazu, dass das Blut im linken Vorhof in einigen Bereichen nicht mehr ausreichend bewegt wird.

Überall aber, wo Blut ruht, pappen die roten Blutkörperchen gerne zusammen, und es bildet sich ein Blutgerinnsel, ein Thrombus. Irgendwann wird sich dieser Thrombus dann lösen, wird in die Herzkammer gespült und von dort aus weiter in die entsprechenden Arterien.

Das sind – schauen Sie noch einmal auf das Kreislaufschema auf 📖 Seite 202 – bei der rechten Herzkammer vor allem die Arterien, die zur Lunge hinführen, und bei der linken Herzkammer ist es die Aorta mit ihren Abzweigungen zu den Kopfschlagadern. Die Chancen, dass sich so ein Blutgerinnsel aus dem linken Vorhof ziemlich direkt in Richtung Gehirn bewegt, stehen also ausgesprochen »gut«. Und dann ist es passiert: Schlaganfall!

Von einem Schlaganfall sprechen wir immer dann, wenn es im Gehirn, durch ein Blutgerinnsel ausgelöst, zu einer mehr oder weniger lang andauernden Durchblutungsstörung kommt.

Das muss nicht immer dramatisch sein, manchmal wird es von den Betroffenen nicht einmal bemerkt. Eine kurze Unsicherheit beim Gehen, eine vorübergehende Wortfindungsstörung – das mag schon alles sein. Es kann aber auch zu dauerhaften Lähmungen oder sogar zum sofortigen Tod kommen.

»Blutverdünnung« ist eigentlich eine (nicht unproblematische) Gerinnungshemmung

Wenn sich kleinere Blockaden der Sauerstoffversorgung im Gehirn häufen, kann das außerdem zu einer vaskulären[32] Demenz führen (siehe ab Seite 191).

Bei den massiveren Durchblutungsstörungen unterscheiden wir solche, bei denen sich die Beeinträchtigungen in kürzerer Zeit wieder geben[33], und dem »richtigen« Schlaganfall, der mit den folgenden, allgemein bekannten Symptomen verbunden ist:

- Sehstörungen und Einschränkungen des Blickfeldes
- Schwindel, Übelkeit, Erbrechen
- Gang-, Gleichgewichts- oder Koordinationsstörung
- Orientierungsstörung
- Taubheitsgefühl
- Lähmung oder Schwächung in Gesicht, Arm, Bein
- Störung der Sprache oder des Sprachverständnisses
- Unfähigkeit zu lesen oder zu schreiben
- sehr starker Kopfschmerz, eventuell entgleister Blutdruck

Einsatz blutverdünnender Medikamente

Da (mehr oder weniger große) *Blutgerinnsel* Auslöser eines Schlaganfalls sind, besteht die übliche Therapie darin, Blutverdünner einzusetzen. Das klingt zunächst einmal logisch, muss aber dennoch der etwas irreführenden Bezeichnung wegen hinterfragt werden.

Denn die sogenannten Blutverdünner – wie etwa Aspirin oder Marcumar – *verdünnen* das Blut nicht, sondern setzen die *Gerinnungsfähigkeit* des Blutes herab. Anders ausgedrückt: Das Blut bleibt in seiner Zähigkeit (Hämatokrit) unverändert, verklumpt aber nicht mehr so schnell.

---

32 die Blutgefäße betreffend

33 Besonders bekannt sind die TIA (transistorische ischämische Attacke), die nur wenige Minuten oder Stunden anhält, und das PRIND (prolongiertes reversibles ischämisches Defizit), bei dem sich die Symptome nach einem Tag oder mindestens innerhalb von drei Wochen zurückbilden.

Insoweit mag es eine positive Wirkung geben, aber die Nebenwirkungen können erheblich sein. Aspirin – früher auch bei Vorhofflimmern verordnet – führt bisweilen zu Magenbluten, das stärker wirkende Marcumar reduziert die Blutgerinnung unter Umständen gar so weit, dass es (auch im Gehirn) zu Einblutungen ins Gewebe kommen kann.

Gerinnungshemmung mag nicht zu vermeiden sein, birgt aber Risiken

Seit einigen Jahren gibt es nun neue Medikamente wie Xarelto oder Eliquis, die gegenüber den bisher genannten Medikamenten einen Vorteil haben: Während etwa bei Marcumar laufend die Gerinnungsfähigkeit des Blutes labortechnisch überprüft werden muss, ist das bei den neuen Medikamenten nicht mehr in dem Umfang nötig. Das ist zugleich aber auch ihr Nachteil, da in seltenen Fällen die Wirkung auch dieser Medikamente *zu* stark ist, ohne dass dies entdeckt würde.

Dramatisch kann eine reduzierte Gerinnungsfähigkeit des Blutes werden, wenn es zu einer Notfalloperation kommen muss. Während in einem solchen Fall zum Beispiel bei Marcumar ein Gegenmittel gegeben werden kann, ist das bei den neuen Medikamenten zum Zeitpunkt der Drucklegung dieses Buches in Europa noch nicht möglich. Die entsprechenden Gegenmittel wurden im Jahr 2018 in den USA zugelassen, hierzulande aber noch nicht.

Kurzum, die neuen Medikamente haben zweifelsohne Vorteile, aber eben auch Nachteile. Diese gegeneinander abzuwägen, ist und bleibt eine höchst schwierige Aufgabe.

Festzuhalten ist also: Gerinnungshemmende Mittel können die bei anhaltendem Vorhofflimmern sehr hohe Schlaganfallgefahr senken, man muss aber in jedem Einzelfall die Nachteile ins Kalkül einbeziehen.

Nichtsdestotrotz folge auch ich in meiner Praxis den Empfehlungen der kardiologischen und neurologischen Fachgesellschaften zum Einsatz der aktuellen Gerinnungshemmer (Eliquis oder Xarelto).

Ich werde oft gefragt, ob es denn eine Alternative zu Marcumar, Eliquis und Xarelto gebe. Das ist eine sehr schwierige

Alternativen zu Gerinnungshemmern sind noch nicht gut erforscht

Frage. Natürlich ist immer mal wieder die Rede von solchen Alternativen, aber ihre tatsächliche Wirksamkeit ist bisher meines Wissens nach nicht ausreichend untersucht.

Das hat einen simplen Grund, der allerdings nicht einfach zu erklären ist. Ich versuche es mal mit einem Beispiel: Im 19. Jahrhundert wurden Blinddarmentzündungen mit Körperwickeln behandelt – mit dem Ergebnis, dass 99 Prozent der Patienten starben. Dann wurden die ersten Versuche mit Operationen gemacht. Nachdem fünf Operationen durchgeführt worden waren, bei denen vielleicht lediglich ein Patient starb, war vollkommen klar, dass die Blinddarmoperation die wirksamere Therapie war. Im Grunde hätte für diese Erkenntnis bereits *eine einzige* erfolgreiche Operation genügt.

Geht es um den Erfolg von Medikamenten, ist das viel komplizierter. Da gibt es Patienten, die einen Schlaganfall bekommen, obwohl sie Gerinnungshemmer nehmen. Es gibt Patienten, die infolge dieser Medikamente eine Blutung bekommen und daran sterben. Wieder andere Patienten bekommen zwar keinen Schlaganfall, aber ob das am Medikament liegt, ist nicht wirklich sicher, denn ein Teil dieser Patienten hätte ziemlich sicher auch ohne Medikament keinen Schlaganfall bekommen.

Einigermaßen verlässliche Aussagen über den Nutzen solcher Medikamente bekommt man also nur, wenn man wirklich sehr viele Fälle in einer Studie erfasst und verglichen hat. Und für *alternative* gerinnungshemmende Medikamente gibt es solche Studien schlichtweg nicht. Das ist der Grund, warum ich da sehr vorsichtig bin und die konventionellen Mittel wie Eliquis und Xarelto ganz klar bevorzuge.

Die Schlaganfall-Risiko-Analyse

Es versteht sich von selbst, dass es sehr wichtig ist, möglichst früh und möglichst genau einschätzen zu können, wo im konkreten Einzelfall die tatsächlichen Risikofaktoren liegen. Dafür kann ein spezielles – allerdings in Deutschland noch kaum verbreitetes – Ein-Stunden-EKG (SRA = Schlaganfall-Risiko-Analyse) eingesetzt werden, das aus den Messdaten nur einer Stunde mithilfe eines speziellen mathematischen Verfahrens errechnet, ob und in welchem Umfang es bei diesem Patienten zu Vorhofflimmern kommen *könnte*. Das Spannende dabei: Diese Methode bringt auch dann ein Ergebnis, wenn – was häufig der Fall ist – das Flimmern während der Untersuchung *nicht* auftritt. Erfasst wird also das Gefährdungs*potenzial*.

Früherkennung ist wichtig: Schlaganfall-Risiko-Analyse

Schlaganfall-Risiko-Analyse (SRA)

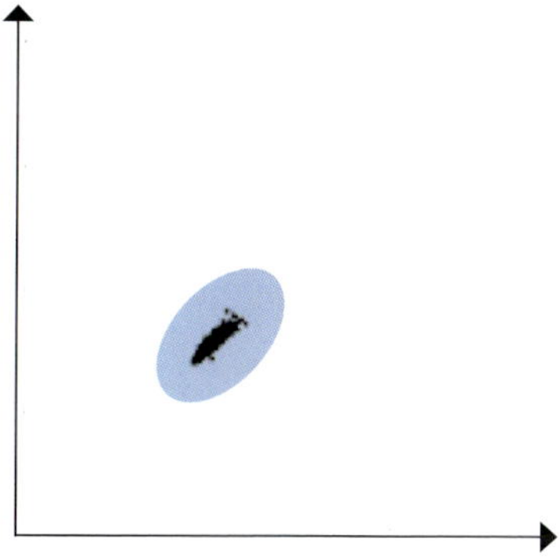

Wenn alle Messpunkte in dem blau gekennzeichneten Bereich stehen, ist das der (gesunde) Normalfall.

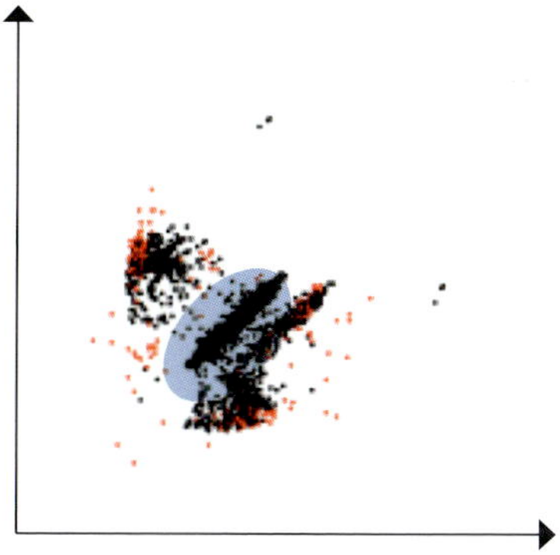

Wenn sich die Messpunkte über diesen Bereich hinausgehend verteilen, dann ist das ein deutlicher Hinweis auf Vorhofflimmern (auch wenn akut kein Flimmern festzustellen ist).

Patienten, die vielleicht schon mehrere Schlaganfälle hatten, werden heute immer häufiger sogenannte Event-Recorder implantiert – eine Art Dauer-EKG, dessen Daten täglich einmal über eine drahtlose Datenverbindung (Bluetooth) und via Smartphone zum behandelnden Kardiologen übermittelt werden. Der schaut sich die Daten an, überprüft, ob Vorhofflimmern oder eine andere Herzrhythmusstörung aufgetreten ist, und überweist den Patienten im Fall des Falles ins

Vorhofflimmern so früh wie möglich behandeln

Krankenhaus. Zweck dieser Übung ist es, herauszufinden, welche Ursache die wiederholten Schlaganfälle hatten: Vorhofflimmern oder etwas anderes. Es handelt sich also um eine Art dauerhafte Schlaganfall-Risiko-Analyse.

An der Wurzel des Übels ansetzen – so früh wie möglich!

Lassen wir all das hier Gesagte – das Für und Wider, Risiken und Chancen, Wirkungen und Nebenwirkungen – noch einmal an unserem inneren Auge vorüberziehen, dann wird rasch klar, dass es das Beste ist (oder wäre), es gar nicht erst so weit kommen zu lassen. »Sehr witzig, Herr Peters!«, so mag jetzt der eine oder die andere denken, aber es liegt eben doch auf der Hand und ist als Erkenntnis uralt: Vorbeugen ist besser als Heilen!

Selbst wenn es für ein umfassend wirkendes Vorbeugen zu spät sein sollte, dann wirkt das Vorbeugende eben (in Grenzen) durchaus auch noch heilend – und zwar dort, wo langfristig wirksame Heilung immer ansetzen muss: an der Wurzel des Übels. Je eher Sie also beginnen, Ihrem Herzen zu helfen (was dafür nötig ist, muss ich hier nicht noch einmal wiederholen), desto sicherer können Sie sein, damit auch Vorhofflimmern und Schlaganfall vorzubeugen.

Nun bin ich in diesem Kapitel bisher nur in den Bahnen des schulmedizinisch Üblichen geblieben, und ich wende all das ja genau so auch in meiner Praxis an. Allerdings stelle ich noch etwas hinzu, das über den heutigen Stand der Schulmedizin hinausgeht. Ich vermute, Sie ahnen schon, um was es dabei geht:

Vorhofflimmern kann auch durch eine nicht mehr ausreichende Funktion unserer alten Freunde entstehen, der Mitochondrien, die es in der Diastole nicht mehr schaffen, das für eine kräftige Systole nötige Energiepotenzial aufzubauen.

Ohne ein ausreichend hohes Energiepotenzial schaffen es die Muskelzellen des Herzens – zunächst bei erhöhten Anforderungen, später aber auch bei »normaler« Leistung – nicht mehr, ihre Arbeit zu tun. Das Herz schwächelt, der Umbau von Muskel- in Bindegewebe beginnt, das Herz kommt aus dem Tritt ...

Durchblutung der Herzmuskulatur verbessern

Eine »an der Wurzel« ansetzende, konventionelle Maßnahmen begleitende Therapie muss zunächst dafür sorgen, dass die *Durchblutung* der Herzmuskulatur nachhaltig saniert wird, sofern der geringste Verdacht auf eine Durchblutungsstörung vorliegt – und das gelingt am besten durch eine EECP-Therapie (ab Seite 166).

Zum Zweiten müssen die Muskeln des Herzens – sprich: die Mitochondrien – gut ernährt (ab Seite 114) und auch gut »trainiert« (ab Seite 170) sein.

Ich kann es hier bei einer so kurzen Erwähnung belassen, weil wir dieses Thema ja nun wirklich oft genug (für manchen Geschmack vielleicht zu oft) »durchgekaut« haben.

Beim Vorhofflimmern kommt allerdings noch ein spezieller Aspekt hinzu: Vorhofflimmern hat auch, aber eben *nicht nur* mit der Fitness der Herzmuskulatur zu tun. Es wird maßgeblich dadurch verursacht, dass sich die Muskulatur der Herzvorhöfe durch das Flimmern der Lungenvenen von den rhythmischen Vorgaben des Sinusknotens gleichsam ablenken lässt und ebenfalls zu flimmern beginnt.

Worum geht es wirklich bei der Therapie?

Um dem Kern der Sache auf die Spur zu kommen, muss ich ein Bild benutzen: Stellen Sie sich eine Schulklasse vor, die versucht, den Ausführungen des Lehrers zu folgen. Die Fenster sind geöffnet, draußen auf dem Schulhof tobt eine andere Klasse in ihrer Freistunde lärmend und johlend herum. Da wird für den Unterricht drinnen nicht viel Aufmerksamkeit bleiben. Die Schulklasse steht für die Vorhöfe, der arme Lehrer ist der Sinusknoten, die vor den Fenstern tobenden Schüler sind die Störimpulse von den Lungenvenen.

Die Stufen der Therapie

Die Antwort auf die Frage, ob es zu einem Vorhofflimmern kommt oder nicht, hängt also mit dem Ausgang des Kampfes um die Aufmerksamkeit der Schulklasse zusammen:

Wer schafft es, sie zu bekommen? Der Lehrer oder das tosende Leben vor dem Fenster? Anders gefragt: Wie kann der Lehrer (Sinusknoten) es schaffen, dass die Schulklasse auf ihn hört und nicht auf die störenden Ablenkungen?

- Eine Möglichkeit ist, die Fenster zu schließen – das entspricht dem Prinzip der Ablation (die Verbindung zur Störquelle wird unterbrochen).

Sinnvoll wären aber zusätzliche Maßnahmen:

- Die Klasse muss gut durchlüftet sein (= die Herzmuskulatur ist gut durchblutet).
- Die Schüler sind nicht hungrig (= die Mitochondrien versorgen die Zellen mit der nötigen Energie).
- Der Lehrstoff wird vom Lehrer so interessant dargeboten, dass die Schüler an seinen Lippen hängen, obwohl draußen die Hölle los ist (= die ablenkenden Impulse der Lungenvenen wirken nicht auf die Zellen der Vorhöfe).

Diesen Zustand zu erreichen, darum muss es also alles in allem gehen, wenn Vorhofflimmern wirklich nachhaltig verhindert werden soll.

Was kann in einer ganzheitlich orientierten Praxis also konkret getan werden, wenn ein Patient mit Vorhofflimmern kommt? Im Normalfall dies:

- Eliquis oder Xarelto als gerinnungshemmendes Medikament verordnen, um so das Schlaganfallrisiko zu minimieren
- je nach Fall weitere Medikamente (zum Beispiel einen Betablocker) verschreiben

Im Zweifelsfall: konventionelle Behandlung

- feststellen, ob der Herzmuskel ausreichend durchblutet ist (ansonsten empfehle ich die EECP-Therapie)
- Untersuchung des Zustands der Mitochondrien und Maßnahmen zu ihrer Sanierung (auch Herztraining)
- Suche nach weiteren Faktoren, die störend auf das Herz einwirken könnten (zum Beispiel Probleme im Darm)
- damit zusammenhängend die Untersuchung des Immunsystems (zum Beispiel auf Darmprobleme, Borreliose, andere chronische Entzündungen)

Ist eine *sofort* wirkende Therapie nötig, dann rate auch ich – je nach Einzelfall – zur medikamentösen oder elektrischen Kardioversion oder zur Ablation, kombiniere diese Maßnahmen aber mit den an die Wurzel des Übels gehenden Therapieformen. Wie diese Kombination genau aussieht, kann von Fall zu Fall höchst unterschiedlich sein.

Sie erinnern sich vielleicht an den Patienten, der von seinem Vorhofflimmern selbst gar nichts bemerkt hatte, bei dem aber seine Frau sich erinnern konnte, dass acht Monate zuvor seine Leistungsfähigkeit plötzlich nachgelassen hatte (Seite 245)? So ist der Fall dann weitergegangen:

Die Untersuchung ergibt, dass Sofortmaßnahmen nicht erforderlich sind. Die grundlegend aufbauenden Therapien allein reichen jedoch nicht aus, um das Vorhofflimmern komplett zu beseitigen. Ich schicke den Patienten also zu einer elektrischen Kardioversion. Dort genügt ein einziger Stromimpuls mit niedrigster Stärke, um das Herz wieder in den Takt zu bringen. Der Patient berichtet, es sei so gewesen, als habe nur »ein Schalter umgelegt« werden müssen.

Der so erreichte normale und gesunde Herzrhythmus bleibt für immerhin zwei Jahre stabil, ehe neue Probleme auftreten. Wobei ich noch hinzufügen muss, dass normalerweise nach achtmonatigem permanentem Vorhofflimmern

Die Kombination unterschiedlicher Therapieansätze verspricht noch am ehesten Erfolg

eine medikamentöse oder elektrische Kardioversion vollkommen sinnlos ist, und dass auch eine Ablation nicht mehr zu einem dauerhaften Erfolg, sondern nur in die bereits beschriebene therapeutische Abwärtsspirale führt.

Dieser Fall ist besonders typisch. Auch in seiner Kombination ganz unterschiedlicher Therapieansätze. Es kommt zwar vor, dass EECP-Therapie, Mitochondrien-Sanierung und Herztraining allein ein dauerhaftes Vorhofflimmern beseitigen können, fast immer ist aber doch eine Kombination mit den »klassischen« Methoden erforderlich.

Wobei ich je nach Einzelfall zuerst beispielsweise zu einer Kardioversion oder auch einer Ablation greife, um dann mit »meinen« Methoden weiterzumachen, oder eben – wie im Beispielfall – auch umgekehrt. Fest steht jedoch, dass die rein schulmedizinische Therapie oft keine wirklich *langfristige* Heilung bewirkt, während eine gezielte, individuelle Kombination beider Ansätze tatsächlich dafür sorgen kann, dass dann an dieser Front dauerhaft »Ruhe im Karton« ist.

Wenn die Kammer flimmert:

Automatische Defibrillatoren

An immer mehr öffentlichen Orten (zum Beispiel Sparkassen, Bahnhöfe, Supermärkte) findet man »Automatische Defibrillatoren«, die zum Einsatz kommen sollen, wenn ein Mensch aufgrund von Kammerflimmern umfällt.
Immerhin, so kann man lesen, sterben jährlich zwischen 100 000 und 150 000 Menschen allein in Deutschland am sogenannten »plötzlichen Herztod«.
Für die Wirksamkeit des Defibrillators spielt ein möglichst früher Einsatz die entscheidende Rolle. Während die Überlebenschance eines Patienten in der ersten Minute nach dem Herzstillstand noch bei 90 Prozent liegt, überlebt nach zehn Minuten nur noch ein winziger Bruchteil der Patienten.

Automatische Defibrillatoren können Leben retten

Die Automatischen Defibrillatoren sind so konstruiert, dass Ersthelfer wie Polizei oder Feuerwehr sie ebenso bedienen können wie zufällig anwesende Passanten. Dadurch kann die Zeit zwischen Zusammenbruch und der Versorgung durch den Notarzt stark reduziert werden.

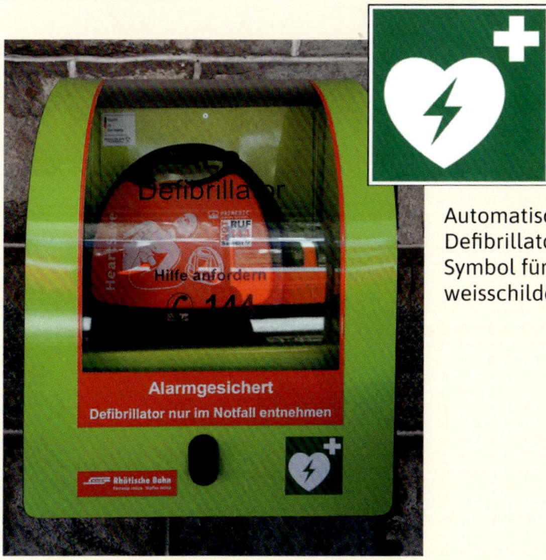

Automatischer Defibrillator mit Symbol für Hinweisschilder

Ein Automatischer Defibrillator ist batterie- oder akkubetrieben, leitet selbsttätig ein EKG ab, wertet es aus und gibt dem Benutzer genaue akustische Anweisungen. So fordert das Gerät nach dem Einschalten den Nutzer auf, die Elektroden am Patienten anzubringen. Durch Knopfdruck setzt der Ersthelfer dann die Analyse in Gang. Das Gerät prüft, ob die Kontakte gut angebracht sind und schreibt ein EKG. Nach der automatischen EKG-Analyse trifft der Defibrillator eine Entscheidung, der man vertrauen kann. Die Entladung erfolgt dann nach genauer Anweisung durch Knopfdruck und sorgt in der Regel dafür, dass der Sinusknoten und damit die Herzkammern ihre Arbeit wieder aufnehmen.

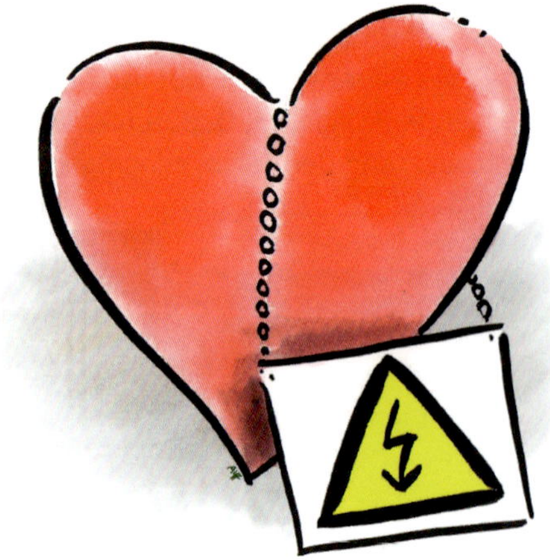

Herzerkrankung und Sarkoidose

Sarkoidose ist eigentlich keine Herzkrankheit, sondern eine »systemische Erkrankung«, das heißt: Eine Erkrankung, die nicht nur ein bestimmtes Organ (wie zum Beispiel das Herz) betrifft, sondern ein ganzes Organsystem (wie etwa die Lunge, das Zentrale Nervensystem oder die Leber).

Im Fall von Sarkoidose ist vor allem das Bindegewebe betroffen, in dem es im Fall des Falles zu einer sogenannten Granulombildung kommen kann. Granulome sind knötchenförmige Zusammenballungen von Fresszellen (Makrophage) des Immunsystems.

Der eigentliche Sinn der Granulombildung ist es, »Eindringlinge«, die durch die Fresszellen des Immunsystems nicht zerstört werden können, einzukapseln und so unschädlich zu machen. Eine Krankheit wird daraus, wenn diese Funktion ausufert. Von der ausgeuferten Granulombildung, also von der Sarkoidose, können nun ganz unterschiedliche Organe und Organsysteme befallen werden – besonders oft ist es (zunächst) die Lunge. Deshalb wurde Sarkoidose früher auch als »nicht-infektiöse Tuberkulose« bezeichnet.

Sie werden sich vorstellen können, dass die Entwicklung solcher Granulome in *jedem* befallenen Organ höchst unangenehm und schädlich für dessen Funktion ist, ganz gleich ob es sich um die Lunge, das Gehirn oder das Auge handelt – oder eben um das Herz.

Sarkoidose ist vor allem als Lungenerkrankung bekannt

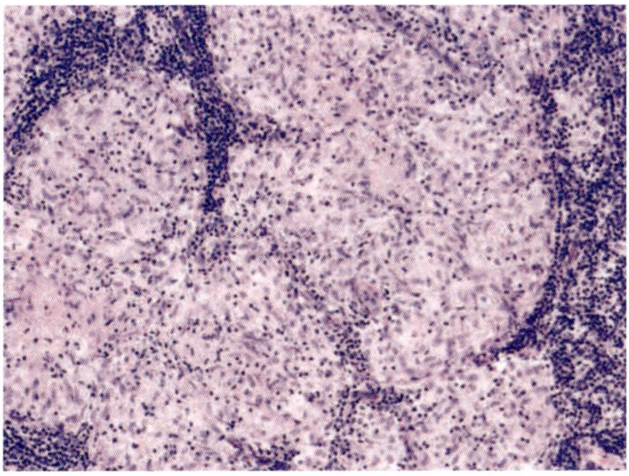

Mikroskopische Aufnahme eines von Sarkoidose befallenen Lymphknotens. Deutlich sind die zahlreichen Granulome zu erkennen.

Damit sind wir dann wieder bei unserem Thema: Eine Sarkoidose, die das Herz befällt, ist vor allem dann gefährlich, wenn die damit verbundenen Gewebeveränderungen im Reizleitungssystem des Herzens auftreten.

Das kann alle möglichen Auswirkungen haben: Herzrhythmusstörungen, bindegewebiger Umbau (Vernarbungen durch Granulome) und Herzschwäche – und wenn es ganz ernst wird, kann es zu einer Art »Kurzschluss« im Herzen kommen, also zum plötzlichen Herztod.

Zwar kommt es bei einer Sarkoidose des Herzens immer wieder zu den eben genannten Erscheinungen, aber: Wenn eine Sarkoidose noch nicht diagnostiziert wurde, ist es alles andere als einfach zu erkennen, ob es sich um einen »normalen« Fall von (zum Beispiel) Herzrhythmusstörungen handelt,

Wenn die Sarkoidose das Herz befällt, ist das nicht leicht zu diagnostizieren

Befall des Herzens mit Sarkoidose-Granulomen

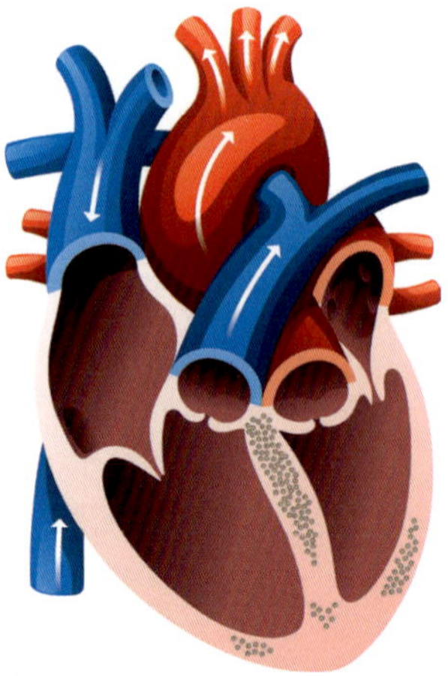

Das Bindegewebe des Herzens ist bereits stark von Granulomen befallen. Da das Reizleitungssystem in den Herzwänden verläuft, kann dies zu Herzrhythmusstörungen bis hin zum »plötzlichen Herztod« führen.

oder ob vielleicht eine spezielle Erscheinungsform der Sarkoidose vorliegt.

Besser stehen da die Chancen, wenn eine Sarkoidose (zum Beispiel in der Lunge) bereits diagnostiziert ist. Wenn dann nämlich noch herztypische Schmerzen in der Brust (etwa das Gefühl eines Rings um die Brust) hinzukommen, sollte der behandelnde Arzt (oder auch Sie als Patient) auch eine Sarkoidose des Herzens abklären, was allerdings nicht immer geschieht, wie ein Fall aus meiner Praxis zeigt:

Es handelt sich um eine junge Frau, Mitte Zwanzig. Sie ist an Sarkoidose erkrankt, die auch diagnostiziert ist und behandelt wird. Als sie nun plötzlich heftige Schmerzen in der Brust bekommt, meldet sie sich (insgesamt dreimal) in der Notaufnahme eines nahegelegenen Krankenhauses. Trotz der bekannten Sarkoidose wird sie aber jedes Mal weggeschickt, weil keine der üblichen organischen Ursachen erkennbar sind.

Vermutet wird, was gerne mal vermutet wird, wenn man nicht weiß, was los ist: »Irgendetwas Psychosomatisches«. Erst nachdem ein anderer Arzt dann den Zusammenhang von Herzerkrankung und Sarkoidose erkannt hatte, landet diese Patientin schließlich in meiner Praxis zur ganzheitlichen Untersuchung und Behandlung.

Die bekannten Therapien sind alle nicht ohne Probleme

So weit, so typisch. Die Leitlinien sehen bei einem Befall des elektrischen Reizleitungssystems des Herzens durch Granulome die Implantation eines Defibrillators vor, um einen eventuell künftigen »Kurzschluss« im Herzen rasch und automatisch zu beseitigen.

Dies wird ergänzt durch eine Therapie, die die überschießenden Reaktionen des Immunsystems unterdrücken soll (etwa durch Cortison, Methotrexat oder ähnliches) – wobei gerade diese medikamentöse Therapie meist mit gravierenden Nebenwirkungen verbunden ist.

Je nachdem, wie sich die »Herz-Sarkoidose« konkret äußert, wird man auch Medikamente einsetzen, um die Symptome zu dämpfen (zum Beispiel Betablocker), und letztlich, wenn die Erkrankung gar nicht in den Griff zu bekommen ist und immer weiter fortschreitet, kann vielleicht nur noch eine Herztransplantation helfen.

Das ist alles nicht sehr attraktiv. Deshalb stellt sich sehr ernsthaft die Frage, was die ganzheitlich handelnde Medizin anzubieten hat. Da ist zunächst aus dem Bereich der anthroposophischen Medizin die Misteltherapie zu nennen, bei der sich in vielen und gut dokumentierten Fällen gezeigt hat, dass es damit durchaus möglich ist, die Sarkoidose (gleich welche Organsysteme konkret betroffen sind) zumindest zurückzudrängen.

Aber auch zwei »Therapieklassiker«, die ich in diesem Buch immer wieder beschrieben habe, können insbesondere bei der Herz-Sarkoidose hilfreich sein:

EECP und Mitochondriensanierung können helfen

1. Stärkung der Mitochondrien (wegen der tiefen Erschöpfung, die eigentlich immer mit der Sarkoidose einhergeht)
2. EECP-Therapie, wenn eine Herzinsuffizienz vorliegt

Außerdem ist natürlich alles hilfreich, was dem Immunsystem hilft, sich wieder »einzuregulieren« – bewährt haben sich da zum Beispiel Curcuma-Infusionen (gelber Ingwer).

Schließlich können noch Therapien zum Einsatz kommen, die den mit der Herz-Sarkoidose verbundenen Druck im Brustkorb reduzieren – da hilft vor allem Osteopathie.

Aber gerade bei der Sarkoidose darf auch das Geistig-Seelische nicht außer Acht gelassen werden, denn es handelt sich um eine Erkrankung, die vor allem jüngere Menschen (zwischen 20 und 40 Jahren) befällt, und die nicht nur körperlich, sondern auch psychisch extrem belastend ist. Deshalb ist stets eine Unterstützung durch Psychotherapie, Kunsttherapie und ähnliches sinnvoll.

So wie Lungen-Sarkoidose potenziell eine gute Prognose haben kann, so kann auch der Befall des Herzens wider Erwarten immer wieder gut behandelt werden.

Ehe ich ganz am Schluss unserer gemeinsamen Erkenntnisreise dann noch einen richtig großen Bogen über das Thema »Herz gut, alles gut« schlage, werfen wir noch einen kurzen Blick auf etliche offen gebliebene (oder gar nicht gestellte) Fragen …

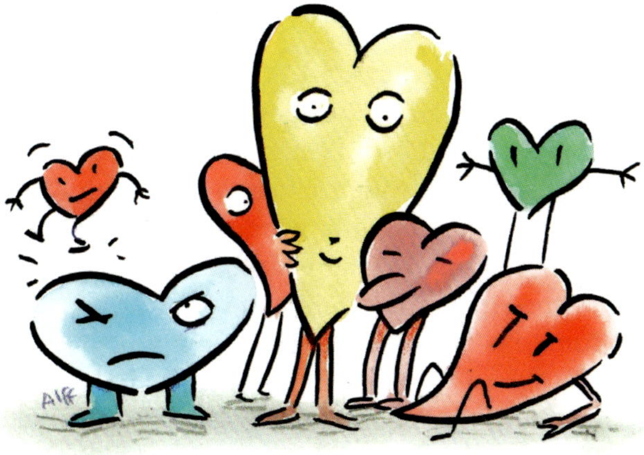

Was alles »links« liegen blieb

Natürlich mussten auf unserer Erkenntnisreise etliche durchaus wichtige Themen unbearbeitet bleiben. Das ist bei einem Buch wie diesem unvermeidlich.

Trotzdem will ich nun, wo wir fast am Ziel unserer gemeinsamen Reise angekommen sind, zumindest einen kurzen Blick auf all die »Abzweigungen« werfen, an denen wir vorbeigebraust sind.

Herzklappen

Die Herzklappen sind ein gutes Beispiel dafür, dass die moderne Herzchirurgie ein wahrer Segen ist – vor allem bei schweren Erkrankungen der Herzklappen etwa im Rahmen einer Herzinsuffizienz oder einer Verengung der Herzgefäße.

Hier können die zahlreichen stärkenden und unterstützenden Maßnahmen, wie ich sie in diesem Buch beschrieben und empfohlen habe, die Situation eventuell stabilisieren, würden aber nur in seltenen Ausnahmefällen eine Operation überflüssig machen.

Herz und Wechseljahre

Bis zu den Wechseljahren sind Frauen durch ihre Hormone vor Herzerkrankungen weitestgehend geschützt. Nach den Wechseljahren endet dieser Schutz allerdings. So gibt es nicht wenige Patientinnen, die bis zu ihren Wechseljahren aufgrund starker Regelblutungen immer wieder unter Blutarmut leiden.

Nach der Menopause aber können gerade diese Frauen umgekehrt von einem therapeutischen Aderlass etwa alle drei bis vier Monate profitieren.

Herzmuskelentzündung (Myokarditis)

Dazu kommt es besonders häufig im Winter und im Zusammenhang mit einem schweren Infekt. Die Symptome sind – was ein Problem ist – häufig unauffällig. Die Myokarditis kann sich aber schnell zu einem hochdramatischen Krankheitsbild entwickeln mit der Folge einer ausgeprägten Herzinsuffizienz, die dann sogar eine Herztransplantation erforderlich machen kann. Man sollte also vorsichtshalber auf jeden Fall den Hausarzt oder einen Kardiologen aufsuchen, wenn es nach einem Infekt für ungewöhnlich lange Zeit zu körperlicher Schwäche, Atemnot und ähnlichen Symptomen kommt. Auch sollte man – das sei jetzt besonders den jüngeren Sportlern ins Poesiealbum geschrieben – nach einem fiebrigen Infekt keinesfalls zu früh wieder mit körperlicher Belastung beginnen.

Ist eine Myokarditis diagnostiziert, dann kann eine Stärkung der Mitochondrien die Gesundung unterstützen.

Herzerkrankungen und Borreliose

Borreliose kann viele internistische und neurologische Erkrankungen imitieren und ist auch oft Wegbereiter für Herzerkrankungen. Das liegt vor allem daran, dass Borreliose eine lang andauernde, für den Körper nicht zu bewältigende chronische Entzündung auslösen kann (aber nicht muss!). Insofern sollte man immer auch nach einer Borreliose fahnden, wenn sich der gewünschte Therapieerfolg nicht einstellt.

Herzerkrankungen und Zähne

Gerade tote Zähne sind eine häufige Ursache chronischer Entzündungsprozesse, und manchem Patienten konnte schon durch die Sanierung von Entzündungsherden im Zahnbereich geholfen werden. Was natürlich nicht heißt, dass jeder tote Zahn Herzbeschwerden verursachen muss.

Auch Zahnfleischentzündungen sind häufige Auslöser für chronische Entzündungsprozesse. Eine umfassende Herztherapie (oder eine allgemein gesundende Therapie) kann also beim Zähneputzen beginnen!

Herz und Krebs

Viele Chemotherapien schädigen auch das Herz. Insbesondere bei Brustkrebspatientinnen kommt es nach einer Bestrahlung der linken Brust häufig auch viele Jahre nach durchgeführter Bestrahlung noch zu Erkrankungen des Herzens.

Vor allem nach dem Einsatz der Mittel Doxorubicin und Paclitaxel können Herzerkrankungen – etwa eine Herzinsuffizienz – auftreten. Ist eine Chemotherapie mit diesen Medikamenten unumgänglich, empfiehlt sich der konsequente Schutz des Herzens, zum Beispiel durch eine gezielte Mitochondrientherapie.

Herzerkrankungen und Ciprofloxacin

Ciprofloxacin ist ein Antibiotikum mit besonders gefürchteten Nebenwirkungen. Eigentlich handelt sich um ein »Reserve-Antibiotikum«, das nicht leichtfertig verschrieben werden sollte – was aber dennoch relativ häufig gemacht wird. Die häufigste Nebenwirkung von Ciprofloxacin sind Schmerzen in der Achillessehne bis hin zum abrupten und nicht vorhersehbaren Reißen der Sehne.

Vor allem aber stört Ciprofloxacin auch massiv den Stoffwechsel der Mitochondrien und kann deshalb (Mit-)Auslöser für Erkrankungen des Herzens sein.

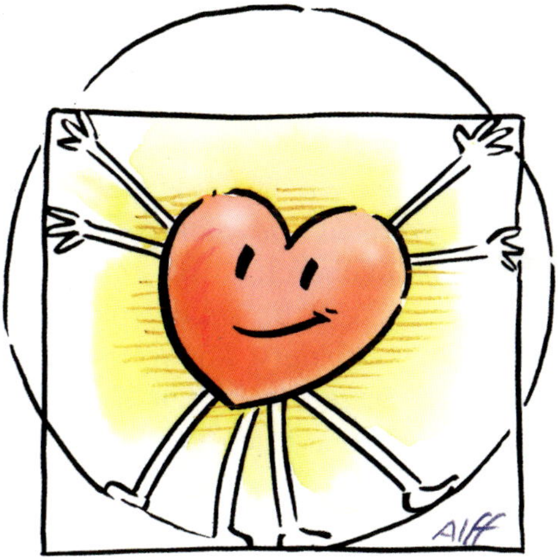

Herz gut, alles gut?

Sie erinnern sich bestimmt an die zugleich alte und moderne Erkenntnis, die ich an den Anfang dieses Buches gestellt habe: »Alles hängt mit allem zusammen!« Das heißt für unser Thema, dass es bei Problemen mit Herz und Kreislauf eigentlich nie allein um das Herz geht.

Immer spielen andere Organe mit – wir dürfen uns unseren Körper und seine Lebensprozesse durchaus vorstellen als ein mehr oder weniger harmonisch zusammenspielendes Orchester, bei dem jeder einzelne Akteur, mag er auch nur die Triangel bedienen, eine wesentliche Rolle spielt. Wobei die Harmonie nicht nur dadurch gestört werden kann, dass irgendwo irgendjemand aus dem Takt kommt oder eine falsche Note spielt – auch der gemeinsame Geist, die »Seele« des Orchesters wirkt mit.

Wenn ein Orchester nur aus aufeinander eifersüchtigen, sich streitenden oder einander gar hassenden Solisten besteht, dürfte das künstlerische Ergebnis eher bescheiden ausfallen. Und auch das Publikum ist mit seinen Prägungen durch

Erziehung und Kultur beteiligt, es »schwingt« mit (oder auch nicht). Es hängt eben alles mit allem zusammen ...

Diese Zusammenhänge sind – besonders, wenn es um das Herz geht – noch viel weiter gespannt. Wer wären wir ohne die Menschen, zu denen wir in Beziehung stehen, sei es in der Familie, sei es weltweit? Oder ohne die Sprache und die Kultur, in die wir hineingeboren wurden? Ohne die Gesetzmäßigkeiten des Kosmos, die sich zum Beispiel in direkt auf das Herz wirkenden Magnetfeldern konkretisieren? Mit diesen »großen« Zusammenhängen zwischen Herz und Welt habe ich mich ausführlich in dem Buch »Gesundmacher Herz« beschäftigt.

»Alles hängt mit allem zusammen!«

Das heißt also auch, dass wir den einzelnen Menschen – seine Lebensprozesse sowie seine Krankheiten, die hier ja Thema waren – letztlich nicht losgelöst von der Erde betrachten können, auf der er lebt. Pathologie und Heilung des Menschen lassen sich nicht getrennt sehen von Pathologie und Heilung der Erde!

Das, was das Herz nährt und kräftigt, nährt und kräftigt auch die Menschen, zu denen wir in Beziehung stehen (unsere »Nächsten«) und somit letztlich auch die Erde als Ganzes. Vor allem Letzteres mag sich nicht auf Anhieb erschließen, ich versuche es daher mit einem Beispiel:

Es geht um Mitgefühl! Das Mitgefühl mir selbst gegenüber, gegenüber den anderen Menschen (»Liebe deinen Nächsten wie dich selbst.«) und gegenüber der Welt.

Konkret: Ein Leben in Hektik und Unachtsamkeit ist ganz sicher nicht gesund für mich und mein Herz. Es verführt mich dazu, meinen Körper lediglich als ein auszubeutendes Etwas zu betrachten, das das, was mein Kopf sich gerade ausdenkt, gefälligst klaglos auszuführen hat – gerade wir Männer neigen zu dieser Haltung.

Ruhe und Achtsamkeit hingegen nähren und kräftigen mein Herz, stärken und intensivieren meine Beziehung zu anderen Menschen – und verändern so geradezu zwangsläufig auch meine Einstellung unserer gemeinsamen Welt gegenüber.

Ein Beispiel wäre das Thema Fleischkonsum: Wenn ich im Supermarkt das billigste Fleisch kaufe, dann sollte mir klar sein, dass das dafür geschlachtete Tier aus der Massentierhaltung kommen muss. Mitgefühl dem Tier gegenüber kann in diesem Prozess keine Rolle gespielt haben – und auch mir kann es nur ohne Mitgefühl egal sein, wie dieses Tier gelebt hat und gestorben ist, ob es artgerecht gehalten wurde oder beispielsweise so, dass es nur wachsen und überleben konnte, indem man es massiv mit Antibiotika behandelt hat. Antibiotika, die dann in die Umwelt gelangen und multiresistente Keime hervorbringen.

Wir schädigen durch Massentierhaltung also nicht nur die Tiere (und alle die, die mit ihnen umgehen), sondern ebenso die Umwelt und letztlich uns selbst. Aber auch die Erde als Ganzes wird geschädigt, etwa wenn Wälder gerodet werden müssen, um Flächen für die Tierhaltung zu gewinnen.

Mitfühlend betrachtet, müsste klar sein: »So geht es nicht weiter!« Und Mitgefühl dem Tier gegenüber hieße: keine Massentierhaltung! Mitgefühl der Erde gegenüber hieße: keine Ausbeutung. Mitgefühl uns selbst gegenüber hieße: Weglassen, was uns und die Erde schädigt. Individuelle Gesundheitsvorsorge fällt in Eins mit der Gesundheitsvorsorge für die ganze Erde. Durch das habgierige Ausbeuten unseres Planeten sägen wir den Ast ab, auf dem wir selbst sitzen. Insbesondere durch Luftverschmutzung (vor allem durch Dieselabgase und andere schädigende Feinstoffe) setzen wir eine Entwicklung in Gang, die letztlich die biochemischen Prozesse in jeder einzelnen Zelle unseres Körpers massiv stören.

Und damit sind wir direkt wieder beim Herzen angekommen. Im Buch »Gesundmacher Herz« habe ich es ausgeführt:

Das rein verstandesmäßige Denken trennt uns von der Welt (und den anderen Menschen) – ich mache mir wie Pipi Langstrumpf »die Welt, wie sie mir gefällt«. Das Denken mit dem Herzen hingegen verbindet mich mit der Welt.

Zum guten Schluss

Alles hängt mit allem zusammen. Dieser Satz gilt auch für die Entstehung dieses Buches. Ohne ein Ineinandergreifen von vielen Begegnungen, sei es in der Praxis als Arzt mit Patienten, im Kreise von Kollegen oder mit Fachliteratur hätte dieses Buch nie entstehen können. Es entstand aus einer immerwährenden Neugierde, aus Hinterfragen und Meditieren zu all den hier angesprochenen Themenkomplexen.

Die in diesem Buch beschriebenen Falldokumentationen zeigen an Einzelfällen, wie eine Therapie aussehen kann und was prinzipiell möglich ist. Natürlich gibt es immer wieder auch in meiner Praxis Fälle, in denen all das, was hier beschrieben wird, *nicht* zum gewünschten Ziel führt. Eine Garantie kann es im Bereich der Medizin nicht geben.

Dieses Buch ist aber vor allem deshalb ein Wagnis, weil ich den Versuch unternommen habe, eine hochkomplexe Materie in eine einfache, verständliche Sprache herunterzubrechen. Dieser Versuch wäre ohne die unermüdliche Hilfe von *Wolfgang Fricke* nie gelungen. Ihm gebührt mein unermesslicher Dank! Durch sein beständiges Nachhaken und kritisches Hinterfragen wurde das Buch zu dem, was es hoffentlich geworden ist: ein für Laien gut lesbares Buch.

Dazu sollen auch die zahlreichen Illustrationen beitragen, vor allem aber die Cartoons von *Reinhard Alff*, die jedes Kapitel so humorvoll und kreativ einleiten – vielen Dank dafür.

Mit Blick auf eine möglichst gute Lesbarkeit haben wir auch weitestgehend und bewusst auf das Zitieren von Fachliteratur verzichtet. Die naturwissenschaftlichen Begründungen bleiben anderen Publikationen vorbehalten.

Auf fachlicher Ebene gilt mein besonderer und großer Dank meinen ärztlichen Kollegen *Anton Leutz, Kai Ruffmann* und *Anja Peters*.

Mit *Kai Ruffmann* habe ich über viele Jahre hinweg erfolgreich in unserer Praxis zusammengearbeitet. Wir haben gemeinsam in unendlich vielen Gesprächen und Diskussionen die Grundlagen der in diesem Buch dargelegten metabolischen Therapie der Herzerkrankungen erörtert. Er betreibt in Baden-Baden eine kardiologische Fachpraxis mit einem ähnlichen Ansatz wie wir in Norddeutschland.

Anton Leutz arbeitet als Assistenzarzt seit zwei Jahren in unserer Praxis mit. Er bereicherte die gemeinsame Arbeit und das Entstehen dieses Buches mit seinem unglaublichen Fachwissen im Bereich des zellulären Stoffwechsels und der Biochemie.

So entstanden viele grundlegende Gedanken dieses Buches in Gesprächen mit diesen beiden Kollegen. Auch meine Praxispartnerin *Anja Peters* hat das Entstehen des Buches aus ihrer Sicht immer wieder mit kritischen Fragen und konstruktiven Gedanken begleitet.

Für ihre fachkundigen Beiträge danke ich *Maria Pajeken*, *Christof Ziaja*, *Janet Blöcker* und *Karin Jagst*!

Ferner danke ich den Kollegen *Reinhard Friedl*, Herzchirurg, und *Jörn Klasen*, Internist, sehr für ihre kritische und bereichernde Durchsicht des Manuskripts. Viele ärztliche und kardiologische Kollegen aus der näheren und weiteren Umgebung standen und stehen mir immer wieder als kritische Gesprächspartner zur Verfügung.

Das Entstehen dieses Buches hat meiner näheren Umgebung oft Geduld mit mir abgefordert und so gilt mein Dank hier besonders dem *Praxisteam* sowie *Maria*, *Arnim*, *Hannah*, *Jannis* und *Anja* sowie *Willi*.

Auch dieses Buch kann nicht ohne Fehl und Tadel sein, dafür ist die Materie zu komplex, umfangreich und einem sehr raschen Wandel unterworfen. Bei Fehlern oder kritischen Anmerkungen bitte ich um Rückmeldung.

Weiter gilt mein Dank der Lektorin *Irene Klasen* und dem Verleger *Alfred Schatz*, der sich ohne zu zögern mit Begeisterung für dieses Buchprojekt engagiert hat. So ist auch ein Bogen geschlagen zu meinem ebenfalls im VAK Verlag erschienenen Buch »Gesundmacher Herz«.

Da ja alles mit allem zusammenhängt, dürfen wir gespannt sein, wie sich in den nächsten Jahren unsere Sicht auf das Herz als körperliches, seelisches und spirituelles Organ verändern wird.

Markus Peters
Bordesholm, im Januar 2019

Autorinnen und Autoren

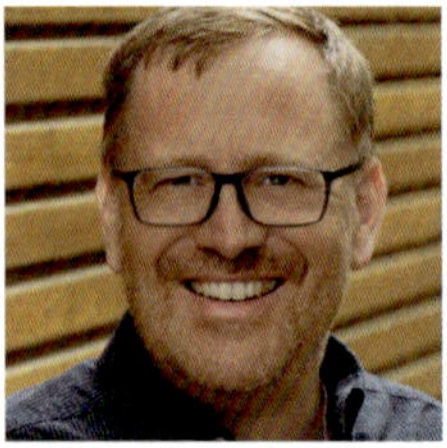

Markus Peters ...

... ist aufgewachsen in Kiel, hat in Berlin Medizin studiert und war danach in verschiedenen Krankenhäusern in Süddeutschland tätig. Seit 2002 ist er mit eigener privatärztlicher Praxis in Bordesholm als Allgemeinarzt mit der Zusatzbezeichnung Naturheilverfahren niedergelassen. Zu seinen Schwerpunkten zählt unter anderem die ganzheitliche Diagnostik und Therapie von Herz-/Kreislauferkrankungen. Er hält zahlreiche Vorträge und gibt Seminare im In- und Ausland, vor allem zum Thema Herz. Weitere Informationen zu seiner Arbeit finden Sie unter:
www.herztherapie-nord.de

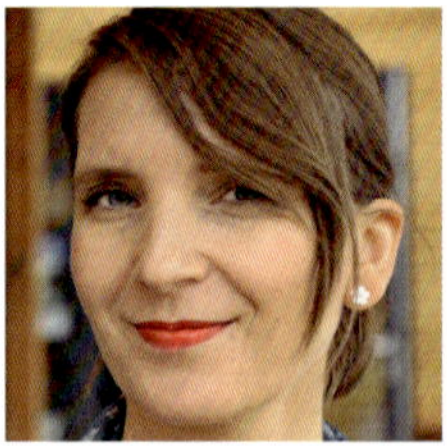

Maria Pajeken ...

... ist Psychodramatikerin sowie Heilpraktikerin für Psychotherapie und führt in Bordesholm eine Schwerpunkt-Praxis für psychokardiologische und psychoonkologische Begleitung. Sie kombiniert das therapeutische Gespräch mit verschiedenen szenischen und kreativen Methoden sowie unterschiedlichen Meditationstechniken, Imaginationsübungen und Aufstellungen. Ihre Praxis bietet Raum für

Menschen mit schweren Erkrankungen, die professionelle Unterstützung bei der Krankheitsbewältigung benötigen. Weitere Informationen:
www.mariapajeken.de

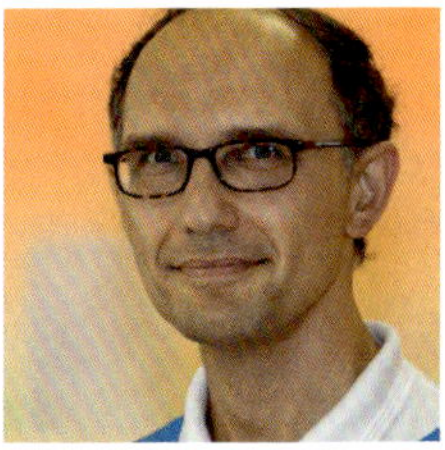

Dr. Christof Ziaja ...

... ist Sportwissenschaftler und Bewegungstherapeut und arbeitet seit vielen Jahren sowohl mit schwerstkranken, bettlägerigen Patienten als auch mit Hochleistungssportlern, die bei Olympiaden Gold gewinnen. Dabei lautet sein Motto: Bewege dich ständig, aber immer mit einem Lächeln im Gesicht. Ferner arbeitet er an der Universität Hamburg bei vielen wissenschaftlichen Projekten hauptverantwortlich mit.

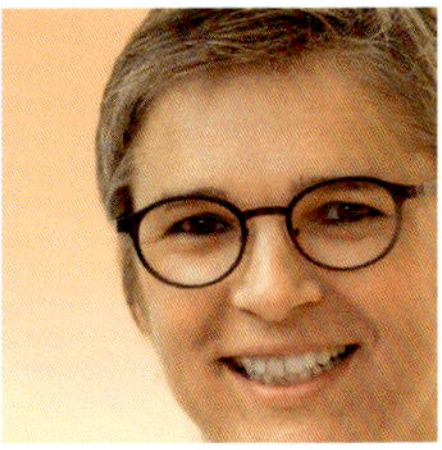

Janet Blöcker ...

... ist ausgebildete Diätassistentin und seit über zehn Jahren als Ernährungsberaterin selbstständig. Fast ebenso lange arbeitet sie eng mit der Praxis Markus Peters zusammen. Ein wichtiger Arbeitsschwerpunkt ist der Fettstoffwechsel, ein Schwerpunkt, der im Zusammenhang mit dem Thema dieses Buches besonders wichtig ist, weil viele Herzpatienten Auffälligkeiten beim Fettstoffwechsel zeigen. Weitere Informationen:
www.ess-zeit.com

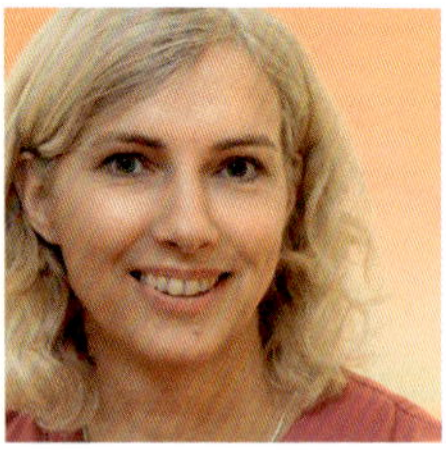

Karin Jagst ...

... arbeitet seit 2003 als medizinische Fachangestellte in der Praxis von Markus und Anja Peters in Bordesholm. Zu ihrem Aufgabengebiet gehört unter anderem das Herztraining basierend auf ihrer Ausbildung zum lizensierten Heartmath-Trainer des Heartmath-Instituts in Kalifornien sowie die Klangschalenmassage. Mit ihrer Ausbildung zur Klangmassage-Praktikerin im Peter-Hess-Institut 2012 /2013 erfüllte sich ihr ein Herzenswunsch. Weitere Informationen:
www.klangschalenreise.de

Eine Auswahl weiterführender Literatur

Bavastro, Paolo:
Bluthochdruck; Urachhaus, 2015

Bopp, Annette / Breitkreuz, Thomas:
Bluthochdruck senken; Gräfe und Unzer Verlag, 2018

Bopp, Annette / Breitkreuz, Thomas u.a.:
Das Herz stärken; Gräfe und Unzer Verlag, 2014

Braverman, Debra:
Heal Your Heart with EECP. The Only Noninvasive Way to Overcome Heart Disease *(Englisch)*;
Celestial Arts, 2005

Geesing, Hermann:
Herz fit: Nie mehr Herzinfarkt; Weltbild, 2014

Girth, Ernst:
So schützen Sie Ihr Herz; ZS Verlag, 2014

Gröber, Uwe / Kisters, Klaus:
Arzneimittel als Mikronährstoff-Räuber;
Wissenschaftliche Verlagsgesellschaft, 2017

Gröber, Uwe / Kisters, Klaus:
Besser durch die Bluthochdruck-Therapie;
Wissenschaftliche Verlagsgesellschaft, 2016

Gröber, Uwe / Kisters, Klaus:
Mikronährstoff-Räuber: Cholesterinsenker;
Wissenschaftliche Verlagsgesellschaft, 2017

Kuklinski, Bodo / Schemionek, Anja:
Mitochondrientherapie – die Alternative;
Aurum in Kamphausen Media, 2014

Kuklinski, Bodo / Schemionek, Anja:
Schwachstelle Genick;
Aurum in Kamphausen Media, 2016

Moser, Maximilian:
Vom richtigen Umgang mit der Zeit: Die heilende Kraft der Chronobiologie;
Allegria Verlag, 2017

Ornish, Dean:
Revolution in der Herztherapie;
Lüchow Verlag in Kamphausen Media, 2010

Rieger, Berndt:
Bluthochdruck – ganzheitlich behandeln und heilen;
F. A. Herbig Verlagsbuchhandlung, 2011

Schröder, Felix / Weber, Nina:
Was das Herz begehrt; Edel Germany, 2017

Siebrecht, Stefan:
Sanfte Medizin für Ihr Herz; Via Nova Verlag, 2015

Steurer, Günter / Gruber, Karin:
Herz intakt statt Infarkt; Verlagshaus der Ärzte, 2014

Abbildungsverzeichnis

Hier nicht ausdrücklich aufgeführte Grafiken, Fotografien und Screenshots wurden von den Autoren speziell für dieses Buch erstellt. Alle Cartoons an den Kapitelanfängen stammen von Reinhard Alff, Dortmund.

Mehrere Illustrationen wurden von Wolfgang Fricke unter Verwendung folgender Grafiken erstellt/montiert:

- © lom123 – Fotolia.com:
  S. 47, 153, 158 (rechts oben), 172 (oben), 174
- © pixelcaos – Fotolia.com:
  S. 82, 158 (links), 169 (oben), 194
- © the creative box – Fotolia.com:
  S. 235
- © iStock.com/jack0m:
  S. 184 (links), 200, 209, 221, 243, 247, 266

Weitere Einzelbilder:

- Darlison, Hans-Jürgen: S. 131, 170, 230, 280-282
- Peters, Hannah: S. 93
- iStock.com: S. 120 (© iStock.com/Boochuai1970), S. 127 (© iStock.com/Zyabich), S. 148 (© iStock.com/angelhell), S. 158 (© iStock.com/7_activestudio), S. 123 (links: © iStock.com/emer1940), S. 263 (© iStock.com/pulpitis)
- Wikipedia: S. 18 (© Sterilgutassistentin, GNU General Public License), S. 123 (rechts: © High Contrast, Creative Commons), S. 265 (GNU Free Documentation License)
- S. 125: Luttrell Psalter, England 1340, London, Britisches Museum Add. Ms. 42130
- S. 172: aus Jacoby JA, Taylor WJ, et al Am J Cardiol 1963;(2): 218-27

Nützliche Adressen

Eine Auswahl ganzheitlich arbeitender Labore:

biovis' Diagnostik MVZ GmbH
Justus-Staudt-Straße 2
65555 Limburg-Offheim

GanzImmun Diagnostics AG
Hans-Böckler-Straße 109–111
55128 Mainz

IMD Institut für Medizinische Diagnostik Berlin-Potsdam GbR
Nicolaistraße 22
12247 Berlin-Steglitz

Institut für Fettstoffwechsel und Hämorheologie
Prof. Dr. W. O. Richter
Fröbelweg 8
91257 Pegnitz

Labor LS SE & Co. KG
Mangelsfeld 4–6
97708 Bad Bocklet-Großenbrach

MMD GmbH & Co. KG
Breiter Weg 10 a
39104 Magdeburg

Markus Peters:

Gesundmacher Herz

Wie es uns steuert, verbindet und heilt
Der geniale Impulsgeber für Körper und Seele

Leseprobe: www.vakverlag.de

Der Arzt Markus Peters vermittelt ein völlig neues Verständnis vom Herzen, das über die Funktion als „Pumpe“ weit hinausreicht: Es ist das zentrale Wahrnehmungs- und Verarbeitungsorgan für unsere Gefühle. Wir können sie nutzen, um Einfluss auf das Herz auszuüben, auf das vegetative Nervensystem und auch auf alle anderen Rhythmen des Organismus. Der Autor beleuchtet typische kardiovaskuläre Erkrankungen und zeigt die Verbindung zu anderen Erkrankungen wie Burn-out und Krebs auf. Mit Fallbeispielen sowie praktischen Übungen, die jeder leicht anwenden kann.

192 Seiten, 40 Abbildungen, vierfarbig, Paperback (15 x 21,5 cm)
ISBN 978-3-86731-134-2

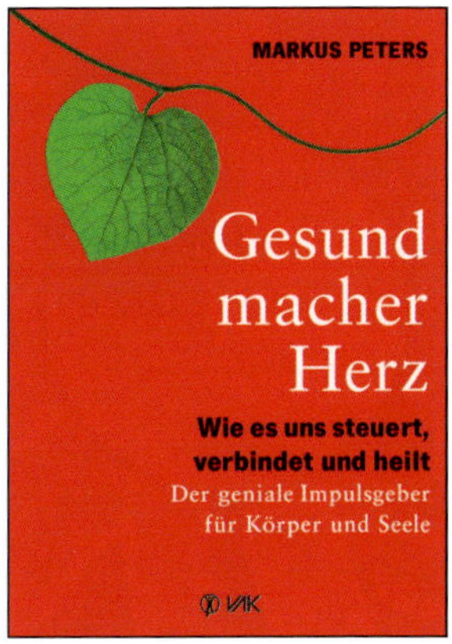

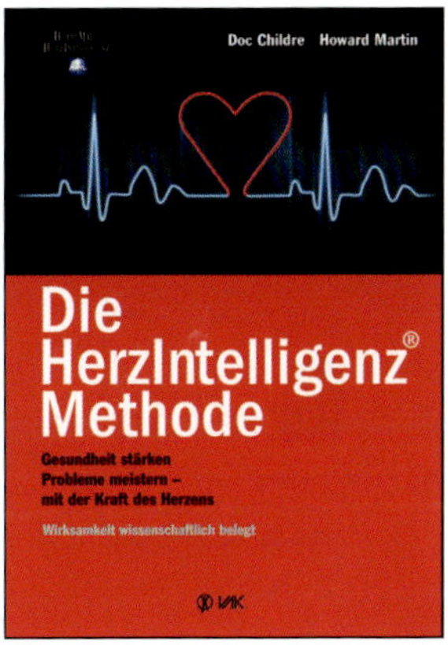

Doc Childre, Howard Martin:

Die HerzIntelligenz®-Methode

Gesundheit stärken, Probleme meistern –
mit der Kraft des Herzens

Leseprobe: www.vakverlag.de

Intelligenz galt lange Zeit als Kopfsache. Aber auch das Herz ist Sitz einer Form von Intelligenz – und diese steuert das Gehirn in nicht geringem Maße. Konzentrieren wir uns auf die Kraft unseres Herzens, dann hat dies rundum wohltuende Wirkungen in unserem gesamten Organismus. In diesem Standardwerk der wissenschaftlich fundierten HerzIntelligenz®-Methode lernen Sie die drei grundlegenden Übungen kennen, mit denen Sie Ihre Herzintelligenz entwickeln können. Wer diese Methode anwendet, der wird nicht nur gesünder und stressstabiler, sondern ist auch motiviert, energiegeladen, kommunikativ und verhält sich anderen gegenüber einfühlsam.

376 Seiten, 18 Abbildungen, Paperback (15 x 21,5 cm)
ISBN 978-3-86731-066-6

Justin Smith:

Cholesterinsenker – Das ignorierte Gesundheitsrisiko

Warum Statine oft mehr schaden als nützen

Leseprobe: www.vakverlag.de

Seit Jahrzehnten vertreten Gesundheitsbehörden, Ärzte und zahlreiche Experten die Ansicht, dass Fett und Cholesterin Herzerkrankungen verursachen. Die Verschreibung von cholesterinsenkenden Medikamenten – den sogenannten Statinen – wurde zu einem einträglichen Geschäft: Statine sind heute die weltweit am häufigsten verordneten Medikamente. Justin Smith unterzieht diese sogenannte „Cholesterinhypothese“ nun einer kritischen Revision und kommt zu dem Schluss, dass ihre Grundlagen auf fehlerhaften Studien und falschen Rückschlüssen basieren.

240 Seiten, 8 Abbildungen, Paperback (15 x 21,5 cm)
ISBN 978-3-86731-213-4

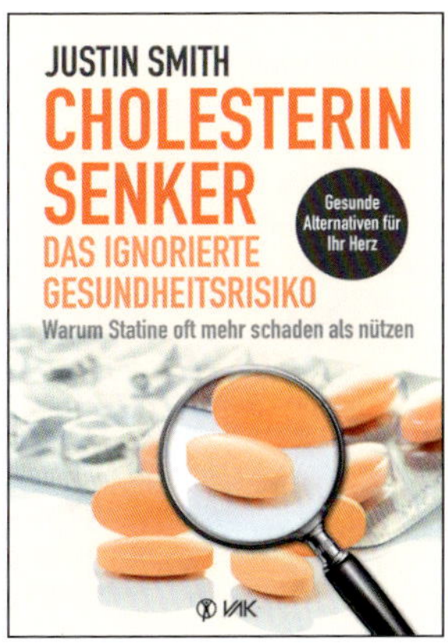

Abonnieren Sie unseren Newsletter (gratis) unter: www.vakverlag.de

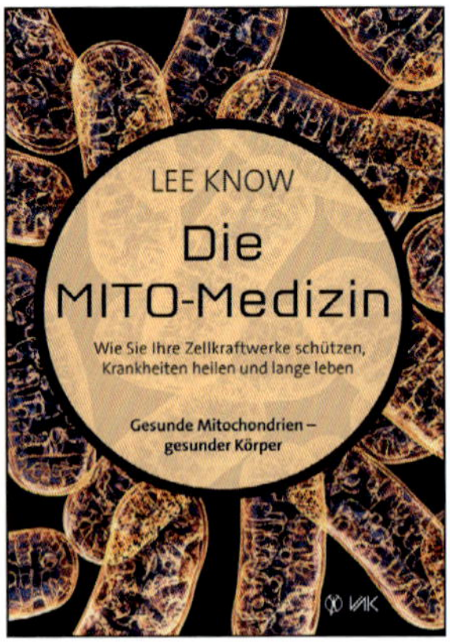

Lee Know:

Die Mito-Medizin

Wie Sie Ihre Zellkraftwerke schützen, Krankheiten heilen und lange leben

Leseprobe: www.vakverlag.de

Warum altern wir? Welche Verbindung besteht zwischen Alzheimer und Herzinfarkt? Was haben chronische Erschöpfung und Stress mit dem Stoffwechsel zu tun? Die Antworten auf all diese Fragen liefern die Mitochondrien, die nahezu jede Zelle in unserem Körper mit Energie versorgen. Wenn wir verstehen, wie sie funktionieren, verstehen wir auch, wie wir bis ins hohe Alter gesund bleiben können. Hier erfahren Sie, wie Sie Ihre Mitochondrien gesund erhalten können, wenn Sie z. B. in Ihren Alltag mehr Bewegung einbauen oder Ihre Ernährung mit gesunden Fetten, spezifischen Vitaminen und Nährstoffen aufwerten.

320 Seiten, 11 Illustrationen, Paperback (15 x 21,5 cm)
ISBN 978-3-86731-212-7

Dr. med. Klaus Erpenbach, Heike Schröder:

Voll fertig! Bin ich nur müde oder schon krank?

Mehr Energie und Gesundheit dank neuer Erkenntnisse aus der Mitochondrien-Medizin

Leseprobe: www.vakverlag.de

Die Mitochondrien spielen eine Schlüsselrolle für die Wirksamkeit des Immunsystems, für Stoffwechsel, Organfunktionen und gesundheitliche Stabilität des Menschen. Die Autoren klären auf über die Faktoren, die die Mitochondrien schädigen: Stress, Infekte, hormonelle Probleme, Giftstoffe, Elektrosmog, Mobilfunkstrahlung und Nebenwirkungen von Medikamenten. Viele Schädigungen beruhen auf einem Mangel an Mikronährstoffen. Daraus ergibt sich der Schwerpunkt der Behandlung.

208 Seiten, 150 Abbildungen, Paperback (16,5 x 22,5 cm)
ISBN 978-3-86731-178-6

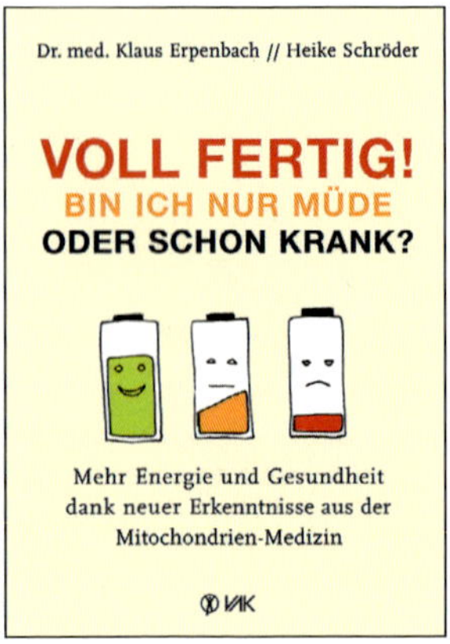

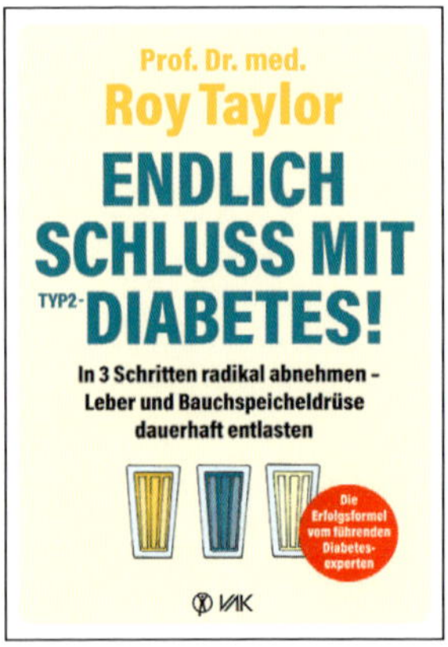

Prof. Dr. med. Roy Taylor:

Endlich Schluss mit Typ-2-Diabetes!

In 3 Schritten radikal abnehmen – Leber und Bauchspeicheldrüse dauerhaft entlasten

Leseprobe: www.vakverlag.de

Prof. Dr. med. Roy Taylor stellt seine Erfolgsmethode vor, mit der sich Typ-2-Diabetes innerhalb kürzester Zeit rückgängig machen lässt. Der Schlüssel zum Erfolg: eine radikale Gewichtsabnahme von 10-15 kg. Sobald die Fettablagerungen zurückgehen, nehmen die Organe ihre ursprüngliche Funktion wieder auf und der Zuckerstoffwechsel normalisiert sich.
Für Typ-2-Diabetiker der erste Schritt in ein Leben ohne Medikamente, Insulinspritzen und körperliche Einschränkungen!

288 Seiten, Klappenbroschur (15 x 21,5 cm),
ISBN 978-3-86731-244-8

Bestellen Sie unsere kostenlosen Kataloge unter: www.vakverlag.de